内科当直医のための
ERのTips
DEEP
APPROACH
EVIDENCE

ジェネラルケースのディープアプローチとエビデンス

名古屋掖済会病院救命救急センター　**安藤 裕貴** 著

三輪書店

<ご留意点>

　本書の内容は出版時点において最新の情報に基づき，正確を期するよう著者・出版社において細心の注意を払っております．しかし最新の情報や知見といえども，常に更新されていくのが世の常であります．また実臨床では同じ疾患であっても患者一人ひとり背景も違えば，歩んできた人生も違います．診断法や治療法の使用に当たっては，読者ご自身で細心の注意を払われることに留意いただくようお願いいたします．また iPhone アプリ「ER の Tips」は最新の知見に基づき適宜追加・更新されております．そのためダウンロードした時期によっては，本書の内容と異なっている場合もあります点，ご了承ください．

<アプリについて>

iPhone, iPad および iPod touch 向け「ER の Tips」は，App Store でダウンロードできます（販売元：hirotaka ando ©iMediPro）．
iPhone, iPad, iPod touch は，米国および他の国々で登録された Apple Inc. の商標です．

推薦のことば
ER における「高齢者内科救急の指南書」

　かつて渡米中に医学書籍店で『Geriatric Emergency Medicine』という本を見つけた時の衝撃を今でもはっきりと憶えています．当時の日本では，救急といえば外傷集中治療（救命救急）学一辺倒で，高齢者の救急診療に目を向ける救急医はほとんどいませんでした．日本の高齢者内科救急の立ち遅れは，その後のERに暗い影を落としました．

　今日，誰が見ても，日本のERの主役は高齢者の内科救急です．高齢者の救急診療がしっかりできないと，当直医として役目が果たせない国になっています．しかし，そうなった今でも，良質な高齢者救急診療を実践できる医師は多くないのが現状です．安藤先生は，そのことをなんとかしたいという思いで，本書を出したのでしょう．

　彼は最初に「ER診療は高齢者に学べ」と書いています．不確かな記憶と難聴でてこずる医療面接，多すぎる既往歴と内服中の薬，加齢による変化も加わるため解釈が困難な診察所見，異常値が絡み合う検査所見，絞り込みが難しい鑑別診断——粘り強い情報収集力から複数の臓器障害や老年医学の知識，そして人生の先輩である患者への敬意と家族への思いやり——，文字通り，医師としての総合力が試されます．若手医師が容易に習得できないもので，敬遠したくなるのはよくわかります．しかし，それゆえに高齢者の救急診療は真摯に取り組むことで，医師としてだけでなく，人間としても鍛えられ，優秀な臨床医への登竜門となるのです．

　本書は，高齢者の救急診療の基本（CHAPTER 1）と頻度の多いケースの具体的な診療（CHAPTER 2）の二部構成になっています．第一の特徴は，CHAPTER 1において，僕がこれまで門下生である安藤先生に力説して教えてきたことに加えて，彼自身が患者から学んだパールがたくさん書かれていることです．そして，最近の文献，最新の血液検査や超音波検査などを駆使した新しい近代的な高齢者救急のアプローチが多く書かれています．

第二の特徴は，CHAPTER 2において「誤嚥性肺炎」「尿路感染症」「蜂窩織炎」「インフルエンザ」「ERの不明熱」「アルコール関連疾患」を取り上げ，アカデミックかつプラクティカルに書いていることです．読んでみると，それぞれにしっかりした臨床研究がされていて奥が深く，侮れない領域だとわかるはずです．

　第三の特徴は，各項の最後に「ディープ・アプローチ」として，多種多様なことが書かれていることです．車椅子からのストレッチャー移動法やケアマネジャーの役割など広い視野に立った解説から，ネーザルハイフローの酸素投与法や敗血症の見抜き方の医学的な解説など，興味をそそられる内容で，本書の魅力的なアクセントになっています．

　現役のER型救急医が若手医師のために書いた日本初の高齢者救急診療の指南書です．ERでどうしても高齢者診療に意欲的になれない若手医師の方々を，前向きに取り組めるようにしてくれる本です．数年後に一人全科当直や一人内科系当直を避けて通れない初期研修医の先生方のみならず，総合内科，老年医学，家庭医学の専攻医の先生方，そして彼らを指導する熟年医師たちが必携する一冊となるでしょう．

福井大学名誉教授
寺澤秀一

序　文

　学生や研修が始まったばかりの研修医があまり知らない疾患群に，"分類不能症例"というのがあります．これはどのようなものかについて，少し説明が必要です．

　誤嚥性肺炎は呼吸器内科に入院しません．呼吸器内科には肺がんやCOPDや喘息発作など，呼吸器に特化した患者さんが入院していて手一杯なのです．尿路感染症は腎臓内科や泌尿器科には入院しません．腎臓内科は腎臓を診る科であって尿路を診る科ではありませんし，泌尿器科は外科ですので内科的入院は得意としていませんし，明日の手術や外来で手一杯なのです．蜂窩織炎は皮膚科で入院することもありますが，皮膚科の外来患者数は非常に多いため忙しく，内科入院は得意としていません．インフルエンザは耳鼻科なのか呼吸器内科なのか判然としませんし，通常は入院する病気とは思われていません．不明熱に至ってはどの科も手を挙げません．患者さんは決まって「たらい回しにされた」とおっしゃいます．アルコール関連疾患は消化器内科が診るかと思いきや，痙攣したり不穏で暴れたりすることと，患者さんが入院しても自主退院したり，言うことを聞かない人も多く，肝不全がない限り消化器内科が喜んで入院させることはありません．これらの多くは若い人よりも高齢者が抱えることが多い疾患で，高齢者の生活背景を考慮して問題解決をすることになる疾患群です．

　ある研修病院では，これらの疾患群を"ジェネラルケース"と呼んだり，"分類不能症例"と呼んで，内科当直をする研修医や若手医師が持ち回りで診るようにしています．行き場のない患者さんの行き場を作るシステムがあるのは，とても大切なことです．しかし，研修医や若手医師が，それぞれの診療科のカンファレンスでジェネラルケースを症例提示すると，「なんでこんなの診てるの」「はいはい，早く退院させてね」と言われ，上級医からまともに取り合ってもらえず，患者さんと上級医の間で板挟みになっています．上級医たちはジェネラルケースがディープに深掘りすると，奥深い空間を持っていて，若手医師

を大きく成長させる症例だということに気づいていないのです．

　本書はそんな上級医たちへの筆者からの挑戦状であり，若手医師へのエールのつもりで筆を執りました．

　CHAPTER 1の高齢者診療では，ER診療における一期一会という時間的束縛の中で，危険な状態に注意を払いつつ，いかに診療を上達させるかという点に重きを置きました．筆者がこれまで見てきた，診療の達人たちのアプローチ法のエッセンスをまとめたものになったらと思っています．また腎機能や造影剤という，ERで問題になりやすい項目については特別に掘り下げてみました．

　スピードを要求されるERの現場ですべてのことができるかというと，必ずしもそうではないと認識しています．ディープアプローチとスピードトラック（すばやい診療）とは，ある程度トレードオフの関係にあるためです．しかしスピードが速い人は，時間的余裕がありますからアプローチを深くすることもできるはずです．深いアプローチに慣れた人は，思考スピードが速くなるはずです．本書は引き算ではなく，深さと速さのかけ算を目指しています．

　CHAPTER 2のジェネラルケースでは，本来なら日中に感染症科や総合診療科にコンサルトしたい疾患も含まれていますが，実際に多くの病院では，まだ感染症科や総合診療科がないことと，頼れる人の少ない夜間や救急を想定して書かせてもらいました．そのため内容として重点を置いたのはERから入院当初までの初期対応になります．高度な知識を持った専門の先生方が読まれるとダメダメなところもあると思いますが，批判のタネに使ってもらいつつ，それを糧に成長できるならありがたいと思います．

　またジェネラルケースについては，忙しい当直の合間に調べやすいように，それぞれの項目を単独で読んでも内容が成立するように注意を払いました．そのため重複しているところが多分にあることを認識しています．また大切なところ，陥りやすいところは何度も同じことを書いています．なんてしつこい著者なのだろうと思った方は，…その通りです．ER診療は1回1回が全力勝負

です．多くのER医が経験しているようにたくさんの失敗をもとに書かれていますので，しつこい検証と認知バイアス回避に必死なのを，どうかお察しください．

なお図表の一部は，筆者が制作したスマートフォンアプリ『ERのTips』にも載っており，本書でもそこから引用しています．こちらのアプリは無償提供させていただくこととしましたので，診療現場で活用いただければと思っています．さらに，本書で使用したスライドを勉強会などで利用できるように，三輪書店さんの協力のもとPDFファイルで提供いたします．

最後に執筆にあたって協力いただいた名古屋掖済会病院救急科の面々と写真を提供くださった柳内愛先生，小川健一朗先生，小川磨育子先生，平田智也先生に感謝します．そして膨大な量の原稿にもかかわらず，メゲずに最後まで編集いただいた三輪書店の小林美智氏と，いつも支えてくれる愛する妻と2人の娘に感謝と敬意を表します．

平成29年　秋　著者　安藤裕貴

スマートフォンアプリ「ERのTips」

iPhone用QRコード

Android用QRコード

スライド用QRコード

Contents

推薦のことば iii
序　文 v

CHAPTER 1
ER の高齢者診療

01 ER 診療は高齢者に学べ 3
02 イニシャルアセスメント 17
03 意識評価のコツとエッセンス 27
04 バイタルサインの特徴　血圧編 35
05 バイタルサインの特徴　脈拍編 51
06 バイタルサインの特徴　呼吸回数編 61
07 バイタルサインの特徴　体温編 79
08 病歴聴取のコツ　生活習慣のパターン認識 85
09 病歴聴取のコツ　薬剤内服歴 93
10 病歴聴取のコツ　家族関係の諸問題 110
11 病歴聴取のコツ　ADL を確認しよう 118
12 高齢者と腎機能 125
13 造影剤と造影剤腎症 134

CHAPTER 2
ジェネラルケース

01 誤嚥性肺炎 156
02 尿路感染症 233
03 蜂窩織炎 301
04 インフルエンザ 345
05 ER の不明熱 399
06 アルコール関連疾患 455

CHAPTER 1
ERの高齢者診療

- **01** ER診療は高齢者に学べ
- **02** イニシャルアセスメント
- **03** 意識評価のコツとエッセンス
- **04** バイタルサインの特徴　血圧編
- **05** バイタルサインの特徴　脈拍編
- **06** バイタルサインの特徴　呼吸回数編
- **07** バイタルサインの特徴　体温編
- **08** 病歴聴取のコツ　生活習慣のパターン認識
- **09** 病歴聴取のコツ　薬剤内服歴
- **10** 病歴聴取のコツ　家族関係の諸問題
- **11** 病歴聴取のコツ　ADLを確認しよう
- **12** 高齢者と腎機能
- **13** 造影剤と造影剤腎症

CHAPTER 1 ERの高齢者診療

01

ER診療は高齢者に学べ
Learn from geriatric on ER

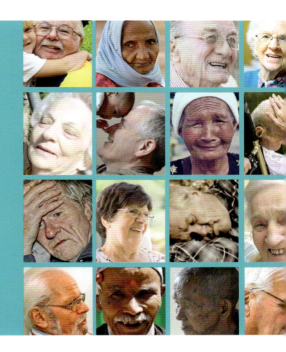

ER診療の中心は高齢者にある

ERにやってくる患者の約50％は65歳以上の高齢者[1]です（**図1**）．高齢化とともに救急搬送数も年々増加してきている[2]だけでなく（**図2**），高齢者は成人に比して重症が2倍多い[3]と報告されていることからも，高齢者診療に熟達す

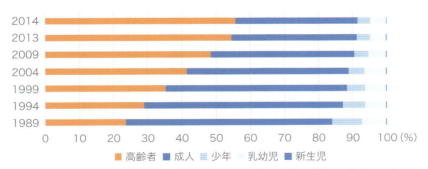

図1 年代別搬送割合の推移（総務省消防庁 平成27年版 救急・救助の現況より，筆者一部改変）
高齢者：65歳以上，成人：18歳以上65歳未満，少年：7歳以上18歳未満，乳幼児：生後28日以上7歳未満，新生児：生後28日未満

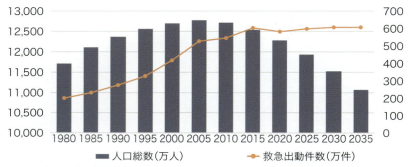

図 2　救急搬送の将来推計（総務省消防庁　平成 27 年度版　救急・救助の現況.
2. 救急搬送の将来推計，図 8-7 より，筆者一部改変）

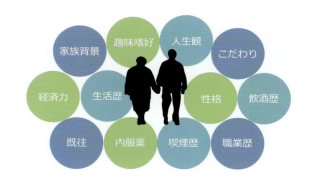

ることは，ER 診療を円滑にマネジメントするために重要です．

　ヒッカムの格言（ディープ・アプローチ，14 頁参照）[4]でいわれるように，高齢者は必ずしも単一の疾患が原因で現在の症状を表しているとは限りません．すでにかかっている病気（既往）の影響や内服の影響だけでなく，生活背景，家族背景，日常生活が複雑に絡み合って，あなたの目の前に現れるのが高齢者です．

　そういった複雑な背景を読み解く高度なスキルを要求されるのが高齢者診療と言えましょう．逆から言えば，ER で上手に高齢者診療ができる人は謎解き能力が高く，ジェネラルな力を持ち合わせた人です．

Reference

1) 総務省消防庁 平成 27 年版 救急・救助の現況. 平成 27 年 12 月 22 日
   http://www.fdma.go.jp/neuter/topics/houdou/h27/12/271222_houdou_2.pdf

2) 総務省消防庁 救急搬送の将来推計.
   http://www.fdma.go.jp/html/intro/form/pdf/kinkyugyoumu_kentokai/houkoku/8.pdf

3) 江原 朗. 時間帯・重症度別に見た成人および高齢者の救急搬送における医療機関への収容所要時間について. 日医雑誌 143（12）: 2586-2592, 2015

4) Pate JD, Kindermann D, Hudson K. A case of Hickam's dictum : concurrent appendicitis and ectopic pregnancy. J Emerg Med. 2013 Nov ; 45（5）: 679-82.

緊急度に応じたマネジメント

- 超緊急　Super Rapid Management
- 緊急　　Rapid Management
- 警戒　　Alert Management
- 緩徐　　Mild Management

■ 緊急度に応じたモードチェンジ

　救急の世界では患者の状態に合わせて自分の動きをモードチェンジすることがあります．そのモードを定義した表現がないため，ここでは緊急度の高いモードから低いモードを次のように表現したいと思います．眼の前の患者に超緊急で対応が必要なのか（Super Rapid Management），まだ10分ほどの余裕がある緊急対応か（Rapid Management），状態変化の可能性があり警戒が必要なのか（Alert Management），落ち着いているため緩徐に診ていけばよいのか（Mild Management）をモードチェンジします（図3）．

・ER医は頭の中で目の前の患者に対してどのマネジメントレベルを取るか常に考えています．
・マネジメントによっては思考が後から付いてくることもしばしばあります．
　緊急度が高いほど，点滴や採血，超音波検査やX線などの処置や検査を同時並行に進めていく必要があるからです．
・まず考えてから検査や処置を行うのが通常診療ですが，ERでは患者の状態によって，必ずしもそうならないことを覚えておきましょう．

Super Rapid Management
超緊急モード

Rapid Management
緊急モード

Alert Management
警戒モード

Mild Management
緩徐進行モード

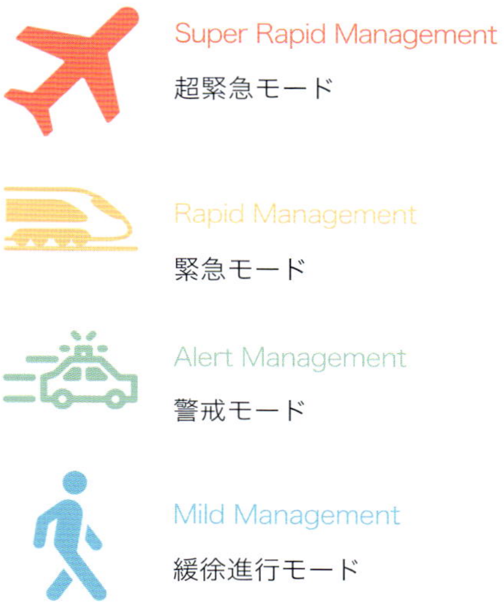

図3　ER診療のManagementイメージ

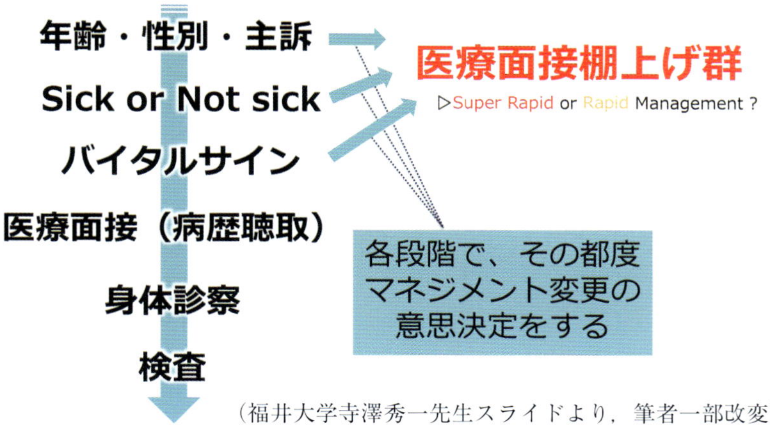

(福井大学寺澤秀一先生スライドより，筆者一部改変)

- こういったマネジメントを"医療面接棚上げ群"と表現されることがあります．
- 患者の年齢・性別・主訴を聞いただけで，それ以上話を聞くのをやめて，すぐに対応が必要なことがあります．まだ医療面接を行っていませんから"医療面接棚上げ群"です．この場合 Rapid Management 以上の対応が求められます．
- 患者の年齢・性別・主訴だけで医療面接を棚上げする代表例をチェックして

おきましょう（**表**）．

表　年齢・性別・主訴で反応する医療面接棚上げ群

	想定される最悪の疾患
気道の異常を疑う	
24歳男性　咽頭痛，こもり声，流涎	急性喉頭蓋炎
79歳男性　餅を食べて喘鳴	食餌性上気道閉塞
呼吸の異常を疑う	
34歳男性　喘息発作，話せない	喘息大発作
42歳女性　重症筋無力症，呼吸困難	筋無力症クリーゼ
82歳男性　起座呼吸，喘鳴	急性心不全
62歳女性　失神，リハビリ開始後	肺塞栓症
循環の異常を疑う	
48歳男性　蜂刺症，全身紅斑，発汗著明	アナフィラキシーショック
62歳男性　胸部圧迫感，冷汗	心筋梗塞
68歳男性　糖尿病，胸部不快感	心筋梗塞
24歳女性　下腹部痛	子宮外妊娠破裂
55歳男性　高血圧無治療，胸背部痛	急性大動脈解離
82歳男性　高血圧，激しい腰痛	腹部大動脈瘤破裂
42歳女性　WPW症候群，突然の動悸	PSVT
68歳男性　透析中，不穏，徐脈	高カリウム血症
28歳男性　1型糖尿病，嘔吐	DKA（糖尿病性ケトアシドーシス）
脳神経系の異常を疑う	
54歳女性　高血圧，突然の激しい頭痛	クモ膜下出血
78歳女性　初発めまい，嘔吐	小脳梗塞

Super Rapid Managementの心得

3つのC
- **Collect** ⇒ 人手を集め、臥床させる
- **Correct** ⇒ 軌道修正・処置優先
- **Call** ⇒ 上級医・スタッフをコール

■ Super Rapid Management の心得

- Super Rapid Management と判断したら3つのCで動きます．即座に周囲に呼びかけ，人手を集めましょう（Collect）．決して一人で対応しようとしてはいけません．
- Super Rapid Management となるのはCPAや上気道閉塞，呼吸困難，ショックなどABCの異常がある人です．こういった場合には複数人で，"まず処置や検査から軌道修正して（Correct）"開始しなければなりません．
- 上気道閉塞がありそうなとき，挿管が必要だが自信がないとき，外科的気道確保が必要になると判断したときは迷いなく院内にいる麻酔科医や耳鼻科医といった，処置の得意な専門科や上級医に声をかけましょう（Call）．
- 外科的気道確保はバッグバルブマスクで補助換気をする人が一人，気管切開を行う人が一人必要で，一人ではできない手技という意味合いもあります．

救急診療の達人と初学者の違い

- ER には救急診療の達人がいます．診療の達人は，精度の高い診断能力を持ちながら，混雑した ER で多数の患者をものすごいスピードでバサバサとさばいていきます．いったい彼らはなぜそのようなことができるのでしょうか．
- 心理学では思考過程の短絡回路のことを**ヒューリスティック**と呼びます．ある程度の精度を保ちながら，短い時間で最もそれらしい回答へたどり着くことのできる現象をヒューリスティックと呼んでいます．私たちが普段"直感"と言っているのは，ヒューリスティックに似ています．
- このヒューリスティックにはある程度の精度があるものの，しばしば過ちを犯します．診療において思考の過ちは誤診を招きます．過ちを犯させる主犯格は**バイアス**と呼ばれる先入観で，思い込みと言えば馴染み深いでしょうか．
- 診療の達人に近づくには，バイアスの影響を減らしつつ，より精度の高いヒューリスティックな思考をすることになります．
- バイアスの影響を減らすには，バイアスのために陥ることのあるピットフォールに気をつけます．ER 診療のよくあるピットフォールについて記されたのが名著『研修医当直御法度』（三輪書店）でしょう．
- 誤解を恐れずにいえば，精度の高い診療というのは救急診療では求められていません．そのためか救急診療では"見逃してはいけない疾患群"という捉え方で，ヒューリスティックを使っていきます．
- ピットフォールに精通し，見逃してはいけない疾患群に詳しい医師が救急診療の達人となっていくようです．

達人のスゴさ

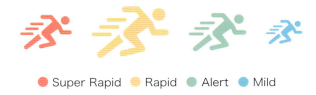

初学者のManagement比率（イメージ）

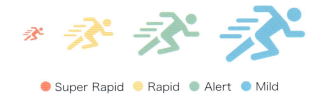

達人のManagement比率（イメージ）

図4　初学者と達人のManagement比率

- 知識や経験が増えていくと，経験のない医師がRapidやAlertで対応している患者をMild Managementで対応できるようになり，マネジメントレベルを下げることが可能になります．マネジメントレベルが下がれば，時間的余裕ができます．時間的余裕は心理的余裕を生み出し，バイアスの影響を減らすことができます．心理的余裕ができれば，同時並行で複数の患者を診療することも可能になります．また生まれた余裕から，ピットフォールに気づいてマネジメントレベルを上げることも可能になります．これは余裕の生み出す正のスパイラルです．
- 一方，初学者は自分が診ている患者のマネジメントレベルが分かりません．安全を確保しようとすれば，相対的にほとんどの患者を高いマネジメントレベルで診ることになります．この状態は精神的にとても負荷がかかっています．精神的な負荷はピットフォールを忘れさせ，バイアスに陥る余地を作り

出し，見逃してはいけない疾患で頭がいっぱいになり，検査の嵐になります．検査の嵐は患者の ER 滞在時間を増やします．いつの間にか，多数の抱えきれない患者を抱えて，全員の把握もできぬまま，高負荷状態で診療をしなければならなくなり，顔面は紅潮し，声は鋭く大きな声となり，やがて周囲も本人も疲弊していきます．これが ER の負のスパイラルです．

・そのためか同じ患者層を診ていても，初学者と達人ではマネジメントレベルの比率が違います．初学者ほど緊急度の高いマネジメントが多く，達人ほど緊急度の低いマネジメントが多くなります（図 4）．もちろん検査の数も違います．

・自分にとって担当する患者の緊急度が低いと判断できれば，余裕を持てるようになります．余裕があれば正のスパイラルを作り出すことができます．

・周囲のスタッフが Rapid Management で焦っているときに，心穏やかに診療できればミスも減り，患者への洞察も更に深く研ぎ澄まされてきます．ER の達人たちが穏やかな人ばかりなのは，きっとそのためでしょう．こういった背景があるためか，とある米国の ER には次のような英文が刻まれています．

"Remind yourself that the lion while hunting doesn't roar"
吠えながら狩りをするライオンなんていない

・ライオンが吠えながら獲物に近づけば，獲物に逃げられて狩りに失敗してしまいます．狩りのうまい優秀なライオンほど，静かにすばやく近づいて獲物を仕留めるのです．

・達人の多い成熟した ER は，時に重症患者ほど静かに対応しています．

・高齢者は基礎疾患の罹患率の高さや，認知症を含む精神状態のために，誤嚥や窒息で Airway トラブルが起こりやすく，当初軽症だと思っていた患者が急変することもしばしばあります．そのためマネジメントレベルは比較的高いことが多いでしょう．

・会話が通じなかったり，容易に意識障害になるために，マネジメントレベルを決定する医師の洞察力が低いと十分な対応ができません．

・ER における高齢者診療は膨大な知識と経験に裏付けされた，非常に高い診

療レベルを要求されるのです．初学者にとって高齢者は，一症例で複数のことを学習することができる，得難い教科書でもあるといえます．

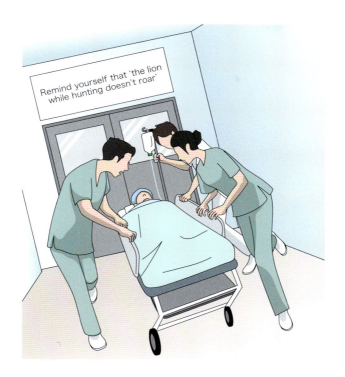

ディープ・アプローチ

オッカムの剃刀とヒッカムの格言とサットンの法則

　患者の病態を見抜き診断をつけていくアプローチ法は，実際は患者ごとに変わってきますが，臨床推論の考え方で有名なものに，オッカムの剃刀（Occam's razor）とヒッカムの格言（Hickam's dictum）があります．オッカムの剃刀とは「ある事柄を説明するのに，必要以上に多くのことを仮定すべきでない」[1]という経験則によるアプローチ法です．診断をつける際には，仮説を立てて，それらしさが高いか低いかを煮詰めるのに病歴やバイタルサインの測定，身体診察のテクニックが上乗せされます．いろいろな症状があっても1つの病気で説明できるはずだ，とシンプルに考えよ，ということです．

　一方，ヒッカムの格言はオッカムの剃刀の対称として挙がる格言で「どんな患者も複数の疾患に罹患し得る」[2]というものです．患者の訴える様々な症状は常に1つの病気から来るわけではなく，いくつかの病気から来るものだとなります．様々な症状に対して，オッカムは1つの病気からと言い，ヒッカムは複数の病気からと言ったことになるわけです．

　臨床推論上はオッカムが有効なのかヒッカムが有効なのか．

　Hilliardら[3]の論文では，かの有名なローレンス・ティアニー先生も共著された中で，「高齢化社会となりオッカムやヒッカムが生きた時代とは変わってきている．65歳以上の人は，複数の慢性疾患と共存し，無料で多数の処方を受け，そのついでに関係のない症状まで治療されている[4]ような中では，ヒッカムの格言通りに考えたほうが，患者にとってより良い医療が提供できるのではないか」と言っています．

01 ER診療は高齢者に学べ

ディープ・アプローチ

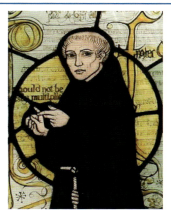

ウィリアム・オッカム 1287-1347
（https://en.wikipedia.org/wiki/William_of_Ockham）

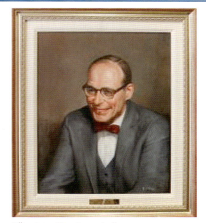

ジョン・B・ヒッカム
（http://www.blumarchive.com/2011/10/27/john-b-hickam-m-d/）

　一方，実際のER診療ではオッカムだけでもヒッカムだけでもないのが実情です．というのも，時間的制約の厳しい中では，的確な病歴聴取とバイタルサインの把握で，ある程度診断を絞り込み，身体所見で8，9割の診断の当たりを付けて迅速に検査を行います．そのためには，鑑別疾患を無秩序に羅列するのではなく，最も確からしい疾患と最も除外しなければならない疾患から順に挙げていく必要があります．最も除外しなければならない鑑別疾患をCritical firstという造語で羅列するのを救急医は好みますが，それだけでは検査の無駄撃ちが多くなり，検査結果を待つためにかえってER滞在時間が長くなります．患者のER滞在時間が長いと予後が悪いというデータはよく知られている通りで[5]，できるだけ無駄の少ない検査をしなければなりません．そのためには最も確からしい疾患を羅列することになります．この手法をサットンの法則（Sutton's law）と言います．

サットンの法則

　サットンの法則は米国での医学教育によく使われる文言で「蹄の音を聞いてもシマウマを探すな」とともに有名なものです．サットンとは実は天下の大泥棒ウィリー・サットンのことで，彼はその生涯で100以上の銀行へ泥棒

に入り，200万ドル以上を盗み，一生の半分以上を牢獄で過ごしました．銀行専門の大泥棒なのですが，とあるレポーターがサットンに「どうしていつも銀行で盗むのか」と尋ねると「だってお金はそこにあるんだよ」と答えたと言います．医学教育ではこの話を引用して「すべての鑑別疾患を隈なく挙げて検査をするのではなく，可能性の高い疾患から順番に鑑別していくのだよ」と教えられます．これをサットンの法則と言います[6]．確実にお金があるところを狙えば，効率的にお金が得られるという考え方から，経営学の分野でも用いられるようになった[7]サットンの法則は，効率性とリスクヘッジが常に求められるERにおいても大事な考え方と言えます．

Deep Reference

1) Drachman DA. Occam's razor, geriatric syndromes, and the dizzy patient. Ann Intern Med. 2000 Mar；132（5）：403-4.

2) Miller WT. Occam versus Hickam. Semin Roentgenol 1998；33：213

3) Hilliard AA, Weinberger SE, Tierney LM Jr, et al. Clinical problem-solving. Occam's razor versus Saint's Triad. N Engl J Med. 2004 Feb：350（6）：599-603.

4) Redelmeier DA, Tan SH, Booth GL. The treatment of unrelated disorders in patients with chronic medical diseases. N Engl J Med. 1998 May；338（21）：1516-20.

5) Sun BC, Hsia RY, Weiss RE, et al. Effect of emergency department crowding on outcomes of admitted patients. Ann Emerg Med. 2013 Jun；61（6）：605-11.

6) Rytand DA. Sutton's or Dock's law? N Engl J Med. 1980 Apr：302（17）：972.

7) Robert S Kaplan, Robin Cooper. Cost & Effect；Using Integrated Cost Systems to Drive Profitability and Performance. Boston, Harvard Business School Press, 1998.

02 イニシャルアセスメント

Initial assessment for geriatric

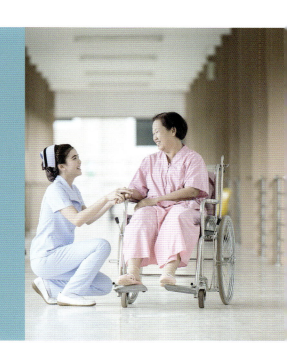

■ イニシャルアセスメントは一瞬で行う

　患者の顔を見た瞬間からイニシャルアセスメント（初回評価）が始まると思われがちですが，達人ER医は患者の顔を見る前からイニシャルアセスメントを始めています．患者の年齢，性別，主訴で大まかな鑑別を立て，受診の時間帯によって，その鑑別の中でも頻度の高いものを考えつつ，患者の年齢や性別によって見逃してはいけない疾患を瞬時に挙げています．

　こういった思考過程は知らず知らずのうちにパターン化され認識されているものですが，これを言語化したものは少ないのが現状です．これらのパターンは，患者がどのような生活をしているかが分かってくると説明がつくこともあります（**表1**）．

表1　ER受診行動のパターン例と想定される病態

代表的な患者受診行動パターンからの鑑別疾患の認識例
"早朝に救急外来を受診した若年男性の側腹部痛は尿管結石症"
夜間は寝ていて飲水できないため脱水傾向になるはずである．脱水傾向で尿管が狭窄すると尿管に落ち込んだ結石が細くなった尿管にはまり込み尿管結石症となり得る．高齢であったり，女性であれば鑑別疾患は他にもあるが若年男性では限られてくる
"早朝に救急搬送される高齢者に多いのは脳梗塞"
夜間寝ている間に脱水となり，朝方に血液が濃く固まりやすくなって脳梗塞を引き起こす．動脈硬化で血管の狭窄部位が多いのは若年ではなく高齢者
"早朝に救急搬送される高齢者の外傷は転倒が多く，ほとんどが大腿骨頸部骨折"
高齢者は不眠のために眠剤を飲んでいることが多く，起床も早い．そのため早朝にトイレに行く途中でふらついて転倒し，折れやすい大腿骨頸部を骨折してしまう
"午前中に搬送される高齢者の意識障害は眠剤によるものである"
高齢者は不眠のために眠剤を飲んでいることが多いが，それでも夜間にトイレのために起きてしまい熟睡できない．眠れない時に頓服を追加したり，風邪薬（抗ヒスタミン剤含有）を併用していると眠りが深くなり朝起きてこない．心配した家族に意識障害として発見されてしまう
"成人男性が平日の日中に救急外来を受診する場合は労災か，精神疾患を疑う"
平日の日中，成人男性は仕事をしている．そのため労災事故による外傷が多い．仕事に熱心な日本人は簡単に職場を離れられないものである．それでも救急外来に来る場合には，余程のことと考えられる．そうでなければ，精神疾患や知的障害などのために仕事をしていない人が多い
"左下腹部痛を訴える若い女性は便秘症"
日本人女性には冷え性が多い．便は体温で温められているため排泄すると体温が下がる．そのため冷え性では，それ以上体温を下げないようにするため便を保持しようとして便秘になりやすい．便は左の横行結腸角という鋭利な角度やS状結腸というクランクを通り抜けるのが物理的に難しく，その手前で引っかかり心窩部痛や左下腹部痛となる．心窩部痛の鑑別には注意が必要だが，左下腹部痛であれば若い女性はほとんどが便秘症
"夜間に来る小児の発熱は母親の仕事の都合か，一人目の子ども"
自分の子どもほど可愛いものはない．それが夜間に発熱のみで来院するのは日中に受診させられなかった理由があるはずである．過度に心配していたり，夫婦で来ている場合は一人目の子どもで子育て経験がないか，祖母に言われて来ているのである
"主訴が3つ以上ある患者はホンモノではなく精神疾患か関節リウマチのような慢性疼痛のある人"
通常主訴は1つである．それが3つ以上あるというのは何かしら訴えの多い背景のある人になる

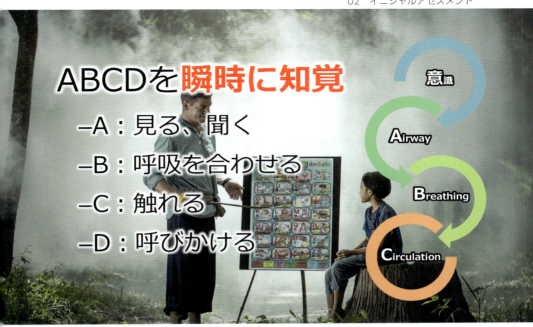

診察室に入ってからのアセスメント

- Walk in 患者であれば診察室へ入ってくる時の高齢者の歩行の様子を観察しています．単独で歩行できているのか，杖や車椅子を使用しているのか，ストレッチャーに乗っているのか．単独で歩行しているなら，歩行時のふらつきがないか，小刻み歩行になっていないかを見ています．
- 歩行時にふらつきがあるなら，低K血症や低血糖・低栄養による脱力のためか，脳梗塞（小脳系含む）のためか，そもそも普段の歩行状況と今の状態は違うのか，小刻み歩行なら仮面様顔貌となっていないか，パーキンソン症候群はないかということを気にします．
- 家族の介添で歩行している高齢者は，普段は杖を使用していないか，自宅での日常生活は自立できているか，ギリギリの状態で生活していないかを心配します．そして付き添いの家族が娘か嫁だと納得できますが息子だと，おかしいなと思います．通常，高齢者の介護や世話は面倒見のいい娘か，仕方なく嫁がしているものです．息子が付き添いだと普段の様子が分からずロクに

情報が得られないか，非常に親孝行な人か，あるいは失職してしまった人かのいずれかを考えます．
- 車椅子やストレッチャーで来た人は，その原因が何かを考えます．脳血管障害の既往があるのか，大腿骨頸部骨折などの骨折系の既往で下肢に廃用を来しているのか，重度の認知症があるのかを心配します．
- 歩行状態だけでなく，表情を観察し，表情に乏しい（日本人はたいてい表情に乏しいですが）のであれば，認知症やパーキンソン症候群とともにうつ病などの精神疾患や知的障害が背景にないかを心配します．
- そうです，イニシャルアセスメントは「患者を心配する」ことから始まっています．
- 続いてはイニシャルアセスメントをファースト・インプレッションの取得と，ABCDの評価に分けて深掘りしていきます．

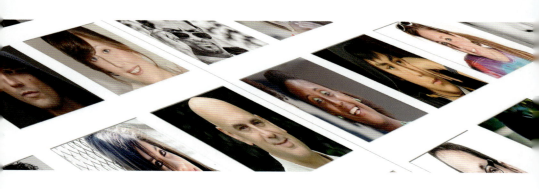

ファースト・インプレッションは瞬時に知覚できる

- 患者の年齢，性別，主訴を確認したら診察室や処置室へ案内します．ファーストタッチでは顔を見た瞬間からABCDの評価（**表2**）を行い，患者が危機的状況に置かれていないかを判断し，適宜モードチェンジをします．
- 少し遠くからでも，発語や呼吸ができているかを見ることでAが開通しているかの確認ができます．胸郭や腹部の動きを見ながら，あるいは口や鼻から

表2　ERのABCD

A：Airway　気道
B：Breathing　呼吸
C：Circulation　循環
D：Disturbance of consciousness　意識障害

漏れ出る呼吸音を聞きながら，自分の呼吸を患者と合わせてみます．すると呼吸が早いか遅いかBの異常の有無を一瞬で判断できます．
- 近寄って橈骨動脈を触れながら皮膚の湿潤，発汗過多，頻脈，微弱な脈圧を感じるとCの異常を知覚できます．呼びかけにしっかりと応答がなければDの異常を疑います．
- 半径5m以内に患者がいればAとBの確認ができますし，近寄ればさらに細かい観察ができます．近寄って直接触ることでも一瞬で多くの情報が手に入ります．患者の腕が冷たく体幹が熱ければ循環不全を伴った発熱，特に敗血症を疑うでしょう．
- ファーストタッチではABCDの評価を第一印象（ファースト・インプレッション）で行うことで，次のアクションへとつなげていきます．ファースト・インプレッションは練度を上げることで正確になってきます．
- ある研究では患者の年齢・性別，主訴とバイタルサインだけで入院になるか，帰宅できるかを救急医に判断させたところ，感度87.7％，特異度65.0％，LR＋2.51，LR－0.19であった（図）と報告しています[1]．
- ファーストタッチ後に患者を診察室や処置室に入れながら，ファースト・インプレッションでの感覚を確実にするためにバイタルサインの測定を行います．
- ファースト・インプレッションでSick感（重症感）が強そうな場合には，ストレッチャーなどに横にしてバイタルサインを測定します．
- このSick感というのは実はとても大切な感覚です．とある研究では，救急医が自分の感じたSick感が正しいかどうか（入院になりそう，死亡率が高い）について，感度66.2％，特異度88.4％，LR＋5.69，LR－0.38と報告しています（図）[1]．Sickだと感じた場合は，かなり当たっているというわけです．
- 患者と同居している人があれば，その人に「普段と比べてどうですか」と質問してみましょう．普段と比較して辛そうであるなどSickであると判断したら，モードを1段階上げて対応します．

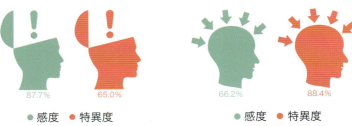

図　ファースト・インプレッションの精度は高い

Reference

1) Wiswell J, Tsao K, Bellolio MF, et al. "Sick" or "not-sick": accuracy of System 1 diagnostic reasoning for the prediction of disposition and acuity in patients presenting to an academic ED. Am J Emerg Med. 2013 Oct；31（10）：1448-52.

Sick or not sick

Sick感がある ⇒ すぐ横にする
  ➤ 臨床医のSick感
    感度 66.2%, 特異度 88.4%
        (Am J Emerg Med.2013)
  ➤ Sick感があれば
    マネジメントを 1 段階あげる

■ Sick 感に基づいて ABCD を評価する

・患者に Sick 感を感じたなら，バイタルサインは ABCD の順で重要になります．ABCD の順に緊急性が高いためです．
・呼吸回数・血圧・脈拍・意識を評価します．
・Sick 感がないようであれば，ABCD の順序にこだわる必要はありません．
・意識状態を確認するために声をかけて，それに返事ができるなら，気道は開通していますから A は即座に OK となります．一方，呼びかけに応答がなければ呼吸が止まっている可能性だって ER ではあります．ウォークインで来た CPA 患者だって ER には現れることがあります．CPA の人が歩くわけありませんので車椅子に乗せられていたり，施設からストレッチャーで来る人の中にあります．

ディープ・アプローチ

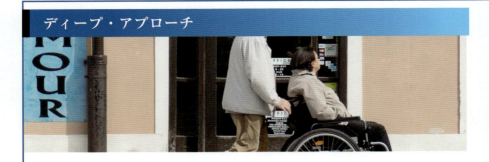

車椅子からストレッチャーへの移乗のコツ

　歩行できない患者は，車椅子や簡易ベッドで救急外来に運ばれてきます．バイタルサインが安定していない患者の診察を安全に進めるためにはストレッチャーへ移乗させる必要も出てくるでしょう．一人で移乗できない患者には移乗介助を行います．

　車椅子からストレッチャーへ移乗させる際には，フットレストを上げ(①)，車椅子をストレッチャーに向かって角度をつけずに寄せます（**図**：およそ10-20°）．車椅子のフットレストの間隔は狭いので30-40°と角度が開いてしまうと，足元を回転させるのに更なる回転が必要になってしまい危険です．軸足となる足元の回転角度を少なくさせることで，転倒や捻挫のリスクを下げることができます．片麻痺がある場合は，健側をストレッチャー側に

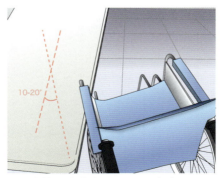

図　車椅子移乗時のベストな角度

02 イニシャルアセスメント

ディープ・アプローチ

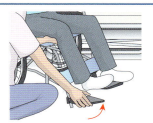
①フットレストを上げる

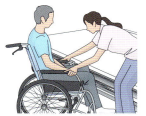
②車椅子をストレッチャーに寄せる

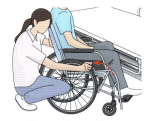
③ブレーキをかける

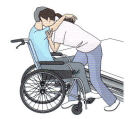
④患者に肩をつかむように指示

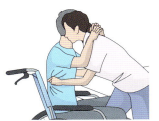
⑤患者の腰の衣服をつかむ

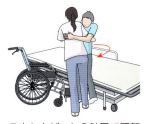
⑥立ち上がったら軸足で回転

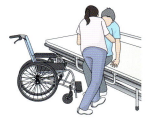
⑦ストレッチャーに手がかかることを確認

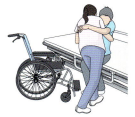
⑧ゆっくり座る

25

ディープ・アプローチ

なるように車椅子を寄せます（②）．健側足が回転の軸足になり，上肢は車椅子のアームレストを支えることができます．

　ストレッチャーへの移乗の際は車椅子に座った患者に正対し，前かがみになります．必ず車椅子のブレーキがかかっていることを確認します（③）．かがんだ状態で患者に肩をつかむよう指示し（④），こちらは両手を腰に回すか，手で腰の衣服をつかみ，安定していることを確認します（⑤）．患者とこちらの距離が遠い状態で動くと負担が強くなるため，できるだけ近くで持ち上げるようにゆっくりと上体を上げていきます．立ち上がったところで軸足を軸に回転させ（⑥），ストレッチャーに手がつくようにします（⑦）．ゆっくりと座らせます（⑧）．

　簡易ベッドであれば，患者を移乗させるには体格に応じた人手が必要となります．人手が集められない状況であれば，バイタルサインが安定していることをまず確認して，簡易ベッドのまま診察を進めるのもよいでしょう．人手を集めるにはERで働いているスタッフとの良好なコミュニケーションが必要です．いざ，という時に助け合える仲になるには，日頃からスタッフに好かれる人物になることが必要です．ERで達人級の診療をするには重要なファクターです．そういった意味で人手を集める瞬間は，医師としての評価が少しだけ分かる瞬間でもあります．高齢者診療を見れば医師の評価もできるかもしれません．

CHAPTER 1　ERの高齢者診療

03 意識評価のコツとエッセンス

Tricks and essences :
ssessment of consciousness for geriatric

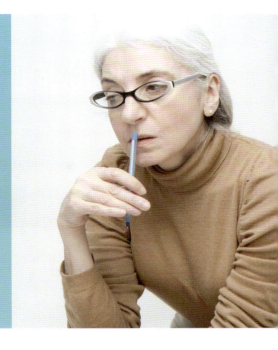

■ 高齢者の意識評価のコツ

　高齢者の意識状態を評価する前に難聴について知識を持ちましょう．声かけに反応がなかったことで「意識障害あり」と判断してしまうことがありますが，実は難聴だったということがあります．

- 61-70歳のうち37％は難聴で，85歳以上では80％が難聴と言われており[1)2)]，高齢者には難聴が多いという認識は間違ってはいないでしょう．
- また難聴の高齢者のうち37.8％に耳垢塞栓があり，耳垢を除去すると48.3％で難聴が改善したと報告[3)]されていますから，本当の意識障害かどうかの評価には耳垢塞栓で難聴を除外せねばなりません．

反応がない？聴こえていない？

- 意識障害ではなく難聴？
  - 85歳以上の**80%**は難聴 *(Am Fam Physician. 2012)*
- 難聴のうち**37.8%**が耳垢塞栓 *(Lancet.2002)*
  - 耳垢除去で**48.3%**が改善

　難聴の原因として，補聴器の電源が入っていなかったりすることもあるので注意が必要です．

- 難聴でオーダーが入りにくい時は，聴診器のイヤーピースを患者の耳にかけ，チェストピースに向かってしゃべると補聴器代わりになります．
- ゆっくり大きな声で話すことが重要であると言われますが，「そんなに大きな声でなくても聞こえますよ」と言われたりもします．明らかに難聴である時も，家族が通訳するとなぜか聞こえたりすることもありますから，正確な意識評価をする時には家族に通訳をお願いするのも手です．

Reference

1) Van Eyken E, Van Camp G, Van Laer L. The complexity of age-related hearing impairment : contributing environmental and genetic factors. Audiol Neurootol. 2007 ; 12 (6) : 345-58.

2) Gates GA, Cooper JC Jr, Kannel WB, et al. Hearing in the elderly : the Framingham cohort, 1983-1985. Part I. Basic audiometric test results. Ear Hear. 1990 Aug ; 11 (4) : 247-56.

3) Smeeth L, Fletcher AE, Ng ES, et al. Reduced hearing, ownership, and use of hearing aids in elderly people in the UK--the MRC Trial of the Assessment and Management of Older People in the Community : a cross-sectional survey. Lancet. 2002 Apr ; 359（9316）: 1466-70.

薬が生み出す意識障害

◆ 高齢者特有の腎機能低下？
- 加齢と共に腎機能低下、**過量投与に！**
- 発熱や食思不振による脱水状態で腎機能低下

◆ 施設入所のタイミングは？
- **服薬コンプライアンスが改善、薬物中毒症状！**

◆ 風邪をひいていないか？
- 他院で抗生物質が処方され、**相互作用で症状出現！**

薬が生み出す意識障害

　意識障害の原因として，高齢者では薬剤の影響を特に考えなければなりません．高齢者が薬剤の影響で意識障害となってしまうのには，次のようなNatural Historyがあります．

・普段飲んでいる睡眠薬が，加齢により腎機能が低下して効きすぎている
・普段飲んでいる睡眠薬が，脱水のため腎機能が低下して効きすぎている
・普段飲んでいる睡眠薬があまり効かなかったために，夜中に起きて追加で飲

んだ
- 夜眠れないために夫の（妻の）薬をタンスから取り出して飲んだ
- 睡眠薬を数え間違えて過剰に飲んだ
- 睡眠薬を飲んだが，飲んだことを失念して2日分誤って飲んだ
- 風邪をひいたため近医で処方を受け内服したが，相互作用で睡眠薬の効果が増強した
- 風邪薬（多くは抗ヒスタミン薬が含有）を内服してヒスタミン中毒症状として意識障害が出た

これらの薬剤（主に睡眠薬）に関わるエピソードを①腎機能の問題，②過量服薬の問題，③薬剤相互作用の問題と分けて整理し，積極的に家族や本人に病歴聴取していくとヒントが見つかることがあります．

- 脱水を疑う所見としては舌の乾燥や舌の縦じわ，口腔粘膜の乾燥，眼球の陥凹など顔の中に有効な所見が詰まっています[4]．
- 服薬については現在の時刻に対して，内服した時刻からどれだけ経過しているか，薬剤のTmax（最高血中濃度までの時間）や，薬剤の半減期はどれほどかを考慮します．そのためには疑わしい薬剤や見たことのない名前の薬があれば，添付文書を開いて調べます．時間経過と服薬時刻の間があまりに離れている場合にはその影響は低いでしょうし，もしその薬剤の影響で意識障害となっているのなら，意識レベルは徐々に改善してくるはずです．

Reference

4) Gross CR, Lindquist RD, Woolley AC, et al. Clinical indicators of dehydration severity in elderly patients. J Emerg Med. 1992 May-Jun；10（3）：267-74.

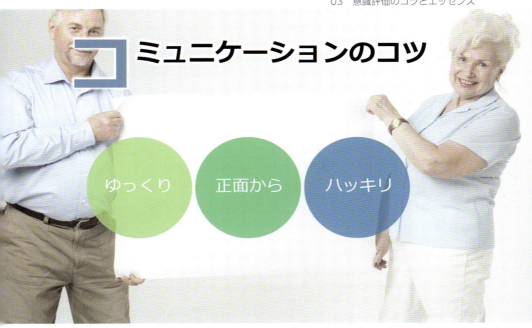

高齢者とのコミュニケーションのコツ

　難聴に限らず，高齢者にはこちらのオーダーが届きにくいことがあります．若い人と比較すると，高齢者は医師からの情報をしっかりと受け取っていないことが知られています[5)6)]．そのため話をする時は，ゆっくりと時間をかけること[7)]，応答を待つことが求められます．

・難聴だけでなく，視力障害を伴っていることもあり，唇の動きが読めずに正しいオーダーが入らないこともあります[8)]．そのため，患者の正面で唇の動きが見えるように，少し大げさに話をするのがコツです．

・正面に座るだけでなくアイコンタクトを入れることも有用です[7)]．伝わりにくい時は声を大きくハッキリと，ゆっくり話します．

・大きい声といっても叫ぶ必要はありません[9)]．またできるだけ短い文章や単語で情報を簡素化するのもよいです．部位については具体的に指をさしてもらいます．

- 痛みの部位について

    肩が痛い→本当の痛みの部位は首

    手が痛い→本当の痛みの部位は上腕骨

    足が痛い→本当の痛みの部位は股関節

    と表現するように，言葉と部位には医療者と患者で開きがあることを知っていなければなりません．
- 高齢者に「おばあちゃん」や「おじいちゃん」と高齢であることを決めつけるような呼び方は，受け入れるのに個人差がありますので，避けるのが賢明です．私たち若者は失礼がないように敬意を払うのが当然，と心得ると失敗は少ないものです．
- 良好なラポールを形成するには，誉めるのがいかなる場合も有効です．中でも家族や着ている衣服を誉めるのが常套手段です．娘さんと来院されたら「面倒見のよい娘さんですね．良い子に育てましたね」．息子さんと来院されたらもっと誉めます．「普通は男の子は来てくれないんですよ，良い子に育てましたね」．
- これらの呼びかけは若手医師には難しいかもしれませんが，他にも「よく我慢して来られましたね」「辛かったですね」と相手の気持ちに配慮した一言を告げると診察がスムーズに進行していきます．
- 常に意識することは，あなたの眼の前にいる医師はあなたの味方であり，あなたを少しでも楽にしてあげたいという気持ちを持ち続けることです[10]．

Reference

5) Beisecker AE. Aging and the desire for information and input in medical decisions : patient consumerism in medical encounters. Gerontologist. 1988 Jun；28（3）：330-5.

6) Haug MR, Ory MG. Issues in elderly patient-provider interactions. Res Aging. 1987 Mar；9（1）：3-44.

7) Dreher BB. Communication Skills for Working With Elders. New York, Springer, 1987.

8) Breisch SL. Elderly patients need special connection. Am Acad Orthop Surg Bull. 2001 Feb；49（1）.

9) Robinson TE 2nd, White GL Jr, Houchins JC. Improving communication with older patients : tips from the literature. Fam Pract Manag. 2006 Sep ; 13 (8) : 73-8.

10) Baker SK. Thirty ways to make your practice more patient-friendly. In : Woods D, ed. Communication for Doctors : How to Improve Patient Care and Minimize Legal Risk. Oxford, Radcliffe, 2004.

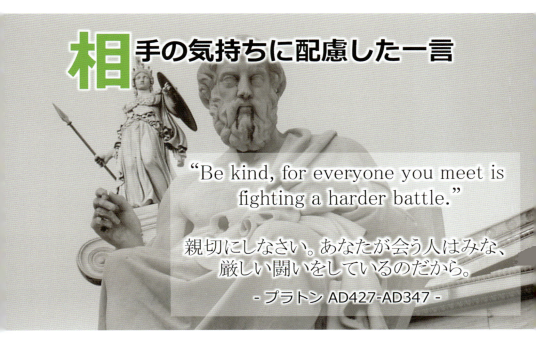

相手の気持ちに配慮した一言

"Be kind, for everyone you meet is fighting a harder battle."

親切にしなさい。あなたが会う人はみな、厳しい闘いをしているのだから。

- プラトン AD427-AD347 -

　想像してみてください．目も耳も不自由で，自分の意思をいつもうまく伝えることができない空間にいるとしたら，どんな気持ちになるでしょう．
・孤独や不安で一杯になり，時には攻撃的に時には無作法になったりはしないでしょうか．
・そんな時，ゆっくりと自分を理解しようとしてくれる人がいたら，どれだけ頼もしく嬉しいことでしょう．
　ER でそんな診療を展開できる医師を目指したいものです．

- 多くの高齢者は目や耳が不自由で，自分の意思をいつもうまく伝えられるとは限りません．中には方言やなまりが強く，うまく伝えられない時もあります．
- 高齢者にとって，あなたはどれだけ頼もしい医師になれているでしょう．プラトンが言った"Be kind for everyone you meet is fighting a harder battle."（親切にしなさい，あなたが会う人はみな，厳しい闘いをしているのだから）は，ER で働く私たちに向けての言葉かもしれません．

CHAPTER 1　ERの高齢者診療

04 バイタルサインの特徴 血圧編

Character of vital signs
- Blood pressure -

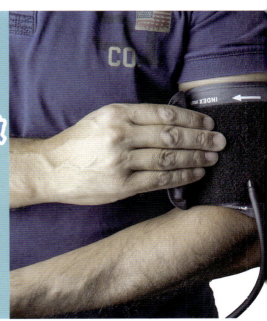

■ 高齢者のバイタルサインの特徴

　ERに登場する高齢者のバイタルサインは，さまざまな因子によって修飾されたものと捉えるのが妥当です．それぞれのバイタルサインがどのように修飾されているかを知っておくのは真の異常値に気づくのに有用です．イニシャルアセスメントで，それぞれの修飾因子を整理して，要領よく情報収集をしましょう．

■ 血圧編

・高齢者の血圧は若年者に比較すると高いのが通常です．
・日本人の場合，第5次循環器疾患基礎調査 NIPPON DATA 2010[1]において年齢が上がるほど，収縮期血圧が高いことが分かっています（**図**）．このデータでは，収縮期血圧でおよそ 140 mmHg が平均となります．
・高血圧の罹患率も 65-74 歳では 66％，75 歳以上では 80％あり[2]，年齢に応じて基礎疾患として，高血圧を持っている人が増えることになります．

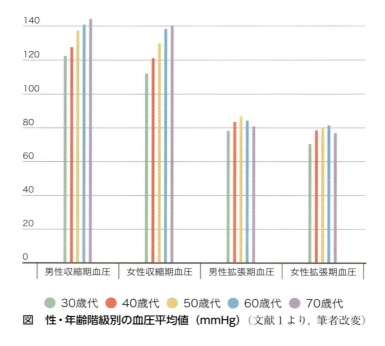

図　性・年齢階級別の血圧平均値（mmHg）（文献1より，筆者改変）

- 高血圧の人が病院を受診した時の血圧はどのくらいを想定すればよいでしょう．日本人のデータを見てみると降圧薬を内服している患者のうち，治療域に収まるはずの血圧 140/90 mmHg 未満の人の割合は男性で約 30％，女性で約 40％に留まっていて[3]，降圧薬を内服している患者が，救急外来で収縮期血圧 160 mmHg であっても驚きは少ないのではないでしょうか．
- ER を受診した際には白衣高血圧症で血圧が上がっていることもあれば，疼痛や尿閉などの症状によって血圧が上昇していることもあります．
- 血管が高度に石灰化していると，血圧計のカフによって動脈を圧迫することができず，何度も測定を繰り返すうちに異常に高い値を示すことがあります．これは高齢者に時折見られる偽性高血圧[4]と呼ばれるものです．真の値は部位を変えることで得られます．

Reference

1) 厚生労働省 循環器疾患基礎調査，第5次循環器疾患基礎調査 NIPPON DATA 2010．http://www.mhlw.go.jp/toukei/list/junkanki_chousa.html
2) 政府統計の総合窓口：統計表一覧 http://www.e-stat.go.jp/SG1/estat/GL08020103.do?_toGL08020103_&listID=000001135862
3) Miura K, Nagai M, Ohkubo T. Epidemiology of hypertension in Japan：where are we now？Circ J. 2013；77（9）：2226-31.
4) Franklin SS, Wilkinson IB, McEniery CM. Unusual hypertensive phenotypes：what is their significance? Hypertension. 2012 Feb；59（2）：173-8.

血圧高値の際の考え方

- 高い血圧も数回測定すると落ち着いてくることが多々あります．血圧自体はストレスや緊張といった，精神状態によっても影響を受けるためで，会話をしながら血圧を測定し，医療者と患者の間にラポールが形成され安心感を与えると徐々に下がってきます．
- 時に高齢者は，自律神経の調節障害のために圧受容体反射機構が上手に調整できず血圧変動が大きいものです．
- 不安などによりパニック発作となっている時も血圧は上昇します．パニック発作による血圧上昇は，心筋梗塞や脳卒中のリスクがそれぞれ 1.75 倍，2.37 倍となることも報告されています[5)6)]．

過去の血圧情報を収集する

- 血圧に変動があるかないかの判断基準を求めるために血圧手帳の確認，過去受診時の記録，入院時の記録を確認します．その患者の平常値が分かれば現在のストレス状態を加味したうえで，今の血圧が異常値となっていないかをチェックします．

Reference

5) Chen YH, Tsai SY, Lee HC, et al. Increased risk of acute myocardial infarction for patients with panic disorder : a nationwide population-based study. Psychosom Med. 2009 Sep ; 71（7）: 798-804.

6) Chen YH, Hu CJ, Lee HC, et al. An increased risk of stroke among panic disorder patients : a 3-year follow-up study. Can J Psychiatry. 2010 Jan ; 55（1）: 43-9.

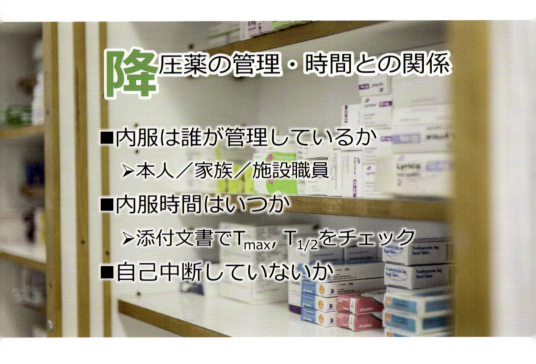

降圧薬の管理・時間との関係
- 内服は誰が管理しているか
  - 本人／家族／施設職員
- 内服時間はいつか
  - 添付文書で T_{max}, $T_{1/2}$ をチェック
- 自己中断していないか

内服関係を重点チェック

・降圧剤を使用している患者は，服薬コンプライアンスを確認します．
・最後に内服した時間はいつか，その薬の血中濃度の立ち上がりと現在の血圧変化はマッチしているかを考えます．降圧薬の Tmax は 1〜2 時間が多いで

すが，分からなければ添付文書を調べます．
- 薬の管理を誰がしているかの確認も重要です．認知症を疑う患者が自己管理している服薬コンプライアンスは信頼性が落ちます．
- 何らかの理由でしばらく内服を中断している患者の血圧高値は妥当でしょうし，きちんと内服しているにも関わらず，患者の血圧が平常値よりも高い場合には何らかの病的変化が起きているのではないか？と考えます．
- もちろん内服を自己中断して血圧高値となっている場合は，主訴と併せて血管系のイベントが起きていてもおかしくないと考えます．

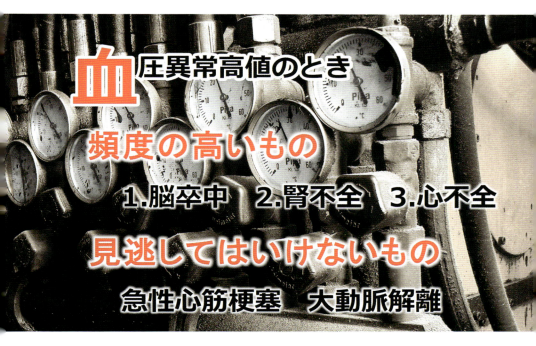

それでも血圧異常高値の時

- 血圧の平常値や内服と血圧との関係を考慮しても，血圧が高い場合は何を考えるべきでしょうか．
- 救急外来を受診しているのですから，痛み刺激や何かしらのストレスが過剰

な状態ということもあるでしょうが，ただの血圧高値として片づけるのではなく，脳出血やクモ膜下出血などの脳血管障害，腎不全や心不全のリスクがないかを考えながら診察します．
- そして頭の片隅に心筋梗塞や大動脈解離を残しておきます．カナダからの報告では，実際に救急外来で高血圧のあった患者（平均64歳）のうち5.3％に脳卒中，5.2％に腎不全，3.1％に心不全があり，急性心筋梗塞が2.1％，大動脈解離が0.24％あったと報告されています（**表1**）[7]．

表1　救急外来で血圧高値であった患者の疾患別頻度

最も信頼性の高い診断	No.（％）	95％CI
脳卒中	849（5.3）	4.9-5.6
腎不全	846（5.2）	4.9-5.6
心不全	507（3.1）	2.9-3.4
急性心筋梗塞	339（2.1）	1.9-2.3
高血圧脳症	147（0.91）	0.77-1.07
心房細動	145（0.90）	0.76-1.06
大動脈解離	38（0.24）	0.17-0.32

（Ann Emerg Med. 2016 Sep；68（3）：258-67.）

Reference

7) Masood S, Austin PC, Atzema CL. A Population-Based Analysis of Outcomes in Patients With a Primary Diagnosis of Hypertension in the Emergency Department. Ann Emerg Med. 2016 Sep.；68（3）258-67.

血圧低値の際の考え方

- 血圧の異常低値に気づいた時には，脈拍数とセットで考えます．たとえ収縮期血圧が90 mmHg以上あっても，収縮期血圧よりも脈拍数が多い時，すなわちShock Index＞0.9（**表2**）の時には，ショックが隠れていないかを疑います[8]．
- ショックは早い段階で対応しなければ間に合わないため，ERでマネジメン

表2 Shock Index

Shock Index（SI） ＝脈拍数／収縮期血圧
SI＝0.5-0.7　正常
SI＞0.9　異常値

（Am J Emerg Med. 1992 Nov；10（6）：538-41.）

トレベルが高そうな人やSick感のある人を診ている時には，Shock Indexは1.0ではなく0.9で網に引っかけます．

・ショックを疑う基準は様々ですが（**表3**），**普段の収縮期血圧より30 mmHg以上**血圧が低下している場合もショックを疑います[9]．ショックを疑ったら3つのCで対応します．周囲のスタッフに呼びかけ，処置室へ移しモニタリングを行いルートを確保します．

表3 ショックの診断基準

大項目：血圧低下
・収縮期血圧 90 mmHg 未満
・通常の血圧より 30 mmHg 以上の血圧下降
小項目（3項目以上を満たす）
・心拍数 100 回/分以上または 60 回/分未満
・微弱な頻脈・徐脈
・爪先の毛細血管の refill 遅延（圧迫解除後 2 秒以上）
・意識障害（JCS2桁以上またはGCS合計点10以下，または不穏・興奮状態）
・乏尿・無尿（0.5 mL/kg/時以下）
・皮膚蒼白と冷汗，または 39℃以上の発熱（感染性ショックの場合）

（一般社団法人日本救急医学会（監），一般社団法人日本救急医学会専門医認定委員会（編）：救急診療指針 改訂第4版．へるす出版，p76，2011.）

Reference

8) Rady MY, Rivers EP, Martin GB, et al. Continuous central venous oximetry and shock index in the emergency department: use in the evaluation of clinical shock. Am J Emerg Med. 1992 Nov；10（6）：538-41.

9) Califf RM, Bengtson JR. Cardiogenic shock. N Engl J Med. 1994 Jun；330（24）：1724-30.

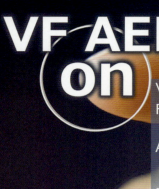

徐脈＋低血圧＝徐脈・低血圧症候群

- 血圧が低く，脈拍数も低い場合は徐脈・低血圧症候群と言われる鑑別を行います．
- 致死的な疾患を含むこの病態は緊急性が高いものです．Rapid Management が要求されます．この鑑別では「VF AED ON」という語呂が覚えやすいでしょう（**表4**）．
- 血圧は脈拍数とセットで考えることが重要です．後述するように，脈拍数は

表4　徐脈＋低血圧の語呂合わせ　VF AED ON

V	Vasovagal reflex	血管迷走神経反射
F	Freezing	低体温症
A	Adam-stokes	アダムストークス発作
	Acidosis	アシドーシス
	AMI	心筋梗塞（特に右心梗塞）
E	Electrolyte	高K血症
	Endocrine	甲状腺機能低下症
D	Drug	ABC（α・β・Ca）遮断薬，コリンエステラーゼ阻害薬
O	Oxygen	低酸素血症
N	Neurogenic	神経原性ショック

降圧薬（特にβブロッカーの内服は著明な脈拍数上昇を抑制する）の影響を強く受けますから，思ったほど脈拍数が上昇していないと感じた場合には，同時にβブロッカーの内服がないかの確認を行います．

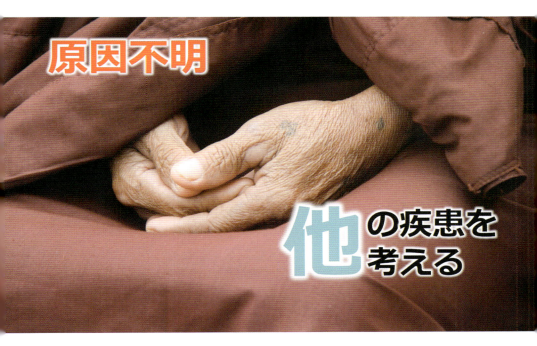

VVRの原因が分かるまでは他の疾患を考える

- 血圧低下の原因として頻度の高いVVRを考えたら，なぜVVRが起こったのか，原因を考えます．痛みやいきみ，刺激的な状況，驚愕，興奮など何かしらの刺激がなかったか，その日の体調が悪い，食事をとっていない，透析をした後であるなど，原因となり得るものを探します．
- そして原因が分からなければ他の原因疾患を考えるべきです．
- また，原因を推定した場合は，バイタルサインなどに矛盾がないか，病歴に矛盾がないか確認することが大切です．
- このような考え方は血圧だけでなくバイタルサイン全般に当てはまり，バイタルサインが病歴と合致しないと思ったら，考えをすぐに改めることができるのがプロフェッショナルです．これを怠ると重大な見落としにつながります．

ディープ・アプローチ

診療をミスリードするもの

　ER診療において，診断が間違っていたり，不必要な検査を行ってみたり，患者が思わぬ急変を起こしたり，入院させるべきところを帰宅させたり，とミスリードを経験したことはないでしょうか．

　どういうミスリードがあるかを知ることは，後から自分の診療を振り返った時の分析に役立ちます．ミスリードを分析する時には大きく2つに分けて考えます．1つは自身の内面の問題，もう1つは情報伝達の問題です．ミスリードする時は1つだけの要因とは限らず，いくつかの要因が重なってミスという結果が導かれるものです．このようなリスクマネジメントの考え方にスイスチーズモデル[1]があります．

　スイスチーズは大きな穴が空いたチーズですが，穴の大きさも場所も様々です．何枚ものスイスチーズを穴だけを通って，まっすぐ通り抜けるのは比較的難しいかもしれません．ミスが顕在化する時は，個人やシステムの欠陥の穴をいくつもかいくぐって起きるものだ，というものです．一つひとつの穴をなくしたり，小さくすることでミスの発生率を減らすことができます．

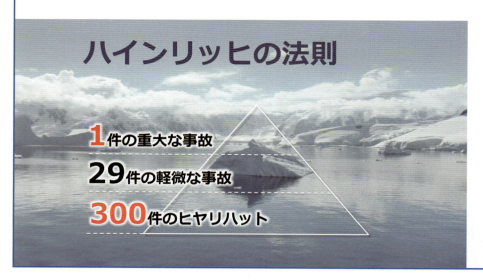

そのために分析対象全体をスイスチーズの塊と考えて，薄くスライスして，スライス一つひとつの穴をどうにか小さくできないかとマネジメントします．

スライス上の穴の中には，今回のミスに直結したものもあれば，これからの数時間後，数日後，数週間後に起こるミスにつながるものもあるはずです．ハインリッヒの法則では重大事故1件が起きるには，その背後に300件のヒヤリハットがあると説明していますから，小さな積み重ねもおろそかにできません[2]．

認知バイアス

「にんげんだもの」と言えば，日本人には馴染み深い相田みつを氏の詩がありますが，目口鼻耳味の五感と触覚や深部感覚で形成された脳神経の興奮を使って生きているのが人間です．この五感やそれを統合した脳の働きは時折錯覚を起こします．昨日見た夢と昔の記憶の色があまり変わらないように，人間は脳にだまされやすいのです．

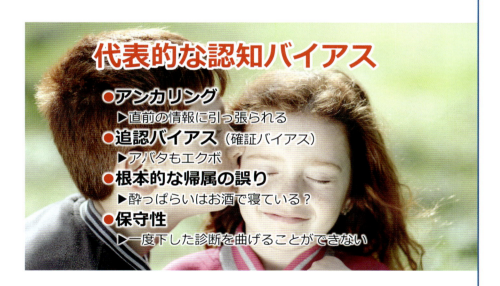

代表的な認知バイアス
- アンカリング
  ▶直前の情報に引っ張られる
- 追認バイアス（確証バイアス）
  ▶アバタもエクボ
- 根本的な帰属の誤り
  ▶酔っぱらいはお酒で寝ている？
- 保守性
  ▶一度下した診断を曲げることができない

直前にめまいが主訴の急性心筋梗塞を診たら，その後に来ためまい患者にも心筋梗塞があるのでは？　と疑ってみたり（アンカリング），優秀な研修医

が「あの患者は軽症だと思います」と評価すると，"あの研修医が言うのだから間違いなかろう"と軽症だと思い込んでしまい，他の訴えや所見があっても「彼が言うのだからやっぱり軽症だよね」と自分に都合の良いように解釈してしまったりします（追認バイアス）．**アンカリングはアンカー＝船のイカリに由来し，直前にあったことに引きずられてしまうことを言います．追認バイアス**は，自分の信じていることについては，人間はそれを肯定する情報を自ら積極的に集めにいきます．**アバタもエクボ**※という言葉があるように，好きな人については，たとえ悪い情報でも良い情報にすり替わって認識することがあります．逆に「自分は癌かもしれない」と思ったらインターネットを検索しても，安心するのは癌らしくない情報に触れた時だけで，調べた100の情報の中に99%当てはまっても，1%の当てはまらない情報に助けを求めようとします．「確証バイアス」とも呼ばれます．

※アバタとは天然痘の瘢痕が治癒した後のことで，欠点があっても長所に見えてしまうことの例え．

　アルコール依存の人が酔っ払って路上で寝込んでいると，それはお酒のせいであって外傷や脳血管障害によるものではないと，**アルコール依存という個人の特性を過大評価してしまったり（根本的な帰属の誤り）**，一度患者に「今回は胃腸炎です」と説明してしまうと，その後，右下腹部痛が出現してきても「それは胃腸炎の症状です」と**自分の下した判断に固執して考えを変化させることができないことがあります（保守性）**．これらを認知バイアスと言います[3]が，先入観と言ったほうが早い気がします．

スイスチーズモデルの使い方

　スイスチーズモデルの目的は，人為的なエラーを見つけて個人を攻撃するのが目的ではありません．個人の責任を問い詰めて裁判をするような様子を「魔女狩り」と表現したりしますが，ミスや事故が起きた時に個人に責任を被せてしまうと何が起きるか考えてみましょう．ミスの張本人だけを責めれば，同じような状況に他の人が陥った時に，また同じ過ちを繰り返してしまうかもしれません．何より責任を被せられた人の職場での立場が悪くなり，最悪の場合，職場を離れることになるかもしれません．人的資源の乏しい医

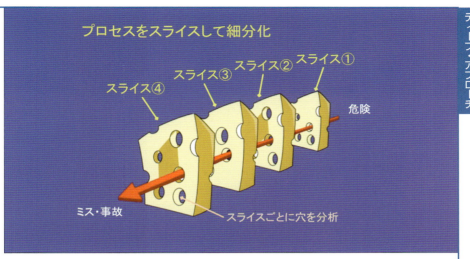

療の世界において，これは大きな損失です．また，個人に責任を被せず，上司がもみ消してうやむやにする方法もあります．当然ながら，その後のことを考えますと，また同じミスや事故が起きるかもしれません．

スイスチーズモデルでミスリードに至った全体を解釈していくと，ミスの原因のほとんどが故意や怠慢・無知などの人的な要因ではなく，システムの問題であったということが報告されています[4]．**間違いを犯した時は，その当事者を責めずシステムの欠陥がなかったかを考える**のがスイスチーズモデルです．To err is human という言葉があります．「人は間違えるもの」という意味ですが，この文脈には「だからシステムでエラーを防ぎましょう」という心が込められています．スイスチーズモデルを使って人を責めず，システムでエラーを防ぎましょうということです．

ミスを起こした当事者の気持ちも考えてみましょう．何かミスが起きた時，当事者は深く反省しているかもしれません，後悔して辛い思いをしているかもしれません．そういった状態を責めるというのは，相手の心理状態を崖から突き落とすことになり，人間関係に深い溝を作ることになってしまいます．相手を責めたくなる気持ちをコントロールしながら，事実関係の確認

をするのが上手なマネジメントです．繰り返しますが，絶対に責めるような言葉を浴びせてはなりません．

次にミスや事故が起きるまでの全体のプロセスを整理します．例えば「点滴を違った患者に投与してしまった」という事故が起こった場合は，点滴が病院に納品される段階から分析します．ミスが起きた原因が分からなければ，それよりさらにプロセスを遡ることになります．点滴が病院に納品されて患者に投与されるまでに，どのような過程（流通経路）をたどるでしょう．例えば，①納品された点滴は薬剤部の保管庫に置かれ管理され，②期限の迫っているものから優先的に使われるとします．バーコードで品番が管理されていれば，③点滴薬が救急外来に移動されると，そこでチェックを受けるでしょう．チェックを受けて救急外来の点滴の置いてある棚に置かれ，④医師からの点滴オーダーに基づいて，⑤看護師が点滴を取り出し，⑥オーダー時に発行されたシールを貼付して，⑦患者のもとに持っていく．⑧投与直前に患者氏名を確認して投与する，という一連のプロセスを書き出します．スイスチーズに例えるとチーズをスライスにするのです．

①〜⑧のスライスの中で，どのようにするとミスが起きる可能性があるかを次に考えます．スライスしたチーズの表面にどのような穴が空いているかを見ていくのです．ミスに直結した穴を見つけるだけでなく，他にも穴がないかを精査します．直結した穴だけでは，また別のタイミングで別のミスや事故が起こるかもしれないからです．穴の種類には認知バイアスもあれば，思考のショートカットの問題[5]，伝達手段や指示の問題，効率性の問題，過剰な労働時間の問題，チェック体制の問題，知識や免許制度の問題などが言われています．

診断においても同じことが言えるかもしれません．自分の行動や思考過程をスライスしていきます．例えばあなたが大動脈解離を見逃したとしましょう．診療を振り返ってみると，あなたは最終的に患者さんに「帰ってもよいですよ」と伝えたとします．そこに至る過程には，どのようなものがあったのでしょうか．なぜそのように伝えたのでしょうか．Bordage[6]は診断ミスの原因を**情報収集，情報の統合，状況因子**に分けて挙げています（**表**）．患者さんがERにやってきて，帰宅するまでの間のプロセスをスライスして，ど

表　診断エラーのタイプ

情報収集
1. 不完全な病歴や既往歴の聴取
2. 質問の仕方が不適切
3. 診断を検証するために有益な情報の収集不足
4. 不十分な病歴の追求
5. 過剰な情報収集
6. 所見の確認不足
7. 症状や徴候の誤認
8. 身体診察技術が不十分
9. 検査の失敗
10. アンカリング
11. 検査手順を守らなかったためにデータの質が低い
12. 情報があったのにも関わらずミスリードした

情報の統合
13. 所見の解釈間違い
14. 重要所見の過剰もしくは過小評価
15. 文脈を読み間違えた
16. 有病率の見積もり間違い
17. 定期的な状況確認をしなかった
18. 他人の意見に惑わされた
19. 取っていない所見を報告した
20. 因果関係の誤認や無視
21. コンサルトをしなかった
22. すぐに行動しなかった
23. 非典型例やごく稀な症例，急変であった

状況因子
24. ストレス
25. 疲労
26. 過剰労働
27. 患者に対してよくない感情があった
28. 気分やパーソナリティの問題
29. 労働環境：設備，サポート，周囲のプレッシャー，報酬，罰

(Acad Med. 1999 Oct：74（10 Suppl）：S138-43.)

こに大きな穴があったかを考えること，そして，どのような対策や認識が ER では妥当性があるのかを考えてみるとよいでしょう．ピンチはチャンスで，ミスをした時こそ学びの大きなチャンスです．

Deep Reference

1) Reason J (1997). Managing the Risks of Organizational Accidents. UK, Ashgate.

2) Heinrich HW (1941). Industrial Accident Prevention : A Scientific Approach. Second Edition.

3) Tversky A, Kahneman D. Judgment under Uncertainty : Heuristics and Biases. Science. 1974 Sep ; 185 (4157) : 1124-31.

4) Hinton Walker P, Carlton G, Holden L, et al (2006). The intersection of patient safety and nursing research. In Joyce J, Fitzpatrick, Patricia Hinton-Walker. Annual Review of Nursing Research Volume 24 : Focus on Patient Safety. Springer, pp8-9

5) Elstein AS. Heuristics and biases : selected errors in clinical reasoning. Acad Med. 1999 Jul ; 74 (7) : 791-4.

6) Bordage G. Why did I miss the diagnosis? Some cognitive explanations and educational implications. Acad Med. 1999 Oct ; 74 (10 Suppl) : S138-43.

CHAPTER 1　ERの高齢者診療

05

バイタルサインの特徴
脈拍編

Character of vital signs
- Heart rate -

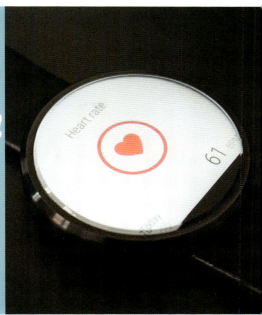

脈拍編

　脈拍の異常は主に頻脈と徐脈になります．ただ頻脈である，ただ徐脈であるというだけなら，まだしばらく様子を見ることができます．問題は症状を伴うかどうかになります．症状を伴った脈拍異常はバイタルが崩れている可能性があり，すぐに3つのC（Collect, Correct, Call）で対応します．

・脈拍を評価する時は第1に「症状＋徐脈／頻脈がないか」という見方をします．
・めまいやふらつき，胸痛とともに冷汗がある場合や循環動態を崩すような（血圧が低下するような）徐脈や頻脈があるなら，周囲への声かけとともに処置室へ移動させ，モニタリングを行い迅速に12誘導心電図をとります．
・症状のある徐脈や頻脈はRapid～Super Rapid Managementが必要な疾患である可能性があるためです．

不穏　めまい　呼吸苦　胸痛　冷汗　ショック

▶ABCDの異常を示唆
気徐脈／頻脈のをつける症状

─ 脈拍を修飾する因子

- 3つのCでの対応が不要であると判断したら，血圧と同様に脈拍数を修飾する因子がないかを検討します．
- 脈拍数を修飾する因子は，脈拍数を上昇させる因子と低下させる因子に分けて考えます．
- 脈拍数を上昇させる修飾因子としては発熱，脱水，出血，運動，頻脈性不整脈，せん妄，不安，飲酒などがあります．
- 一般的に交感神経が興奮するような状態で脈拍数が増加します．しかし，頻脈になってもおかしくない状態なのに頻脈にならないことがあります．
- 中でも注意を要するのが頻脈のない大量出血です．腹部大動脈瘤破裂や肝臓癌破裂，子宮外妊娠の破裂などの破裂系イベントでは大出血を来すため血圧が低下し頻脈となると予想されます．
- しかし破裂などの強い痛みによって迷走神経系が刺激を受けると Bezold-Jarisch 反射（▶ディープ・アプローチ，58頁参照）が起きます[1]．Bezold-Jarisch 反射では心収縮が抑制された結果として徐脈となってしまうため，本来，頻脈であるはずの病態でも平脈あるいは徐脈のことがあり得るのです．
- 強い痛みを訴える割に脈が速くない時は，ピットフォールかもしれないと警戒すべきでしょう．

05 バイタルサインの特徴 脈拍編

Reference

1) Mark AL. The Bezold-Jarisch reflex revisited : clinical implications of inhibitory reflexes originating in the heart. J Am Coll Cardiol. 1983 Jan ; 1 (1) : 90-102.

Pulse-Temperature Dissociation

脈拍数と体温の関係性
⊿ギャップ＝体温 **0.55**℃上昇で
脈拍数が **10** 回/min 上昇

予想値が⊿ギャップに収まらない
"比較的頻脈 or 徐脈" を見たら
マネジメントレベルを上げる

■ 体温と脈拍の関係：PULSE-TEMPERATURE DISSOCIATION を計算する

- 発熱時の脈拍数が異常であるかどうかは脈拍数だけで考えず体温と一緒に考えます．体温が 0.55℃上昇するごとに脈拍数が 10 回／分上昇することが知られています[2]．これを外れた状態を Pulse-Temperature Dissociation と呼びますが，覚えやすいように体温が 1℃上昇で約 20 回／分脈拍数が増えるとするとよいでしょう．

- 例えば熱が38℃で脈拍数が100回／分であれば，普段の熱を36℃，脈拍数を60-80回／分と想定しておくと，体温の⊿ギャップは2℃（＝38－36℃）ですので，⊿2℃×20＝40で脈拍数は40回／分ほど上昇するはずです．普段の脈拍数が60回であれば，60＋40で脈拍数100回／分という数値は，ちょうど想定される数値となりますから，"妥当な値"と評価できます．仮に脈拍数が120回／分であれば，想定より早い脈拍数だといえます．
- Pulse-Temperature Dissociationを理解していると，熱が同じ38℃でも脈拍数が80回／分であれば比較的徐脈ではないかと違和感を覚えることになります．
- 比較的徐脈には有名なCunha[3]の定義もありますが，さらに精度を高めるためにもPulse-Temperature Dissociationから考えることが重要です．脈拍数を抑え込むような修飾因子がないか，不整脈やブロックが起きていないか，ペースメーカー使用者か，はたまた比較的徐脈を起こす疾患（**表1**）[3]がないかを考えます．
- 逆に熱が38℃で脈拍数が120回／分あれば，比較的頻脈と考えて敗血症など重症疾患を想定してマネジメントレベルを上げます[4]．
- 比較的徐脈や比較的頻脈のように，体温のギャップから離れた脈拍数になることをPulse-Temperature Dissociationと言うのです[5]．

表1　比較的徐脈を起こす疾患

感染症	非感染症
レジオネラ症	βブロッカー
オウム病	中枢神経病変
Q熱	リンパ腫
腸チフス	虚偽性発熱
発疹チフス	薬剤熱
バベシア症	
マラリア	
レプトスピラ症	
黄熱病	
デング熱	
出血熱	
ロッキー山紅斑熱／ツツガムシ病	

(Clin Microbiol Infect. 2000 Dec；6（12）：633-4.)

比較的徐脈 Cunha の定義
1. 13 歳以上
2. 38.9℃ 以上
3. 検温と脈拍測定は同時
4. 不整脈・ペースメーカー使用者を除く
5. β ブロッカー非使用者

体温（℃）	41.1	40.6	40.7	39.4	38.9	38.3
脈拍数（/min）	150	140	130	120	120	110

（Clin Microbiol Infect. 2000 Dec ; 6（12）: 633-4）

Reference

2) Jane M, Orient MD (2009). Sapira's Art and Science of Bedside Diagnosis. Pennsylvania, Lippincott Williams & Wilkins.

3) Cunha BA. The diagnostic significance of relative bradycardia in infectious disease. Clin Microbiol Infect. 2000 Dec ; 6 (12) : 633-4.

4) Leibovici L, Gafter-Gvili A, Paul M, et al. Relative tachycardia in patients with sepsis : an independent risk factor for mortality. QJM. 2007 Oct ; 100 (10) : 629-34.

5) Rafael Jurado, Rafael Caputi. The Clinical Value of the Pulse-Temperature Dissociation. Infect Dis Clin Pract (Baltim Md). 1997 June/July ; 6 (5) : 304-8.

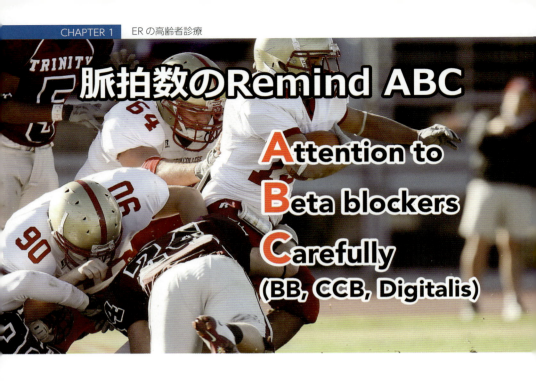

脈拍数のRemind ABC

Attention to
Beta blockers
Carefully
(BB, CCB, Digitalis)

脈拍を下げる因子≒徐脈になる因子

- 脈拍数を下げる因子として最も多いのは内服の影響です．
- 特に高齢者の多くが使用しているβブロッカー（BB）やCaブロッカー（CCB），ジギタリス製剤（Digitalis）は頻度も多く注意しなければなりません．
- 中でもβブロッカーはCIBIS-ELD試験という高齢者への忍容性を調べた研究で，徐脈のために内服の忍容性が低下したことを指摘された薬剤でもあり[6]，βブロッカーは徐脈を起こしやすい薬剤と認識すべきでしょう．
- 脈拍数は常にβブロッカー内服の有無に注意を払います．脈拍数を抑える作用のある薬剤とともに"Attention to beta blockers（BB, CCB, Digitalis）carefully"とABCの語呂合わせで覚えておきましょう．
- 高度な発熱にも関わらず頻脈がなければ，まずは薬剤性を疑って内服歴をチェックすべきです．徐脈の犯人が薬剤性である可能性は抑えておくべきです．

- 高齢者の認知症に対して処方されていることが多いドネペジル（アリセプト®）は忘れがちな徐脈の原因となる薬剤です[7]．
- 血圧低下を伴う徐脈は，徐脈低血圧症候群と考えて「VF AED ON」で考えます（▶血圧編，42頁参照）．

脈拍低下のその他の因子

- 薬剤以外では高カリウム血症や甲状腺機能低下症などの病的状態，既往として冠血管疾患や心筋梗塞後の房室ブロック，抗不整脈薬の内服，開胸術歴，VVR，低体温や嗜眠でも徐脈傾向となりますが，これらについては精査の上で判断することになります．
- ERでは高齢者が寝ると徐脈のアラームが鳴る光景をよく目にしますが，REM睡眠と徐脈性不整脈には関係があるとも言われています[8]．
- それ以外にも多くの要因が脈拍数を下げる因子として働くために，高齢者の脈拍数の平均値はそもそも低いとも考えられています．

Reference

6) Düngen HD, Apostolovic S, Inkrot S, et al. CIBIS-ELD investigators and Project Multicentre Trials in the Competence Network Heart Failure. Titration to target dose of bisoprolol vs. carvedilol in elderly patients with heart failure : the CIBIS-ELD trial. Eur J Heart Fail. 2011 Jun ; 13（6）: 670-80.

7) Calvo-Romero JM, Ramos-Salado JL. Symptomatic sinus bradycardia associated with donepezil. Rev Neurol. 1999 Jun ; 28（11）: 1070-2.

8) Holty JE, Guilleminault C. REM-related bradyarrhythmia syndrome. Sleep Med Rev. 2011 Jun ; 15（3）: 143-51.

ディープ・アプローチ

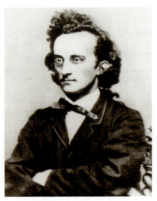

アルバート・フォン・ベツォルト　1836-1868
(https://en.wikipedia.org/wiki/Albert_von_Bezold)

Bezold-Jarisch 反射（BJR）とは？

　ドイツの生理学者アルバート・フォン・ベツォルトと薬理学者のアドルフ・ヤーリッシュ Jr によって発見された生理現象です．1867 年に発表されているため，今から 150 年ほど前に発表されたことになります[1]．

　BJR は古典的には，呼吸停止によって血圧低下と徐脈が起こるものと考えられていましたが，現在では心臓抑制性受容体への刺激に起因する徐脈，低血圧，末梢血管拡張の 3 徴として考えられています[2]．

　BJR は心臓にある心臓抑制性受容体が刺激されることで惹起されます．受容体は迷走神経の求心性線維の一部で，25％が心房および心房-大静脈接合部に，75％が心臓の壁にあります[3]-[5]．そのため下壁梗塞や後壁梗塞（いわゆる右室梗塞）[6]-[9]，冠動脈再灌流後の徐脈・低血圧[10]，大動脈弁狭窄症による失神は BJR によるものと考えられています[11]．大動脈解離や肺塞栓症での失神との関連について明確な根拠はありませんが，心室への血液充満による圧受容体刺激や血管壁から心室壁への刺激の伝導によって，BJR が惹起されたと考えることができます．

05 バイタルサインの特徴 脈拍編

ディープ・アプローチ

　頸動脈の圧受容器が交感神経系と関連し血管内容量の減少を感知すると動脈の緊張を亢進させて血圧を上げ頻脈になることが知られていますが，これはあくまでも少量〜中等量の循環血漿量減少の場合と考えられています．大量の循環血漿量不足に陥ると頸動脈の圧受容体は血圧コントロールの支配に失敗して抑制的に働き，逆説的に BJR が活性化されることで徐脈になり，結果として低血圧になってしまうことがあります[12]．したがって，各種の破裂などによる大出血でBJRのために頻脈を呈さないことがあるということは，知っておかねばなりません．

　ちなみにアドルフ・ヤーリッシュ Jr の父アドルフ・ヤーリッシュは，梅毒治療のためにペニシリンを投与すると起こる身体反応で有名な Jarisch-Herxheimer 反応を発見した皮膚科医です．

Deep Reference

1) von Bezold AV, Hirt L : Über die physiolischen wirkungendes essigsauren veratrins. Untersuchungen aus dem Physiologischen Laboratorium Würzburg 1867 ; 1 : 75-156.
2) DAWES GS, COMROE JH Jr. Chemoreflexes from the heart and lungs. Physiol Rev. 1954 Apr ; 34（2）: 167-201.
3) Donald DE, Shepherd JT. Reflexes from the heart and lungs : physiological curiosities or important regulatory mechanisms. Cardiovasc Res. 1978 Aug ; 12（8）: 446-69.
4) Oberg B, Thorén P. Studies on left ventricular receptors, signalling in non-medullated vagal afferents. Acta Physiol Scand. 1972 Jun ; 85（2）: 145-63.
5) Thames MD, Jarecki M, Donald DE. Neural control of renin secretion in anesthetized dogs. Interaction of cardiopulmonary and carotid baroreceptors. Circ Res. 1978 Feb ; 42（2）: 237-45.
6) Mark AL. The Bezold-Jarisch reflex revisited : clinical implications of inhibitory reflexes originating in the heart. J Am Coll Cardiol. 1983 Jan ; 1（1）: 90-102.

ディープ・アプローチ

7) Recordati G, Schwartz PJ, Pagani M, et al. Activation of cardiac vagal receptors during myocardial ischemia. Experientia. 1971 Dec ; 27（12）: 1423-4.

8) Robertson D, Hollister AS, Forman MB, et al. Reflexes unique to myocardial ischemia and infarction. J Am Coll Cardiol. 1985 Jun ; 5（6 Suppl）: 99B-104B.

9) Thames MD, Klopfenstein HS, Abboud FM, et al. Preferential distribution of inhibitory cardiac receptors with vagal afferents to the inferoposterior wall of the left ventricle activated during coronary occlusion in the dog. Circ Res. 1978 Oct ; 43（4）: 512-9.

10) Arrowood JA, Mohanty PK, Hodgson JM, et al. Ventricular sensory endings mediate reflex bradycardia during coronary arteriography in humans. Circulation. 1989 Nov ; 80（5）: 1293-300.

11) Johnson AM. Aortic stenosis, sudden death, and the left ventricular baroceptors. Br Heart J. 1971 Jan ; 33（1）: 1-5.

12) Oberg B, Thorén P. Increased activity in vagal cardiac afferents correlated to the appearance of reflex bradycardia during severe hemorrhage in cats. Acta Physiol Scand. 1970 Dec ; 80（4）: 22A-23A.

06 バイタルサインの特徴 呼吸回数編

Character of vital signs
- Respiratory rate -

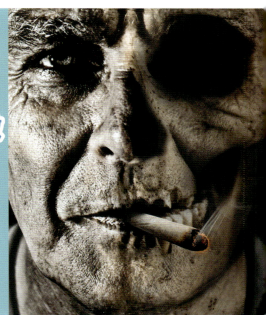

■ 呼吸回数編

　バイタルサインの中で最も重要であるのに無視されがちなのが呼吸回数です[1]．しかも，恐ろしいことに呼吸状態の異常を訴えているのにも関わらず呼吸回数の記録がなされていないと報告されています[2]．

・呼吸回数が速いことが最も心停止と相関していた[3]，状態が不安定な患者の急変を予測したのは収縮期血圧ではなく呼吸回数であった[4]．しかも，急変時の記録は不完全で特に呼吸回数の記載漏れが多い[5]，呼吸回数の速さは入院死亡率と高い相関にある[6]，呼吸回数の増加は24時間以内急変に対する特異度95％以上[7]など，重要性を示唆した報告は枚挙に暇がありません．

・患者の重症度と相関があることを考えると，呼吸の異常をSpO_2だけで考えるというのは間違ったアセスメントです．

・呼吸回数が無視されているのは，呼吸状態はSpO_2で評価できるという思い込みが背景にないでしょうか．

・極論ですので異論は認めますが，この際，あえて言います．ERの初期評価

では「SpO₂を捨てて呼吸回数を数えよ！」.
・なぜこのようなことを言うのか，これから述べていきたいと思います．

極論 「SpO₂を捨てて呼吸回数を数えよ！」

呼吸回数は
- 最も重要なのに**最も無視される**もの *(Med J Aust. 2008)*
- 院内心停止の**最大の予測因子** *(J Gen Intern Med. 1993)*
- 不安定な患者では**血圧や脈拍よりも変化** *(Anaesthesia. 2003)*
- 24時間以内**急変の特異度95%** *(Resuscitation. 2007)*

Reference

1) Cretikos MA, Bellomo R, Hillman K, et al. Respiratory rate : the neglected vital sign. Med J Aust. 2008 Jun；188（11）：657-9.

2) Hogan J. Why don't nurses monitor the respiratory rates of patients? Br J Nurs. 2006 May；15（9）：489-92.

3) Fieselmann JF, Hendryx MS, Helms CM, et al. Respiratory rate predicts cardiopulmonary arrest for internal medicine inpatients. J Gen Intern Med. 1993 Jul；8（7）：354-60.

4) Subbe CP, Davies RG, Williams E, et al. Effect of introducing the Modified Early Warning score on clinical outcomes, cardio-pulmonary arrests and intensive care utilisation in acute medical admissions. Anaesthesia. 2003 Aug;58(8):797-802.

5) Chen J, Hillman K, Bellomo R, et al. MERIT Study Investigators for the Simpson Centre: ANZICS Clinical Trials Group. The impact of introducing medical emergency team system on the documentations of vital signs. Resuscitation. 2009 Jan;80(1):35-43.

6) Goldhill DR, McNarry AF, Mandersloot G, et al. A physiologically-based early warning score for ward patients: the association between score and outcome. Anaesthesia. 2005 Jun;60(6):547-53.

7) Cretikos M, Chen J, Hillman K, et al. The objective medical emergency team activation criteria: a case-control study. Resuscitation. 2007 Apr;73(1):62-72.

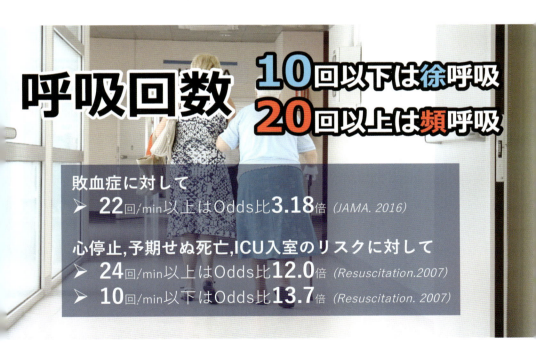

呼吸回数は診療のリスクヘッジ

- 呼吸回数の異常はどのくらいからなのでしょうか．最新のEvidenceでは成人であれば呼吸回数20回／分以上を異常，10回／分以下または24回／分を超えてくると重症であることが示唆されています[7]．
- 内科当直医にとって重要な敗血症の診断基準にも注目しましょう．2016年に改訂された敗血症の診断基準では，感染症を疑った場合，qSOFAスコア2点以上であれば臓器障害の有無を評価することとなっています[8]．qSOFAスコア（**表1**）の中では呼吸回数22回／分以上をスコアリングしており，呼吸回数を評価する重要性を物語っています．

表1　qSOFAスコア

・呼吸回数≧22回／分
・GCS＜15
・収縮期血圧≦100 mmHg

（Singer M, et al. JAMA. 2016 Feb：315(8)：801-10.）

- 高齢者の呼吸回数の正常値は12-28回/分とする文献もありますが[9]，救急外来では異常に早く気づくことのほうが優先され，アンダートリアージは許されないものです．オーバートリアージでも良いですので呼吸回数20回/分以上を異常値と考えておきましょう．
- Sick感のある患者も，そうでない患者も呼吸回数を評価することが診断ミスやアプローチミスなど，ER診療のピットフォールに陥るところから助けてくれる手がかりになります．忙しくとも呼吸回数の測定にだけは，こだわりをもって行いましょう．呼吸回数測定は患者の予後評価とディスポジションマネジメント（方針決定戦略）の両方の役割があり，測定することはリスクヘッジになり得ます．

06 バイタルサインの特徴 呼吸回数編

Reference

8) Bianchi W, Dugas AF, Hsieh YH, et al. Revitalizing a vital sign : improving detection of tachypnea at primary triage. Ann Emerg Med. 2013 Jan ; 61 (1) : 37-43.

9) Mower WR, Myers G, Nicklin EL, et al. Pulse oximetry as a fifth vital sign in emergency geriatric assessment. Acad Emerg Med. 1998 Sep ; 5(9) : 858-65.

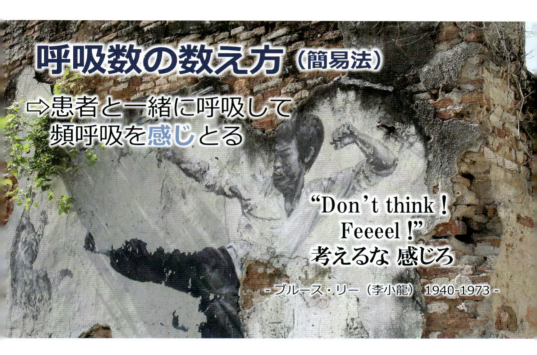

■ 呼吸回数測定は「考えるな！感じろ！」

・呼吸回数の測定にはコツがあります．ファーストタッチの段階では患者と一緒に呼吸を合わせると，速いか（異常か）そうでないかが即座に感じ取れます．

CHAPTER 1　ERの高齢者診療

　　　　"Don't think! Feeeel!"
　　　　考えるな！感じろ！
　　　　―ブルース・リー 1940〜1973―

とはまさにこのことです．イニシャルアセスメントはこれで十分評価できるでしょう．

- 具体的に回数はどのように測定しているでしょうか．ERにあるモニターは，心電図電極を装着すると胸壁の動きをインピーダンスの変化として自動計測します．これを当てにしている人も多いでしょう．しかし，モニターでは数秒間隔で呼吸回数の数値が変わるようになっており，測定時間が短いことが分かっています．
- 呼吸回数はバイタルサインの中で唯一自分の意思によって数値をコントロールできるものであるため，数秒の測定では正しい値が得られないことがあります．本来の値を得るためには30-60秒の計測時間が必要となります．60秒の測定での頻呼吸に対する感度は23％，特異度は99％[8]ですので，慎重に進めたい時は頻呼吸の確実な認知に役立ちます．
- 呼吸回数を数える時は，患者の胸壁または心窩部に手を当てながら，時計の針を見て胸腹部の上がり下がりの回数を測定します．

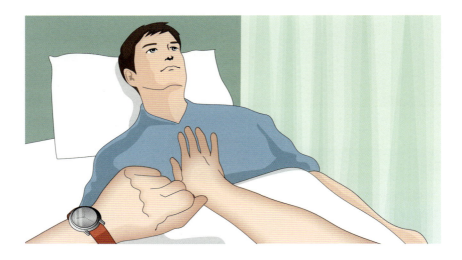

> SpO_2 を測定しても **93.4%** の医師は診断が変わらなかった
>
> Chest. 1995 Nov;108(5):1297-302.

SpO_2 は呼吸回数と常にセットで考える
> 呼吸回数 **12** 回／分の SpO_2 **98%** と
> 呼吸回数 **24** 回／分の SpO_2 **98%** は異なる

SpO_2 編

- 第5のバイタルサインと言われるのが SpO_2 です[9]．今や血圧計のないERがないように，SpO_2 を測定するパルスオキシメトリーがないERもないでしょう．
- パルスオキシメトリーがERにあることで，胸部X線検査が5.4%増え，動脈血液ガスを測定する医師が2.9%増えたと報告され[10]，ERのマネジメントに影響していることが分かります．
- しかし一方で，SpO_2 を測定しても 93.4%の医師は診断が変わらなかった とも報告されています[10]．これはどうしてなのでしょう．SpO_2 の値が低ければ誰でも測定し直しや，呼吸状態の異常がないかに敏感になるように思いますが，よくよく考えてみると，SpO_2 の値のみで臨床診断を変えるのはおかしな話です．

SpO₂は常に呼吸回数とセットで考える

- 呼吸状態の異常は患者の状態，特に呼吸回数や呼吸様式で気づくものです．呼吸状態がおかしいから，パルスオキシメトリーでSpO₂を測定するのが本来の順序のはずです．
- さらに言えば，SpO₂は呼吸回数で代償されるという盲点があります．同じSpO₂ 98％でも呼吸回数12回／分のSpO₂ 98％と呼吸回数24回／分のSpO₂ 98％は全く意味が違ってきます．SpO₂は必ず呼吸回数とセットで考える癖をつけましょう．
- SpO₂ 98％だから大丈夫！ということも絶対にありません．重症患者の指標としてSpO₂は特異性を欠いていると報告されており[11]，患者を診ないで数値だけ追っていると，大きなピットフォールに陥ります．

Reference

10) Mower WR, Sachs C, Nicklin EL, et al. Effect of routine emergency department triage pulse oximetry screening on medical management. Chest. 1995 Nov ; 108（5）: 1297-302.

11) Hodgetts TJ, Kenward G, Vlachonikolis IG, et al. The identification of risk factors for cardiac arrest and formulation of activation criteria to alert a medical emergency team. Resuscitation. 2002 Aug ; 54（2）: 125-31.

99%は安全か危険か

✓ **SpO₂ 99%でも異常値** ◁過換気の結果

➤ なぜ過換気なのか原因が分かるまで追求する

➤ 過換気によって誘発される疾患がある

Ann Emerg Med. 1997 Dec;30(6):838.

高齢者の過換気はそうでないと分かるまで**異常事態！**

■ SpO₂ 99%は100%異常値です

- SpO₂高値について記載されている文献がないため，あえて言及しますが SpO₂ 99%は異常値です．
- ルームエアーでのSpO₂の正常上限を98%と考えると，SpO₂ 99%は何らかの原因で過換気状態となっていることを意味します．
- そのためルームエアーでSpO₂ 99%や100%を見たら，なぜ過換気状態となっているのか，隠れた代謝性アシドーシスがないか（特にERで何かと考慮すべきショックや敗血症による乳酸アシドーシス[12]），頭蓋内出血や心筋梗塞の結果としてなっているのではないか，慢性心不全の軽度増悪ではないかなどを考慮に入れておきます．
- というのも過換気症候群の第1の原因であるパニック障害は60歳以降で有病率が低下するため[13]，高齢者の過換気はそうでないと分かるまで異常事態と考えるべきです．
- その他に狭心症やもやもや病患者，喘息患者は過換気で増悪することが知ら

れています[14)15)]から，過換気という状態は注意を要します．またSpO$_2$が良好な値でも，一酸化炭素中毒やメトヘモグロビン血症では真の値を示しませんので，火災現場から搬送されてきた患者は，SpO$_2$の値に関わらず血液ガス分析などで精査が必要です．

SpO$_2$低値の場合

・ERではSpO$_2$の値が低い場合は，呼吸回数や本人の呼吸苦の訴えや症状がメルクマールになります．というのもパルスオキシメトリーは吸光光度計であるため，いくつかの条件下で低い値を出すことがあります（**表2**）．呼吸苦がないのに値が低いなら，本当に低い値なのかを疑うところから始めます．
・呼吸苦があるなら，すぐに酸素化を図るために酸素投与を行います．COPDの既往があるなら普段のSpO$_2$がどれぐらいかを確認して，コントロールできるように調整して（多くの場合90-92％の間）酸素投与をします．

表2 SpO$_2$が低い原因のピットフォール

舌根が落ちている
プローブが正しく装着されていない
マニキュアを塗っている
体動ノイズがある
血圧測定中
末梢循環不全（出血，脱水，ショック）
周囲の光が強すぎる
携帯電話の電磁波の影響
インドシアニングリーンなどの色素注入後

Reference

12) Shapiro NI, Howell MD, Talmor D, et al. Serum lactate as a predictor of mortality in emergency department patients with infection. Ann Emerg Med. 2005 May ; 45（5）: 524-8.

13) Kessler RC, Chiu WT, Demler O, et al. Prevalence, severity, and comorbidity of 12-month DSM-Ⅳ disorders in the National Comorbidity Survey Replication. Arch Gen Psychiatry. 2005 Jun ; 62（6）: 617-27.

14) Callaham M. Panic disorders, hyperventilation, and the dreaded brown paper bag. Ann Emerg Med. 1997 Dec ; 30（6）: 838.

15) Meuret AE, Ritz T. Hyperventilation in panic disorder and asthma : empirical evidence and clinical strategies. Int J Psychophysiol. 2010 Oct ; 78（1）: 68-79.

ディープ・アプローチ

呼吸様式へのアプローチ

呼吸回数だけでなく呼吸様式について初期段階でアセスメントできると，その後の診療に大いに役立ちます．緊急度が高い Super Rapid Management で対応すべきものと Rapid Management で対応すべき呼吸様式を抑えておきましょう．

Super Rapid Management で対応する呼吸様式
- 無呼吸
- 死戦期呼吸（下顎呼吸）
- Stridor＋Choking sign

何を今更という方もあるかもしれませんが，ウォークインでこれらの患者が来る可能性があるのが ER という場所です．寝たきり状態で普段から会話もできない患者が家族や施設職員に連れられてきますが，その中にこれらの患者が混ぎれ込んでいることがあります．無呼吸の場合は，付添人が呼吸の有無を確認しなかったのか，運ばれてくる途中で心肺停止となったのか，その場で心肺停止となったのか，いろいろなパターンがあります．

死戦期呼吸を正しく認識できるのはベテランの医療従事者でないと難しいでしょう．下顎をゆっくり，しゃくりあげるような呼吸で，下顎呼吸やあえぎ呼吸は同義語と考えてよいでしょう．特徴は 10 秒に 1 回ほどの浅いゆっくりとした呼吸で，胸郭がほとんど動かず，頸部より頭側だけが動くのが特徴です．

死戦期呼吸は脳出血や重篤な低酸素血症のなれの果てに起こります．その名のごとく，目撃のある心肺停止では 55％に死戦期呼吸を認めたとも言われます[1]．いずれにしても死戦期と言われるだけあり，心肺停止直前の危機的状態には違いありませんが，死戦期呼吸からの心肺蘇生と死戦期呼吸がない状態からの心肺蘇生は蘇生率が異なるため，迅速な CPA 対応が重要です．報告によると死戦期呼吸のある心肺停止の生存率は 28％，一方，死戦期呼吸

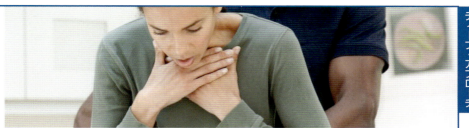

のない心肺停止の生存率は 8% しかありません[2]．救命率に大きな差がある死戦期呼吸は見た瞬間に反応できるようになりましょう．

　Choking Sign は上気道閉塞（窒息）時に首を絞るような動作を見せます．頸部優位に聴取する吸気時喘鳴の Stridor を聴取できる時は，気道はまだ開通していますが，Stridor も聞こえない，発声もできない時は Super Emergency になります．

　異物による窒息を疑う時はハイムリッヒ法[3]を試みるのも手です．ハイムリッヒ法は患者の後方に回り，両手を腹部に回し，心窩部を強く突き上げ圧迫する方法です．ハイムリッヒ法を考案した Dr. Henry Heimlich 氏は，自分が 96 歳の時に窒息した 87 歳の女性をハイムリッヒ法で救命してニュースになりました[4]．

　上気道閉塞の原因が解除できない，あるいは入れ歯（特に部分入れ歯）のような突起がある構造のモノが原因の時は，緊急で外科的気道確保をすべきか緊急内視鏡を行うべきか，原因に応じた対応が必要です．口腔内に異物があるようなら用手的にかき出します．喉頭展開できるようであれば喉頭展開して喉頭に異物がないか確認するのも一法です．吸引する時は太めの吸引チューブを使用します．

　気道異物の中でも手強いのは餅によるものでしょう．1 月を前後として急増する窒息の原因が餅です（**図 1**）．65 歳以上の高齢者では食品に起因する死亡事故原因で毎年 1 位となっています[5]．餅による気道閉塞ではできるだけ吸引で除去する方法を試みますが，応急処置として現場や救急隊で掃除機を使用して吸引することもあります．それでも呼吸状態が改善しない場合は気管支などに餅の断片が詰まっていることがあり，ビデオ喉頭気管支鏡を使用せねばならないケースもあります[6]．餅に入れ歯がからみついて窒息した場合は除去が非常に困難になります．

CHAPTER 1　ERの高齢者診療

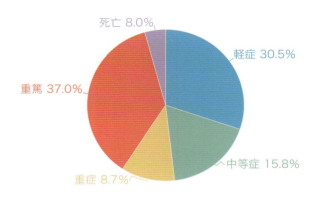

窒息事故の初診時程度割合
(東京消防庁「餅などによる窒息事故に注意」報道資料,
2016年12月)

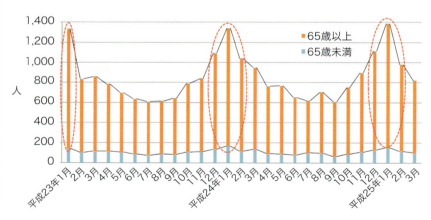

(注) 厚生労働省「人口動態統計」より作成. 死因が「不慮の窒息」である人の数.

図1　月別の窒息による死亡者数の状況 (消費者省)

Rapid Management で対応する呼吸様式

　明らかな異常呼吸の喘鳴（Wheezes や Stridor）を除けば「人名＋呼吸」は比較的緊急度が高い呼吸様式です．「人名＋呼吸」には 3 通りあります．

　ビオー呼吸（Biot's respiration）は髄膜炎の呼吸様式として報告されましたが[7)8)]，もともとはチェーンストークス呼吸から別のパターンを分離したもので[9)]，無呼吸と頻呼吸をランダムに繰り返すのが特徴です（**図 2**）．この波形は挿管患者であれば $EtCO_2$（呼気終末期）炭酸ガス濃度の波形が呼気と同じようにトレースしているので，モニター上の波形で気がつくかもしれません．

　最近では家族性致死性不眠症にビオー呼吸があると報告されています[10)]が，ER で問題となるのは中枢神経系疾患による**頭蓋内圧亢進で生じるビオー呼吸**です．ビオー呼吸から，そのまま呼吸停止し心肺停止となることもあるため，発見したら緊急度を 1 段階上げる呼吸様式です．他の「人名＋呼吸」と比較して規則性がないため，"変な呼吸をしているな" と思ったら，髄膜炎や他の中枢性病変はないだろうか？　と疑って対処しましょう．

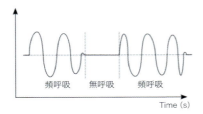

- 別名　失調性呼吸
- 頻呼吸期と無呼吸期がある
- ランダムな呼吸
- 中枢神経系疾患を想起

図 2　ビオー呼吸

　チェーンストークス呼吸はビオー呼吸と同様に無呼吸期と呼吸期がありますが，呼吸期における様式が特徴的な呼吸です．徐呼吸から次第に頻呼吸となったかと思うと，また徐呼吸になり，やがて無呼吸になることを繰り返します．挿管された患者の場合，ER でモニタリングしていると，ベッドサイドモニター上の $EtCO_2$ の波形が**図 3** で示すような形になっているのに気がつきます．

　チェーンストークス呼吸は重症心不全の睡眠時の呼吸様式として有名です

が[11]，これは低酸素血症に基づくもので，ER で認めた場合には何らかの原因による**低酸素血症あるいは呼吸中枢障害**を考えなければなりません．また急性薬物中毒による過鎮静でも同様の呼吸となることが知られています[12]．

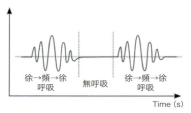

- 徐呼吸から頻呼吸、徐呼吸へと移り変わる
- 無呼吸期がある
- 低酸素血症，薬物中毒を想起
- 脳血流量低下による呼吸中枢障害を疑う

図3　チェーンストークス呼吸

クスマウル呼吸は一見すると過換気のような頻呼吸ですが，クスマウル大呼吸と「大」の文字をつけることがあるように，頻呼吸であるのに1回1回の換気ボリュームが大きいのが特徴です（**図4**）．ビオー呼吸やチェーンストークス呼吸と違って，無呼吸期がなく継続性があるのが特徴で，クスマウル呼吸を見たら，すぐに代謝性アシドーシスがないか，血液ガスで検査を行います．

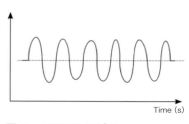

- 代謝性アシドーシスを想起
- 基本的に頻呼吸

図4　クスマウル呼吸

代謝性アシドーシスであれば HCO_3^- が低下（<24 mmol/L）し pH<7.4 となっているはずです．時間が経過していれば代償しようとして過換気となり，CO_2 が呼気中に吐き出され，pCO_2 は低下しているはずだと考えます．

　　代謝性アシドーシス
　　　　●HCO_3^-<24 mmol/L　pH<7.4

- 呼吸回数↑
- pCO_2↓

　代謝性アシドーシスの人は呼吸回数が増えていますので，見た目の印象としては「はぁはぁ」しています．呼吸様式で頻呼吸の人を見た場合には，呼吸器系に問題がないとすれば，血液中の酸が多いために酸である CO_2 を呼気から吐き出すことで代償しようとします．血液ガス検査で出てくる pH の値は呼吸回数が増加することによって，すでに代償された値なのか，まだ代償される前の値なのか，という見方をします．発症間もない時点での pH はまだ動いていないかもしれません．発症からある程度時間が経過していれば，pH は十分動いているかもしれません．検査の値を見る時はいつも時間軸で考え評価します．

　代謝性アシドーシスを見た時は原因が何かを考えますが，原因として KUSSMAL の語呂合わせを覚えるのがよいでしょう（**表 1**）．K はケトアシドーシスすなわち DKA（糖尿病性ケトアシドーシス），U は Uremia で尿毒症，S は Sepsis で敗血症，S は Salicylic acid でサリチル酸（アスピリン）中毒，M は Methanol でメタノール中毒，A は Acetone でアセトン血性嘔吐症（自家中毒）や除光液誤飲などによるアセトン中毒，L は Lactate で乳酸アシドーシスのことです．

表 1　クスマウル呼吸の原因

K	Ketosis（DKA）	糖尿病性ケトアシドーシス
U	Uremia	尿毒症
S	Sepsis	敗血症
S	Salicylic acid	サリチル酸中毒
M	Methanol	メタノール中毒
A	Acetone	アセトン血性嘔吐症
L	Lactate	乳酸アシドーシス

Deep Reference

1) Eisenberg MS. Incidence and significance of gasping or agonal respirations in cardiac arrest patients. Curr Opin Crit Care. 2006 Jun；12（3）：204-6.

2) Zuercher M, Ewy GA. Gasping during cardiac arrest. Curr Opin Crit Care. 2009 Jun；15（3）：185-8.

3) Heimlich HJ. A life-saving maneuver to prevent food-choking. JAMA. 1975 Oct；234（4）：398-401.

4) "Dr Heimlich saves choking woman with manoeuvre he invented". bbc. co. uk. Retrieved May 27, 2016.

5) Mukai M. Food-choking accidents. In Ministry of Health, Labour and Welfare (Ed.), Report on the Current Prevalence Patterns and Causes of Food-Choking Accidents；2008. Japanese.

6) Sanpei R, Tohara H, Fujita S, et al. Video-endoscopic comparison of swallowing waxy rice mochi and waxy wheat mochi：improvement of a traditional Japanese food that presents a choking hazard. Biosci Biotechnol Biochem. 2014；78（3）：472-7.

7) Biot MC. Contribution a l'etude du phenomene respiratoire de Cheyne-Stokes. Lyon Med. 1876：23：517-28, 561-67.

8) Biot MC（1878）. Etude clinique et experimentale sur la respiration de Cheyne-Stokes. New York：Harper & Brothers

9) Wijdicks EF. Biot's breathing. J Neurol Neurosurg Psychiatry. 2007 May；78（5）：512-3.

10) Casas-Méndez LF, Lujan M, Vigil L, et al. Biot's breathing in a woman with fatal familial insomnia：is there a role for noninvasive ventilation? J Clin Sleep Med. 2011 Feb；7（1）：89-91.

11) Lanfranchi PA, Braghiroli A, Bosimini E, et al. Prognostic value of nocturnal Cheyne-Stokes respiration in chronic heart failure. Circulation. 1999 Mar；99（11）：1435-40.

12) Teichtahl H, Prodromidis A, Miller B, et al. Sleep-disordered breathing in stable methadone programme patients：a pilot study. Addiction. 2001 Mar；96（3）：395-403.

07 バイタルサインの特徴 体温編

Character of vital signs
- Body temperature -

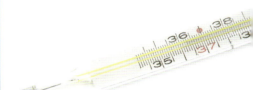

■ 体温編

　一般的に高齢者は体温が低い傾向にあると言われています（**図1**）が，臨床的な感覚ともあまり乖離していないようです．

- 体温は腋窩温で評価されることが多いですが，腋窩温は外部環境の影響や発汗による湿潤で低く検出されたりするため，腋窩温は真の体温を示さないことがあると知っておかなければなりません[1]．
- 外部環境の影響を排除して腋窩をタオルなどでぬぐっても測定温度が低いときは低体温症を疑わねばなりません．腋窩以外の体温評価としては直腸温や鼓膜温がよく用いられます．

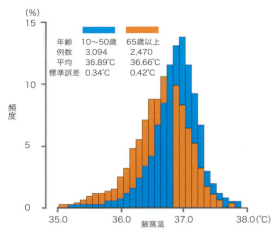

図1 成人と高齢者の腋窩温の比較（入来,他：老人腋窩温の統計値. 日老医誌 12：172-177, 図1, 表1, 1975より引用, 筆者一部改変）

高齢者の体温の基礎知識

- 腋窩温は真の体温を示さないことがある
 Altern Med Rev. 2006 Dec;11(4):278-93.

- 高齢者は平熱が **0.3**℃低い
 Crit Care. 2014 Feb 13;18(1):109.

- 高齢者は平熱＋**1.3**℃を発熱と捉える
 J Am Geriatr Soc. 1991 Sep;39(9):853-7.

- 朝6時より夕方4時は**0.5**℃高い
 JAMA. 1992 Sep 23-30;268(12):1578-80.

発熱は平熱を基準に考える

- 発熱があるかないかの判断は，高齢者では平熱を基準にするとよいと言われています．
- 若年者と比較して**高齢者の平熱は 0.3℃低い**（平均 36.2℃）と報告されています[2]．そのため，感染症があっても発熱していないと認識される可能性があり熱があるかないか（一般には腋窩で 37.5℃を超えているか）を感染症の有無として捉えるのは，リスクが高いと考えるべきです．
- 平熱が低いことも考慮に入れ，**平熱より 1.3℃上昇している場合は発熱**というデータ[3]や，肺炎などでは**年齢が 10 歳上がるごとに 0.15℃最初の熱が低く，20 歳と 80 歳では 1℃も違う**というデータ[4]もあります．
- もっとも普段から平熱をきちんと把握できている高齢者がどれだけあるかは分かりませんので，やはり体温だけで感染症の有無を評価するのは難しいでしょう．
- そもそも高体温であっても，感染症であるというロジックが成り立たないのは周知の通りです．高体温となる原因の比較的新しいリスト（**表 1**）[5]をまとめておきます．

表 1 ER で診断のついた高齢者の高体温の原因

ER での診断	
尿路感染症	29.7%
下気道感染症	22.1%
フォーカス不明の発熱	7.6%
腹腔内感染症	7.0%
上気道感染症	3.6%
皮膚軟部組織感染症	3.0%
インフルエンザ	2.7%
悪性腫瘍	2.7%
骨・関節感染症	1.8%
うっ血性心不全	1.8%
敗血症	1.2%

（PLoS One. 2014 Oct；9（10）：e110927.）

- また平熱といっても，生理的に朝6時と夕方4時とでは0.5℃の差がある[6]と言われていますから，1.3℃の上昇をどう読むかは，他のバイタルサインや症状と組み合わせて考えるのがよいでしょう．

Reference

1) Kelly G. Body temperature variability (Part 1) : a review of the history of body temperature and its variability due to site selection, biological rhythms, fitness, and aging. Altern Med Rev. 2006 Dec ; 11 (4) : 278-93.

2) Lu SH, Leasure AR, Dai YT. A systematic review of body temperature variations in older people. J Clin Nurs. 2010 Jan ; 19 (1-2) : 4-16.

3) Castle SC, Norman DC, Yeh M, et al. Fever response in elderly nursing home residents : are the older truly colder? J Am Geriatr Soc. 1991 Sep ; 39 (9) : 853-7.

4) Roghmann MC, Warner J, Mackowiak PA. The relationship between age and fever magnitude. Am J Med Sci. 2001 Aug ; 322 (2) : 68-70.

5) Chung MH, Huang CC, Vong SC, et al. Geriatric Fever Score : a new decision rule for geriatric care. PLoS One. 2014 Oct ; 9 (10) : e110927.

6) Mackowiak PA, Wasserman SS, Levine MM. A critical appraisal of 98.6 degrees F, the upper limit of the normal body temperature, and other legacies of Carl Reinhold August Wunderlich. JAMA. 1992 Sep ; 268 (12) : 1578-80.

低体温を見たら

- 敗血症の10−20％は低体温である
  Crit Care. 2014 Feb 13;18(1):109.
- ERで低体温（<36℃）を見たら
  - 血液培養2セット採取
  - Fever workup

恐るべき低体温

- 体温が高いほうが重症度は高いと思われがちですが，実際に検討してみると体温が低いほうが重症度が高く，死亡率も高いことが知られています（図2）[7]．
- ERでは"高熱がある"よりも"体温が低い"ことに敏感でなければならないということです．

低体温の原因は何かを考えよう

- ERで低体温症を診た時に真っ先に考えるのは敗血症です．高齢者の低体温症は敗血症を疑って血液培養を採取します．
- たとえ偶発低体温症を疑うような情報があっても，偶発的に寒い環境の中で倒れていたという背景がハッキリしないのであれば，敗血症によって動けなくなったのではないかと仮説を立て，血液培養を採取するべきです．
- もっとも，ERという現場では最初から情報が揃っていることは少なく，偶

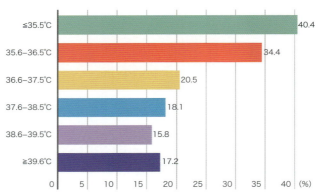

図2 敗血症における体温と死亡率の関係(Kushimoto S, et al. Crit Care. 2013 Nov；17（6）：R271 より，筆者作成)

発であったかどうかは後から分かることも多々あります．
・実際に敗血症のうち 10-20% が低体温になっていると報告されています[8]し，低体温は敗血症で入院した高齢者において院内死亡率の独立した予測因子であることが報告されている[9]ため，低体温症を診たら，敗血症を疑って血液培養を採取するというマネジメントは間違っていないでしょう．

Reference

7) Kushimoto S, Gando S, Saitoh D, et al. The impact of body temperature abnormalities on the disease severity and outcome in patients with severe sepsis：an analysis from a multicenter, prospective survey of severe sepsis. Crit Care. 2013 Nov；17（6）：R271.

8) Young PJ, Bellomo R. Fever in sepsis：is it cool to be hot? Crit Care. 2014 Feb；18（1）：109.

9) Tiruvoipati R, Ong K, Gangopadhyay H, et al. Hypothermia predicts mortality in critically ill elderly patients with sepsis. BMC Geriatr. 2010 Sep；10：70.

CHAPTER 1 ERの高齢者診療

08 病歴聴取のコツ
生活習慣のパターン認識

Tricks of History taking for geriatric :
Lifestyle pattern recognition

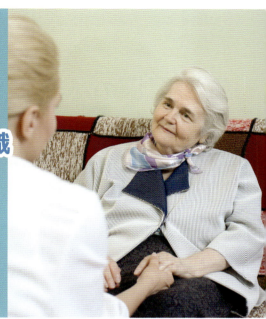

■ 病歴聴取のコツは高齢者の理解から

　高齢者の病歴聴取にはコツがあります．まだ高齢者ではない私たちからすると，年配の方の胸をお借りして病歴聴取や生活環境，日常の習慣としていること，職業歴などを丁寧にサクッと聞いていきます．難聴であったり認知症のために会話が困難であったりと，高齢者の病歴聴取は難しいものです．これらのコツは経験的に身についてくるものですが，早い段階でツボがどこにあるかを知っておくと，病歴聴取上達の近道となります．

■ 高齢者の生活習慣のパターン

・高齢者は私たちとは違って夜21時や22時にはもう寝ます．就寝時間が早いのです．
・不眠の方も多い[1]ため，寝る30分前には睡眠薬を内服して寝床につきます．
・睡眠薬の内服は加齢とともに有意に上昇し80歳以上の女性では21.8%が常用しています[2]．

生活習慣のパターンと特性を理解しよう

- 就寝時間は21-22時と早い
- 不眠を訴える高齢者 **23-34**%

  睡眠薬の使用は80歳以上の女性で **21.8**%

  男性の **48.3**%が週1回以上寝酒をしている

- また男性の48.3%は寝酒をしてから眠っています[2].
- 寝るまではテレビやラジオを難聴のために大きな音でつけていることもあります.
- そのまま朝までぐっすりという人は多くありません.不眠を訴える高齢者は23-34%もあります[1].
- 大抵の場合は夜中に目を覚まします.トイレのためです.高齢男性は前立腺肥大で夜中に3回も4回も起きてトイレにおぼつかない足で行きます[3].前立腺肥大に対してαブロッカーも内服しています.これらは転倒の原因です[4].
- 足音が大きく家族も目を覚ましてしまうことがあるため,同居の家族は何時ごろトイレに行ったかをよく把握していますし,その物音がある意味安心感となり,足音がしないと不安になります.
- 夜にトイレに行きたくなるのは女性も同様で,その場合は膀胱炎か過活動膀胱か神経因性膀胱です.
- トイレに起きるために夜眠れないのですが,夜眠れないとだけかかりつけ医にクレームを言い,睡眠薬が追加されたり,変更されることがあります.

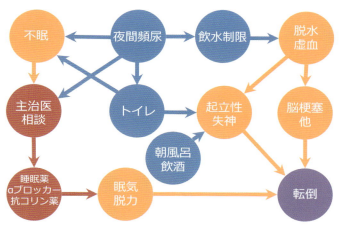

高齢者の行動パターンと転倒の関係

- ある晩は夜中に目が覚めたことで不眠を意識して眠れなくなり，かかりつけ医からもらった薬を（時には残薬の取り置きを）さらに追加で内服してしまいます．
- それでも尿意が起きるため目が覚め，トイレにおぼつかない足で向かい，時に転倒します[5]．αブロッカーや睡眠薬は転倒のリスク因子です．
- 夜間頻尿の原因には風邪をひいたためにかかりつけ医で処方された感冒薬による抗コリン作用で前立腺肥大が増悪することも考えられます．時にそれは尿閉となってERに現れます[6]．
- 夜間トイレのために起きるのが嫌な高齢者は日中や寝る前の飲水量を自らコントロールします．
- 結果としてその行動は脱水傾向になり，翌朝に脳梗塞を発症することがあります[7]．
- 無事に夜間を過ごせると，朝を迎えることができます．朝起きるのは決まって4時か5時です．朝日が登る前に起きるのは，"目が覚めるから"というのが理由ですが，夜寝るのが早いからとは誰も答えません．
- 目が覚めると男性は庭の掃除などの屋外活動や散歩をします．女性は炊事や洗濯を行います．急激に立ち上がると脱水や自律神経障害のために起立性低血圧となり，ふらついたり，失神することがあります．

23-34%
不眠を訴える高齢者
Sleep. 1995 Jul;18(6):425-32.

55.8%
75歳以上で夜間頻尿のある人
J Urol. 2011 Mar;185(3):998-1002.

1.14倍
αブロッカーによる転倒リスク(OR)
BMJ. 2015 Oct 26;351:h5398.

8.11倍
ベンゾジアゼピンによる転倒リスク(PR)
Arch Gerontol Geriatr. 2012 Jan-Feb;54(1):160-7.

・夜間頻尿だったり,飲水制限のために脱水が存在するとそれを助長します[8].
・朝風呂に入ったり,排便習慣が朝の人はトイレに入ります.
・脱水のまま風呂に入ったり,飲酒して風呂に入ると血管拡張により相対的ボリューム不足が起こり失神します[9][10].最悪の場合は溺水となります.
・脱水状態でトイレの中で排便のためにいきむと排便性失神を起こします[11].スムーズな排便が望まれます.
・朝食を食べることができると,午前中はウトウトすることが多くあります.時には脱力を訴えますが,決まって症状があるのは午前中です.前日の睡眠剤がまだ体内で残っているのです.あるいは夜間頻尿でトイレに起きているために睡眠時間が十分にとれていないのです.こういった患者は筋力も落ちています[12].
・少し目を覚ますと,日課となっているかかりつけ医院へ用事がなくても行きます.医師が自宅へ向かうのは往診ですが,患者が医師のもとへ向かい,医師の調子を伺う逆往診のようなものです.
・人によっては介護の手が入っておりデイサービスを利用する人もあります.日中家族がいない間はデイサービスで介護を受けながら過ごすのです.
・夕方食事を食べたら自室でボリュームの大きなテレビをつけて寝る準備をし

ます．
- これらは筆者が ER で聴取したことのある高齢者の生活パターンと病態の一部です．
- 高齢者の生活習慣を理解し，パターン分析しておくと迅速な診断に役立ちます．
- また，医師の処方する薬剤が生活パターンの一部に入っており，そのために病気を作っているという側面もあります．
- 特に近年は多数の処方薬による悪影響が問題となっており Polypharmacy（▶ 97 頁参照）と呼ばれ，薬剤相互作用を含めて注意を要します．

Reference

1) Foley DJ, Monjan AA, Brown SL, et al. Sleep complaints among elderly persons : an epidemiologic study of three communities. Sleep. 1995 Jul ; 18 (6) : 425-32.

2) Kaneita Y, Uchiyama M, Takemura S, et al. Use of alcohol and hypnotic medication as aids to sleep among the Japanese general population. Sleep Med. 2007 Nov ; 8 (7-8) : 723-32.

3) Markland AD, Vaughan CP, Johnson TM 2nd, et al. Prevalence of nocturia in United States men : results from the National Health and Nutrition Examination Survey. J Urol. 2011 Mar ; 185 (3) : 998-1002.

4) Welk B, McArthur E, Fraser LA, et al. The risk of fall and fracture with the initiation of a prostate-selective α antagonist : a population based cohort study. BMJ. 2015 Oct ; 351 : h5398.

5) Salonoja M, Salminen M, Vahlberg T, et al. Withdrawal of psychotropic drugs decreases the risk of falls requiring treatment. Arch Gerontol Geriatr. 2012 Jan-Feb ; 54 (1) : 160-7.

6) Salahudeen MS, Nishtala PS, Duffull SB. The Influence of Patient Characteristics on Anticholinergic Events in Older People. Dement Geriatr Cogn Dis Extra. 2016 Jan ; 5 (3) : 530-41.

7) Swerdel JN, Janevic TM, Kostis WJ, et al. Association Between Dehydration and Short-Term Risk of Ischemic Stroke in Patients with Atrial Fibrillation. Transl Stroke Res. 2017 Apr ; 8 (2) : 122-30.

8) Huang JJ, Desai C, Singh N, et al. Summer syncope syndrome redux. Am J Med. 2015 Oct ; 128 (10) : 1140-3.

9) Abe H, Kohno R, Oginosawa Y. Characteristics of syncope in Japan and the Pacific rim. Prog Cardiovasc Dis. 2013 Jan-Feb；55（4）：364-9.

10) Nagasawa Y, Komori S, Sato M, et al. Effects of hot bath immersion on autonomic activity and hemodynamics：comparison of the elderly patient and the healthy young. Jpn Circ J. 2001 Jul；65（7）：587-92.

11) Komatsu K, Sumiyoshi M, Abe H, et al. Clinical characteristics of defecation syncope compared with micturition syncope. Circ J. 2010 Feb；74（2）：307-11.

12) Taipale HT, Bell JS, Gnjidic D, et al. Muscle strength and sedative load in community-dwelling people aged 75 years and older：a population-based study. J Gerontol A Biol Sci Med Sci. 2011 Dec；66（12）：1384-92.

高齢者の既往歴と職業歴

- 問診とは何を聞くことか？　との筆者の問いに，ある経験豊富な医師は答えました．"それはその人の人生観に寄り添い理解しようとすることです"と．
- 端的に言えば，問診とは目の前の患者の人生を紐解きなさいよ，ということだと解釈しています．
- 考えてみれば，高齢者がERであなたの目の前に現れた時，頭痛や胸痛などの訴えがあったとしても，それだけの情報で疾患を紐解けるほど実際は単純ではありません．
- 高齢者にしてみれば，これまでの人生で紆余曲折があってあなたの目の前に，多くの場合は，"仕方なく"現れているのです．
- 病歴聴取で行き詰まったら，あるいは検査を進めても答えにたどり着けなかったら，原点に戻って患者のこれまでの人生にまで言及して，病歴を聴取することが役に立つはずです．
- 既往歴も，ただ疾患名を聞いて書き留めるだけでなく，疾患名から想起され

AMPLE ヒストリー

Allergies	アレルギー
Medications	内服歴
Past Medical History	既往歴
Last Oral Intake	最終食事時間
Events	来院するまでのイベント

ることや職業歴との関連，これまでの歩みと結びつきがないかを想像力豊かに想い描きながら聞き取りましょう．
・漏れなく聴取する方法にAMPLEヒストリーという語呂合わせもありますが，AMPLEをバラバラの情報にするのでなく有機的に結びつけていきます．
・例えば糖尿病の既往がある人は，その他の血管リスク（高血圧や高脂血症）がないかを想起し，関連して心筋梗塞や脳梗塞の既往が漏れていないか，処方薬には矛盾がないかをチェックします．
・血管リスクが高くなるような生活はどのような生活（食事や喫煙，衛生度など）なのか，体型はいつごろから現在のような体型となったのか，職業で喫煙をしたくなるようなストレス環境や，営業職やタクシー運転手のように時間調整の必要な職場ではなかったか．
・周囲との交友関係はどのようなものか．食事は誰が作っているのか，独り暮らしか，配偶者はどうなっているのか．
・高齢で職業についているとすれば，職人や専門職であるのか，軽作業であるのか，代わりのできる人はあるのか．
・どうしてその職業を選ぶことになったのか．家業や学歴はどうであったか．
・どのような結果にも必ず原因があるように，原因のない結果はありません．今，目の前の患者があなたの目の前に現れたのは1つの結果です．その結果を紐解くのが既往歴であり，職業歴であり，病歴聴取なのです．

09 病歴聴取のコツ　薬剤内服歴

Tricks of History taking for geriatric :
History of medication

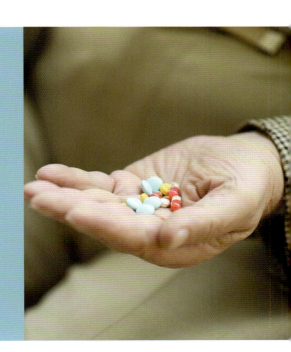

高齢者の薬剤内服歴と POLYPHARMACY 問題

- 薬剤内服歴は，処方されている薬が何に使われる薬剤かを調べることで，患者がまだ言っていない情報を引き出すことができます．
- 処方薬から既往歴を推測し服薬コンプライアンスを同時に見ます．その場合には「血圧を下げるお薬を飲んでいるようですが，高血圧と言われてはいませんか？」と確認しながら，相手の出方をみるといいでしょう．
- 「血圧が少し高いと言われていて」と答えるなら，その患者はある程度病識のある人と判断ができます．「え？　高血圧なんて言われたことありません」と答えるなら，主治医と患者の間で意思の疎通が十分に図れていない可能性や，あまり医師の話には耳を傾けない性格なのではないか，服薬コンプライアンスが悪いのではないか？　という背景が見え隠れします．
- 逆に「そうです，高血圧なんです」と答えた場合には，むしろ病識が高すぎることが懸念され，言い方や発言に気をつけないと，何かしらの形で揚げ足を取られたり，ちょっとしたことを気にする神経質な性格であるかもしれな

い，などと構えることになります．
- 服薬コンプライアンスを確認すると，患者の訴えの原因が分かることがあります．
- 例えば「糖尿病の気があると言われたことがあります」と答える人は，ほとんどの場合糖尿病の病識が乏しい人です．病識が乏しいと，服薬コンプライアンスが悪く，血糖降下薬をしっかり飲めていなかったり，自己中断したり，あるいは昼に飲み忘れたからと夕方2回分飲んでいたりします．
- 糖尿病患者が治療を自己中断していて，気分不良やふらつきを主訴にERに来たら何を想定するでしょうか．DKA（糖尿病性ケトアシドーシス）やHHS（高浸透圧高血糖症候群）を想起して高K血症がないかをすぐに調べたくなります．
- 糖尿病の病識が乏しい人が，早朝に意識障害でERに来た場合は，昨晩飲んだ血糖降下薬が過剰なために低血糖になっていないかと考えます．患者や家族の病識を，既往歴や内服歴を確認しながら類推することは，診断に直結することがあるのです．

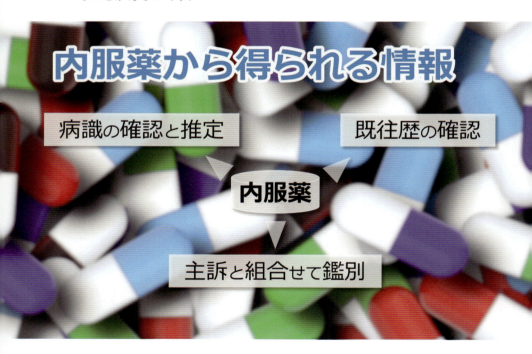

主訴から薬剤を想起する

- 患者の主訴から，よくある薬剤の影響を思い起こすことも重要です．意識障害の高齢者がERに搬送されたら，内服をチェックします．チェックの仕方は5段階ほどあります．
  ①持参した「おくすり手帳」を確認
  ②直近で，いつどの薬を飲んだかを確認
  ③それらの薬のTmaxを添付文書で調べ，薬物動態と今の状態の整合性を確認
  ④風邪をひいて風邪薬を飲んでいないか確認
  ⑤新たに抗生物質をもらっていないか確認
- 「おくすり手帳」には最新のものが貼ってあるか，処方の日付も確認しておきます．よくよく見ると数年前のものが貼ってあることもあり，現在の処方と違うことがあります．
- 薬を飲んだタイミングも重要です．飲んだ薬の影響が今起きているかどうかを推測するのには，疑わしい薬剤の添付文書を開いて，Tmaxを見ます．Tmaxの時間帯と，症状の出現時期が一致するなら，薬剤による副作用の疑いが強くなります．
- 「おくすり手帳」に載っていないことも，こちらから確認する必要があります．患者の中には「風邪薬ぐらいが悪さをすることはない」と思っている人も多くありますが，実際には総合感冒薬に含まれている抗ヒスタミン薬の影響で，意識障害を起こしたり，転倒する人があります．総合感冒薬については市販薬でも同様に考えます．
- 高齢者は調子が悪くなると「風邪をひいた」と考えて，かかりつけ医を受診します．かかりつけ医で抗生物質が処方されていないか，それを飲んでいないかを確認します．抗生物質が種々の薬剤と相互作用をすることを考えると，チェックしておきたいところです．
- もっと突っ込んで確認する人もあるかもしれませんが，時間のないER診療でも先の5段階は確認しておきます．
- これらは内服薬の副作用そのものが，患者の今の状態を作り出していることになります．予防可能な副作用を起こす薬剤としては，抗精神病薬，オピオ

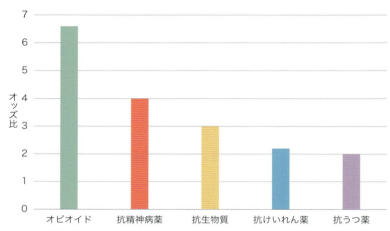

図1　予防可能な副作用を起こす薬剤 (Kojima T, et al. Geriatr Gerontol Int. 2012 Oct；12（4）；761-2.)

イド，抗生物質，抗けいれん薬，抗うつ薬が知られています（**図1**）[1]．

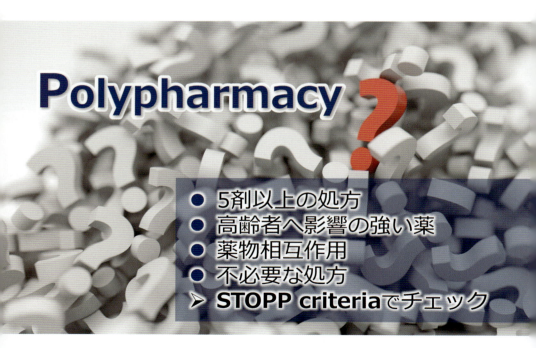

Polypharmacy

- 一方で認知症などで，もともと意思の疎通がはかりにくい高齢者や，「医者の言うことは聞いておいたほうがいい」と，無批判に従ってしまうような患者の場合には，いつの間にか多数の処方が出ていることがあります．
- また，内科の他に整形外科や泌尿器科，精神科など複数の医療機関に通院している患者の場合も多数の処方が出ていることがあります．
- こういった高齢者の多数薬剤処方の状態は Polypharmacy と表現されます．
- 通常は 5 剤以上の薬剤が処方されていると Polypharmacy ではないかと警戒します[2]．65 歳以上の方の入院理由の 28% が Polypharmacy によるものであったり[3]，5 剤以上内服している外来患者の転倒率は 40% 以上もある[1] と報告されています．
- Polypharmacy が ER 診療で問題となるのは，副作用の問題です．高齢者施設での研究で，投薬されている数が増えるほど，薬物有害事象のリスクが増えることが分かっていますから（**図 2**）[4]，多数の薬剤が投薬されている人を見たら，薬の影響がないかを常に頭に入れておく必要があります．
- Polypharmacy に対応する方法として STOPP criteria（**表 1**）という基準が提唱されています[5]．

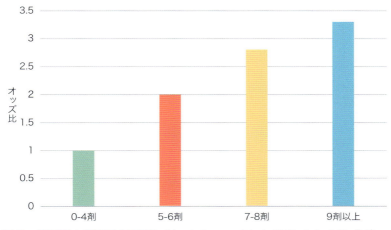

図 2　投薬数と薬物有害事象（Arch Intern Med. 2001 Jul；161（13）：1629-34.）

表1　STOPP criteria

心血管系

腎機能低下患者（Cl_{Cr}＜50 mL/分）にジゴキシン＞0.125 μg/day
浮腫のみの患者にループ利尿薬投与
高血圧の第一選択にループ利尿薬
痛風既往患者にサイアザイド系利尿薬投与
ベラパミル投与患者にβブロッカー投与
COPD患者にβブロッカー投与
NYHA III/IVの心不全患者にジルチアゼムまたはベラパミルの使用
慢性便秘症患者にCaブロッカー
H_2ブロッカーやPPIの投与なくアスピリンとワーファリンの併用
心血管系イベントの二次予防にジピリダモール
胃十二指腸潰瘍の既往があるのにH_2ブロッカーやPPIの投与なくアスピリン
アスピリン≧150 mg/day 投与
冠動脈，脳血管，末梢動脈閉塞の既往のない患者にアスピリン
脳血管障害がないめまいの治療にアスピリン
初発DVTにワーファリン6カ月以上の投与
初発肺血栓塞栓症にワーファリン12カ月以上の投与
何かしらの出血があるのにアスピリン，クロピドグレル，ジピリダモール，ワーファリン投与

中枢神経系

認知症に三環系抗うつ薬
緑内障患者に三環系抗うつ薬
刺激伝導系障害に三環系抗うつ薬
便秘症に三環系抗うつ薬
オピオイドやCaブロッカーと三環系抗うつ薬の併用
前立腺症または尿閉のある患者に三環系抗うつ薬
長時間作動性ベンゾジアゼピンの1カ月以上の長期投与
睡眠薬として1カ月以上の抗精神病薬投与
パーキンソニズム患者に1カ月以上の鎮静薬長期投与
第1世代抗ヒスタミン薬の1週間以上の長期使用
てんかん患者にフェノチアジン投与
錐体外路症状の治療に抗コリン薬
低ナトリウム血症にSSRI投与

消化器系

原因の分かっていない下痢にジフェノキシレート，ロペラミド，コデイン
症状の強い感染性胃腸炎にジフェノキシレート，ロペラミド，コデイン
パーキンソン病患者にプロクロルペラジンまたはメトクロプラミド
胃潰瘍・逆流性食道炎に8週間を超えるPPI高用量投与
便秘患者に抗コリン薬や鎮痙薬

(表1 つづき)

呼吸器系
COPD にテオフィリン単独投与
中等症～重症 COPD に吸入ステロイド維持療法をせずにステロイド全身投与
緑内障患者にイプラトロピウム吸入
筋骨格系
上部消化管出血や胃十二指腸潰瘍の既往があるのに PPI や H_2 ブロッカーを投与しないで NSAID
中等症～重度高血圧（＞160/100 mmHg）に NSAID
心不全患者に NSAID
軽症～中等症の変形性関節症に NSAID 長期投与
ワーファリンユーザーに NSAID 併用
慢性胃不全患者に NSAID
リウマチや変形性関節症に 3 カ月以上のステロイド長期単独投与
アロプリノール禁忌がないのに慢性痛風患者に NSAID またはコルヒチン長期投与
泌尿器系
認知症患者に抗ムスカリン作用薬
緑内障，便秘症，前立腺症患者に抗ムスカリン作用薬
頻尿男性に α ブロッカー
長期導尿患者に α ブロッカー
内分泌系
2 型糖尿病患者にグリベンクラミドまたはクロルプロパミド
低血糖を頻回に起こす糖尿病患者に β ブロッカー
乳がんや DVT の既往があるのにエストロゲン投与
子宮全摘していない患者にプロゲステロンなしにエストロゲン投与
転倒しやすい副作用のある薬剤
ベンゾジアゼピン
鎮静薬
第 1 世代抗ヒスタミン薬
起立性低血圧患者に血管拡張薬
頻回転倒患者にオピオイド長期投与
鎮痛薬
軽症～中等症の疼痛にオピオイド（モルヒネ，フェンタニル）長期投与
下剤を使用せずに慢性便秘症にオピオイド 2 週間以上投与
緩和目的でも中等症～重症疼痛でもないのにオピオイド長期投与
同種薬剤の重複投与
オピオイド，NSAID，SSRI，ループ利尿薬，ACE 阻害薬の 2 剤投与
無症状であるのに 2 種類の抗血小板薬

(*Int J Clin Pharmacol Ther* 46：72-83, 2008)

- STOPP criteriaは病気を悪化させる可能性がある薬剤や，薬物との相互作用，不適切な処方，高齢者特有の避けるべき処方や投与量などから，高齢者も処方した医療者も気づいていないような，潜在的なリスクを減らすことを目的にしています．
- STOPP criteriaを適用することによって使用薬剤が減少したり，平均薬剤コストが1カ月で約3,500円安くなったと報告されています[6]．
- 本来は薬剤師が主治医と相談しながら取り組んでいくものですが，臨床薬剤師がそれほど普及していないところでは，主治医が自ら知識を持って適用していくことになります．
- またSTOPP criteriaの中身をよくよく知ると，処方の重複や組み合わせの問題，転倒や失神のリスクといったことが浮き彫りになります．したがって，薬剤による合併症をERでは常に鑑別に挙げておくべきです[7]．
- 特に薬剤性せん妄を高齢者は認識できていませんので，意識障害などでは鑑別の上位に挙げておく必要があります[8]．「おくすり手帳」は1つを見て安心せずに「他の病院でお薬をもらっていませんか？」などと他にもないか確認しつつ，Polypharmacyチェックをしましょう．
- 薬剤相互作用と内服そのものの影響から特に注意すべき薬剤は，ワルファリン（**表2**），ジギタリス製剤（**表3**），テオフォリン（**表4**）です．これらの相互作用となる薬剤を同時に内服していないかのチェックも必要となります．

表2 ワルファリン併用で効果に影響がある薬剤

ワルファリンで増強される可能性のある薬剤	
糖尿病薬	グリベンクラミド（オイグルコン®），グリメピリド（アマリール®），クロルプロパミド（アベマイド®），トルブタミド（ヘキストラスチノン®，ブタマイド®）
抗てんかん薬	フェニトイン（アレビアチン®），エトトイン（アクセノン®）
ワルファリンを増強する可能性のある薬剤	
高脂血症薬	クリノフィブラート（リポクリン®），フェノフィブラート（リピディル®），ベザフィブラート（ベザトール®），シンバスタチン（リポバス®），フルバスタチン（ローコール®），ロスバスタチン（クレストール®）
解熱鎮痛薬	NSAID，アセトアミノフェン，トラマドール，セレコキシブ，アスピリン，メロキシカム，ロルノキシカム
抗生物質	ペニシリン系，セフェム系，キノロン系，マクロライド系，アミノグリコシド系，ST合剤，テトラサイクリン系，リンコマイシン系，バンコマイシン，抗マラリア剤，メトロニダゾール（フラジール®）
抗真菌薬	トリアゾール系，イミダゾール系
精神系薬	メチルフェニデート（リタリン®），三環系（トリプタノール®），四環系（テトラミド®），SSRI（パキシル®，ジェイゾロフト®，デプロメール®，ルボックス®），クエチアピン（セロクエル®）
βブロッカー	プロプラノロール（インデラル®）のみ
抗潰瘍薬	オメプラゾール（オメプラゾン®，オメプラール®），ランソプラゾール（タケプロン®），ファモチジン（ガスター®），シメチジン（タガメット®），ラニチジン（ザンタック®），ニザチジン（アシノン®）
甲状腺薬	乾燥甲状腺（チラーヂン®），リオチロニンナトリウム（チロナミン®），レボチロキシン（チラーヂンS®）
ビタミンE	トコフェロール（ユベラ®）
痛風薬	アロプリノール（ザイロリック®），プロベネシド（ベネシッド®），ベンズブロマロン（ユリノーム®）
糖尿病薬	グリベンクラミド（オイグルコン®），グリメピリド（アマリール®），クロルプロパミド（アベマイド®），トルブタミド（ヘキストラスチノン®，ブタマイド®），ブホルミン（ジベトス®），メトホルミン（メルビン®），アカルボース（グルコバイ®），ボグリボース（ベイスン®）
抗アレルギー薬	トラニラスト（リザベン®），ザフィルルカスト（アコレート®）
アルコール	

〔青﨑正彦，他（監）：Warfarin適正使用情報 第3版．エーザイ株式会社，2006．2014年8月更新第4版より作成〕

表3 ジギタリス併用禁忌，注意が必要な薬剤

ジギタリス製剤	ジギトキシン®，ジゴキシン®，ジゴシン®，ジゴハン®，ハーフジゴキシン®，メチルジゴキシン®，ラニラピッド®
効果を増強する薬剤	代表的な薬剤または商品名
NSAID	インドメタシン，ジクロフェナクなど
トラゾドン	レスリン®，デジレル®
抗コリン薬	プロピベリン®，ノーラガード®，バップフォー®，バップベリン®，バルレール®，ビフォルベリン®，ベンズフォー®，ペニフォー®，ミクトノーム®，ユリロシン®
抗不整脈薬	アミオダロン（アンカロン®），キニジン，ピルメノール（ピメノール®），フレカイニド（タンボコール®），ピルジカイニド（サンリズム®），プロパフェノン（プロノン®），ベプリジル（ベプリコール®）
スピロノラクトン	アルダクトン®
トルバプタン	サムスカ®
Caブロッカー	ワソラン®，ヘルベッサー®，アダラート®
スタチン	ローコール®，リピトール®
PPI	オメプラール®，パリエット®
抗生物質	マクロライド系，テトラサイクリン系，キノロン系，ST合剤，アムホテリシンB，HIVプロテアーゼ阻害剤
抗HCV薬	テラビック®
化学療法剤	イトリゾール®
抗甲状腺薬	メルカゾール®，プロパジール®，チウラジール®
徐脈，ブロックを誘発する	
βブロッカー	インデラル®，テノーミン®，アーチスト®
レセルピン	アポプロン®
ARB	ミカルディス®
高Caから致死的不整脈を起こす	
グルコン酸カルシウム	カルチコール®
ビタミンD	アルファロール®，ワンアルファ®，カルシポトリオール
市販品	キャベジン®などのサプリメント
低K血症を招く	
K排泄型利尿薬	ラシックス®，ダイアート®，ルプラック®，ダイアモックス®
イオン交換樹脂	カリメート®
抗生物質	アムホテシンB

(表3 つづき)

漢方薬	麻黄湯，葛根湯，小青竜湯，麦門冬湯，加味逍遥散，補中益気湯，六君子湯，甘草湯，人参湯，芍薬甘草湯，防風通聖散などの甘草が入ったもの
ステロイド	プレドニン® など
嫌酒薬	ノックビン®
低 Mg 血症を招く	
利尿薬	エカード®，コディオ®，ミコンビ®，ベハイド®
シクロスポリン	ネオーラル®
副作用をマスクする	
制吐薬	ナウゼリン®，プリンペラン®，ドグマチール®

(ジゴキシン錠® 添付文書 2015 年 3 月改訂より作成)

表4 テオフィリン中毒の可能性のある併用薬

テオフィリン	テオドール®，テオロング®，ユニフィル®，スロービッド®，アーデフィリン®，セキロイド®，テオスロー®，テオフルマート®，テルダン®，フレムフィリン®，テルバンス®，ユニコン®
他のキサンチン系薬剤	ネオフィリン®，カフェイン，トラベルミン®，麻黄湯など（マオウ含有の漢方薬）
β刺激剤	イソパール®，イソメニール®，スピロペント®，ホクナリンテープ®，ブリカニール®，メプチン®
ケタミン	ケタラール®
シメチジン	タガメット®
メキシレチン	メキシチール®
プロパフェノン	プロノン®
アミオダロン	アンカロン®
エノキサシン	フルマーク®
抗生物質	キノロン系，マクロライド系，フルコナゾール，アシクロビル，バラシクロビル
チクロピジン	パナルジン®
ベラパミル	ワソラン®
ジルチアゼム	ヘルベッサー®
フルボキサミン	デプロメール®
アロプリノール	ザイロリック®

(テオドール® 添付文書 2015 年 4 月改訂〈第 18 版〉より作成)

Reference

1) Kojima T, Akishita M, Kameyama Y, et al. High risk of adverse drug reactions in elderly patients taking six or more drugs : analysis of inpatient database. Geriatr Gerontol Int. 2012 Oct ; 12（4）: 761-2.

2) Gnjidic D, Hilmer SN, Blyth FM, et al. Polypharmacy cutoff and outcomes : five or more medicines were used to identify community-dwelling older men at risk of different adverse outcomes. J Clin Epidemiol. 2012 ; 65 : 989-95

3) Col N, Fanale JE, Kronholm P. The role of medication noncompliance and adverse drug reactions in hospitalizations of the elderly. Arch Intern Med. 1990 Apr ; 150（4）: 841-5.

4) Field TS, Gurwitz JH, Avorn J, et al. Risk factors for adverse drug events among nursing home residents. Arch Intern Med. 2001 Jul ; 161（13）: 1629-34.

5) Gallagher P, Ryan C, Byrne S, et al. STOPP（Screening Tool of Older Person's Prescriptions）and START（Screening Tool to Alert doctors to Right Treatment）. Consensus validation. Int J Clin Pharmacol Ther. 2008 Feb ; 46（2）: 72-83.

6) Frankenthal D, Lerman Y, Kalendaryev E, et al. Intervention with the screening tool of older persons potentially inappropriate prescriptions/ screening tool to alert doctors to right treatment criteria in elderly residents of a chronic geriatric facility : a randomized clinical trial. J Am Geriatr Soc. 2014 Sep ; 62（9）: 1658-65.

7) Hohl CM, Zed PJ, Brubacher JR, et al. Do emergency physicians attribute drug-related emergency department visits to medication-related problems? Ann Emerg Med. 2010 Jun ; 55（6）: 493-502.

8) Rosen T, Connors S, Clark S, et al. Assessment and management of delirium in older adults in the emergency department : literature review to inform development of a novel clinical protocol. Adv Emerg Nurs J. 2015 Jul-Sep ; 37（3）: 183-96.

ディープ・アプローチ

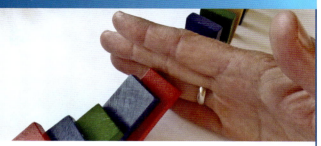

Polypharmacy への Deprescribing（減薬処方）

　Polypharmacy 患者に対してどのように対応するかという方法を Deprescribing（減薬処方）と言います．STOPP criteria が「このような処方の組み合わせに注意しましょうね」というのに対して，Deprescribing は具体的な減薬のやり方を示したものになります．ER で「このお薬はやめておきましょうね」というのは"言わなければならない時に限る"と考えます．

　ではどのような時かと言うと，ほとんどの場合は ER を受診する原因となった被疑薬があった場合にアプローチを行います．それ以外の時は，入院担当医となった際や患者との信頼関係が十分に築けた時に Polypharmacy を解決していきます．ER を受診する原因となった被疑薬を探すのに STOPP criteria やワルファリン，テオフィリン，ジギタリスの知識は役に立つことと思います．

　具体的にどのような手順でDeprescribing していくのか．5つのステップで行う方法が 2015 年の JAMA internal medicine にありましたのでご紹介します[1]．

ステップ1　現在使用している全ての薬の処方理由を確かめる

　最初に患者本人や家族，ケアをしている人に，使用している全ての薬剤を持ってきてもらうように依頼します．全ての薬の中には処方薬はもちろん，サプリメントや OTC（市販の医薬品）も含みますのでその事を忘れないように伝えます．おくすり手帳も同時に持ってきてもらいますが，患者によっ

ステップ1	現在使用している全ての薬の処方理由を確かめる
ステップ2	Deprescribingの必要性を決めるために薬剤が誘発するリスク全体を考慮する
ステップ3	使用中止の妥当性をそれぞれの薬剤で評価する ● しっかりとした症状がない ● 処方がprescribing cascadeの一部である ● 潜在的なメリットよりもデメリットのほうが明らかに大きい ● 病勢や症状をコントロールする薬剤であるが効果がない，もしくは既に症状がない ● 予防薬であるが生命予後にほとんど寄与しない ● 治療のための薬剤が心身ともに負担になりすぎている
ステップ4	中止薬剤の優先順位をつける
ステップ5	実施計画とモニタリングの計画を立てる

ては複数の手帳を複数の薬局からもらっていることがあり確認が必要です．複数の薬局からもらっている理由は異なる病院から処方を受けているか，利用している薬局を変更したかのどちらかです．そして，それらの薬をどのように使用しているか，もしくは使用していないかを確認して，なぜその薬をもらっているのか，なぜ飲まなくなったのかを確認します．飲まなくなった理由も経済的であるのか，副作用のためかを聞き取ります．

ステップ2　Deprescribingの必要性を決めるために薬剤が誘発するリスク全体を評価する

　リスクを評価する場合は2つの側面から考えます．薬剤側の要因と患者側の要因の2つです．薬剤側の要因としては薬剤数やハイリスクドラッグの使用がないか，中毒が起きていないか，これまでに中毒の既往がないかがあります．ハイリスクドラッグとはオピオイド，ベンゾジアゼピン，向精神薬，NSAID，抗凝固薬，ジゴキシン，心血管薬，血糖降下薬，抗コリン薬のことです．高齢者は薬の持つ意図しない反応（副作用）に対してとても脆弱であり，これらのハイリスクドラッグは特に注意が必要な薬です．ハイリスクドラッグではなくとも，例えば慢性腎不全の患者にNSAIDが処方されると，服用している利尿薬やACE阻害薬にも相互作用を起こしてしまうのが知られています．このような組み合わせにも注意してリスク評価をします．

　もう一方の患者側の要因としては，80歳以上の超高齢者や，認知機能の

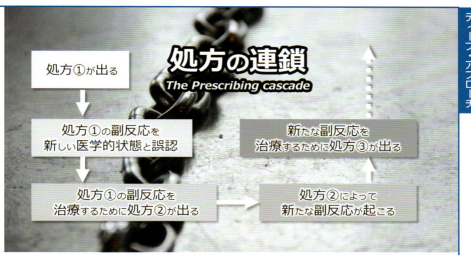

著しい低下，多種類の共存疾患のある者，薬物依存者，服薬コンプライアンスの悪さなどがリスクとして挙げられます．薬だけでなく，それを使用している側の人間にも注意を払いましょう．

ステップ3　使用中止の妥当性をそれぞれの薬剤で評価する

　服薬を中止させるには，医学的妥当性がなければなりません．医学的妥当性のないものとしては，処方された原因となった疾患が実は誤診であったり，診断がまだ出ていないのに"診断的処方"の名のもとに処方されていたり，その時出ていた非典型的で非特異的な一過性の症状に対して処方された薬であったりします．また診断が確かであってもEvidenceに基づいていない処方（例：咽頭炎に第3世代セフェム系抗生物質を処方）や，不適切な期間の処方（例：ビスフォスフォネートを5年以上処方），不適切な年齢への処方（例：ホルモン療法を70歳以上に行う）といったこともあります．中には処方の連鎖（prescribing cascade）に気がつかないうちに処方薬が複数に膨れ上がっていることもあります．腰痛でNSAIDを処方したところ血圧高値となり降圧薬が処方される．下腿浮腫に対してサイアザイド系利尿薬（ナトリックス®など）を処方したところ高尿酸血症となり，アロプリノール（ザイロリック®）やコルヒチン®が処方される．胃腸炎で嘔吐症となり処方

されたメトクロプラミド（プリンペラン®）で錐体外路症状が出現しパーキンソン症候群となりレボドパ（メネシット®など）が処方される．高血圧に対してカルシウムチャネルブロッカーが処方されたところ足首の浮腫が出現，浮腫に対して処方された利尿薬によって低カリウム血症となり，カリウム製剤が処方されている．こういった連鎖のことを，prescribing cascadeと呼びます[2]．

このよくある負の連鎖を断ち切るには患者に対して（時には処方医に対して）「この薬はいつから飲んでいますか？　なぜ飲み始めたのですか？　飲み始めた時の症状はまだ残っていますか？　薬はまだ必要ですか？」と一つひとつ確認します．

治療のために必要な薬でも副反応が強い場合には，患者の生活や予後を考慮した時に，それでも有益であるかを患者と相談しながら決めていかねばなりません．この場合の薬は主治医に決定権があると考えられ，まずは主治医と相談するよう患者に勧めます．

ステップ4　中止薬剤の優先順位をつける

中止する薬剤の優先順位をつけるには次のような3つの基準を用います．
1）その薬剤による有害事象がすでにあるか，得られる効果が非常に小さい
2）中止による影響が無視できる程度である
3）患者自身が最もやめたがっている薬剤である

この3つによって薬剤を"リスクが高く効果が乏しい薬剤"から"効果が高くリスクが低い薬剤"にまで順序づけをしていきます．

ステップ5　実施計画とモニタリングの計画を立てる

実際に中止をするとしたらいつから中止するのか，中止をしたあとのフォローをどこでどのように行うのかを計画しておきます．中止に際しては，当然ながら説明と同意が必要になります．中止による影響が考えられる場合は，翌日関連診療科やかかりつけ医の受診を勧めて，カルテにどのような理由で中止したのか，考えられる影響について具体的なフォロー案を提示して

おきます．また患者自身にも，非常時にはERを再度受診してもよいことを話して安心を与えるようにします．患者の認知機能に問題がある場合には家族やケアをする人に対して同様に説明を行います．また中止による影響がないことが分かっている薬剤について分かる範囲で情報提供をします．例えば骨粗鬆症に使われるアレンドロネート（ボナロン®）は中止しても，5年間は骨粗鬆症による骨折を増やさないことが分かっています[3]．またスタチンを中止しても心血管系のイベントは8年間増加しないことも分かっています[4]．**心配がないことを心配がないと伝えることも大事な役目**です．

　薬剤を中止する場合はできるだけ1剤ずつ行います．1剤ずつ行うことで副反応や患者への影響が出ていた原因が浮き彫りになるだけでなく，仮説が間違っていた場合にそれも教えてくれます．

　誰かが処方した薬剤の適否を判断するのはとても勇気のいる行為です．場合によっては主治医に紹介状を書き，薬が原因と考えられる反応で患者がERを受診したということを説明することも時には必要です．こちらが処方を中止した意図が汲み取られず，かかりつけ医でのフォローまで計画したのに，かかりつけ医によって処方が再開されてしまうこともあります．最終的に患者に不利益が生じることがないように配慮が必要です．

Deep Reference

1) Scott IA, Hilmer SN, Reeve E, et al. Reducing inappropriate polypharmacy : the process of deprescribing. JAMA Intern Med. 2015 May ; 175 (5) : 827-34.

2) Rochon PA, Gurwitz JH. Optimising drug treatment for elderly people : the prescribing cascade. BMJ. 1997 Oct ; 315 (7115) : 1096-9.

3) Black DM, Schwartz AV, Ensrud KE, et al. Effects of continuing or stopping alendronate after 5 years of treatment : the Fracture Intervention Trial Long-term Extension (FLEX) : a randomized trial. JAMA. 2006 Dec ; 296 (24) : 2927-38.

4) Sever PS, Chang CL, Gupta AK, et al. The Anglo-Scandinavian Cardiac Outcomes Trial : 11-year mortality follow-up of the lipid-lowering arm in the U.K. Eur Heart J. 2011 Oct ; 32 (20) : 2525-32.

CHAPTER 1　ERの高齢者診療

10

病歴聴取のコツ
家族関係の諸問題

Tricks of History taking for geriatric :
Problems of family relationship

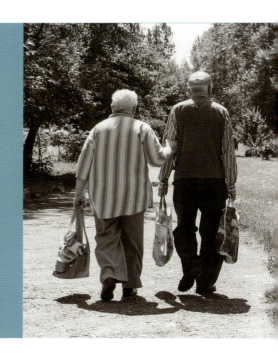

■ 家族関係の諸問題

　家族関係の聴取もまた重要です．高齢者の家族関係にはいくつかのパターンがあります．

- キーパーソンとなる家族がおり同居している
- キーパーソンとなる家族はいるが別居している
- キーパーソンとなる家族ではないが同居している内縁関係者がいる
- キーパーソンとなる家族がおらず独居

・キーパーソンとなる家族がおり同居している場合は，とても頼りになります．
・しかし，同居していても1階と2階で家庭内別居状態のところもあったりします．
・また同居していても食事を出さなかったり，不衛生であったり，病気になっても通院させなかったりとネグレクト状態のこともあります．意外に思うか

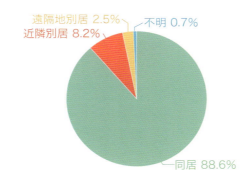

図1 主な虐待者の状況（財団法人医療経済研究機構：家庭内における高齢者虐待に関する調査．平成16年より筆者作成）

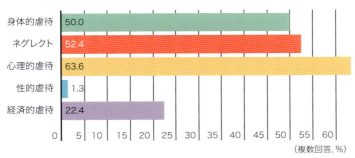

図2 虐待の内容（財団法人医療経済研究機構：家庭内における高齢者虐待に関する調査．平成16年より筆者一部改変）

もしれませんが同居家族からの虐待は88.6%にもなります（**図1**）[1]．
・身体的に高齢者を虐待していることもあります（**図2**）．何らかの虐待があると死亡率が3.1倍[2]になると報告されていますから，ERで虐待に気づくかどうかはとても大切なことです．
・その場合，キーパーソンはいても残念ながら頼りにならず，患者の状態がよくても，安易に帰宅させてしまうと再度増悪して再来院する可能性があります．場合によっては入院させて退院先を調整する必要があることを考えなければなりません．

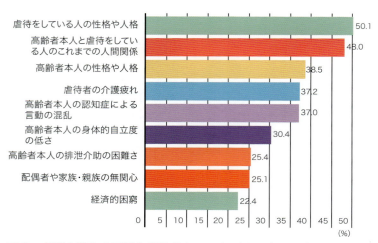

図3 虐待の発生の要因と考えられること（財団法人医療経済研究機構：家庭内における高齢者虐待に関する調査．平成16年より筆者作成）

- 他にも患者との関係性が必ずしも良好でない場合があります（**図3**）．特に認知症の高齢者は易怒性や記憶障害のために，家族がひどく嫌な想いをしていることがあり，関係のうまくいっていないケースもあります．
- 虐待を疑ったら外傷が隠れていないか全身の診察をして確認をするのが鉄則です．身体的虐待に見られる出血斑は90％が四肢にあり，頸部・耳・陰部・臀部・足底には観察されなかった[3]と報告されており，参考になります．原因不明の意識障害が外傷性硬膜下血腫だった，その原因は家族による虐待であったということが隠れているかもしれません．
- しかし，たとえ虐待を疑っても家族の辛い気持ちに同情したり共感することは悪いことではありません．その場合，家族には「辛い思いをしましたね」とか「大変な思いをしましたね」と声をかけるのは，その後の家族関係の緩和や治療方針に関する家族の協力を得るのに有利に働きます．
- 患者が悪いのではなく責めるのは病気であるべきです．家族と会話しながら話が逸れていくようであれば，"責めるべきは病気であって患者でない"ことを何度も確認して，一緒に病気と立ち向かう姿勢を示しましょう．
- 同居の家族が高齢者である時には注意が必要です．老々介護という言葉があ

るように，高齢夫婦で支え合ってなんとか生きていたところに，ちょっと熱が出て脱力したという程度でも，極端に生活が困難になります．アパートの2階に住んでいると階段さえ上れません．
・同居の家族が高齢の場合は，どれくらいのサポート力があるのか，ADLや基礎疾患はないか，病院に来る負担はどれほどかを聴取しておくと，ディスポジションを決定するのに役立つ情報となります．

虐待を疑ったら

- 患者と家族との関係性を見極める
- 虐待を疑ったら全身の**隠れた外傷**を探す
- 家族の辛い思いを察し、**共感**する
- **患者を責めず病気を責める**姿勢を確認する

Reference

1) 財団法人医療経済研究機構．家庭内における高齢者虐待に関する調査（平成16年4月20日）．

2) Lachs MS, Williams CS, O'Brien S, et al. The mortality of elder mistreatment. JAMA. 1998 Aug；280（5）：428-32.

3) Mosqueda L, Burnight K, Liao S. The life cycle of bruises in older adults. J Am Geriatr Soc. 2005 Aug；53（8）：1339-43.

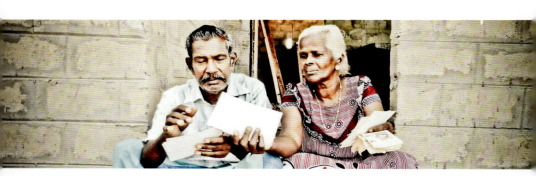

同居家族がいない場合

・キーパーソンとなる家族はいるが別居している場合は，比較的家族関係がよい場合が多いようです．同居していないため嫌な思いをしていないという面もあるでしょうし，顔をしばらく見ていないうちに患者が病気になったと知って心配になるという面もあるでしょう．

・別居しているのであれば，病院までどの程度の距離であるのか，病院までどのくらいの時間で来ることができるのかも，今後のディスポジションを決めるうえで役に立ちます．

・また，患者宅と別居家族の距離関係も大事で，近所に住んでいるようなら時々顔を見ることができているかもしれません．その場合には，経緯の把握に役立つ情報を持っている可能性があります．

- 近所に住んでいても疎遠なこともありますが，いずれにしても，家族と患者本人とがどういう関係性にあるのかを探るのは大切です．
- 本人が施設などへ入所している場合は別居として扱います．その場合は，どれくらいの頻度で家族が面会に来ているかを家族や施設の人から聴取すると，家族との関係性が見えてくることもあります．ほとんど面会に来ない家族の場合は，施設入所するまでに家族と同居していて辛い思いをしていたのかもしれません．
- 遠方の家族の場合には，家族の中に医療関係者や権威のある職業（弁護士・議員・国家公務員など）がいないかに注意しなければなりません．
- 特に医療関係者は重要で，ERでの検査結果についてわざわざ電話で説明を求めてきたり，万一手違いがあれば高い確率で炎上し，炎上した勢いで病院にやってきます．
- 患者や家族に説明する時には「説明が難しいところがあったと思いますが，身内に医療関係者の方はありませんか？ もしあれば話が通じやすいのですが」と，わざと話をふったりするのも有効です．
- 家族と話をしていて医学用語が自然と家族の口から出てきた時は要注意です．そういう時は「気づきませんでしたが，ひょっとして医療関係者でしたか？」とわざと聞いてみるのも手です．

　　●別居家族の場合は病院や本人宅までの距離や面会の頻度を確認する
　　●家族との関係性を見定めつつ関係性を探る
　　●遠方家族に医療関係者などがいないかに注意を払う

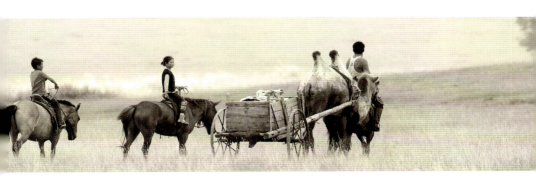

キーパーソンが不在の場合

- キーパーソンとなる家族はいないが，同居する内縁関係者がいるというケースもあります．
- 内縁関係とは「男女が婚姻の意思をもって共同生活を送っているものの，婚姻届を提出していない」ということが定義になるようです．とはいえ ER で事実関係の確認をするのは，場違いのようにも感じます．
- しかし，緊急を要する状況で連絡のつく家族がいない場合は，内縁関係者に頼ることがあるのは事実です．内縁関係者の場合は比較的良好な関係であることが多く協力も得やすいものです．いつ頃からの知り合いか，分かる範囲での家族関係はどうなっているか，という情報を持っていることがあります．
- キーパーソンとなる家族もおらず独居の場合もあります．
- 同居していた家族が他界して独居になってしまったケースもあるでしょうし，性格や人間関係の問題で家族と疎遠になってしまったケースもあります．
- 孤独であるということから不安に苛まれ心身症を起こしたり，不定愁訴やうつ病で ER を頻回受診することも少なくありません．
- ER を頻回受診する人のことをフリークエント・フライヤーと呼ぶことがあります[4]．彼らは ER の顔なじみでありますが，「またあの人か…」と油断していると，時にホンモノの重症疾患でやってくることがあるため，病歴聴取やバイタルサインの変化に目を配る冷静さが必要です．
- そういった時の見逃しを減らすためには，現場でリーダー的立場であるほど，一歩引いた目線で見ることが大切になります．
- 独居で身寄りがない場合は，地域の民生委員や役所の担当者に連絡をとると，状況が分かることもあります．特に生活保護を受けている場合は，役所の担当部署（生活保護課など）に該当患者の担当者がおり，訪問などによって状況を把握していることもあります．
- それらの情報から患者の自宅がゴミ屋敷（不衛生な環境で生活を続けている）であったり，必要な医療を拒否するセルフネグレクトであるということが分かることもあります．
- 介護を受けている場合はケアマネジャーが状況をよく知っています．
- また，全く身寄りがないというケースも増えています．この場合，成年後見

人がついていると法定代理人であるため，いろいろの手続きに困りませんが，患者本人の生活をどれくらい把握しているかは心もとないばかりです．
・また身元引受人という役割の人もあります．身元引受人は単なる連帯保証人であって，法的な責任のない人です．身寄りがない人が高齢者施設へ入居する際に身元引受人を用意するのですが，やはり患者本人の状況を把握していないこともあります．

Reference

4) Dick T. Frequent flyer : loneliness is an emergency, when it's yours. Emerg Med Serv. 2004 Dec ; 33 (12) : 68.

CHAPTER 1 ERの高齢者診療

11 病歴聴取のコツ ADLを確認しよう

Tricks of History taking for geriatric : Check the ADL

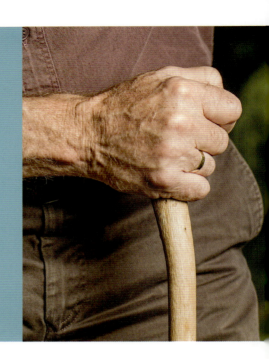

■ ADLとケアの状況から読み解く

　ADLとはActivities of Daily Livingの略で日常生活動作と訳されることが多いでしょうか．ADLを無視した高齢者診療はあり得ません．ADLを確認する時は具体的に動作ごとに確認して記載します．

・事前にリストアップして網羅的に確認していくのがよいでしょう．リストアップ時に使う語呂合わせで有名なものとしてはBATTEDやDEATHがあります．どちらも満足にできないと社会性のある日常生活を行うことが難しくなるものです．

・この中で少し気をつけて情報収集したいのはAmbulation（移動）です．「歩けますか？」と聞いて「歩けます」と答えた場合は，「どうやって歩きますか？」という質問を追加します．

・高齢者のいう「歩ける」の中には，杖歩行で歩けるもあれば，シルバーカーがあれば歩ける，室内は伝い歩きができる，トイレまではなんとか歩いていけるまで含みます．

高齢者の言う「歩けます」に段階あり

- スタスタ歩けます
- 杖を使ったら歩けます
- 近くの喫茶店までなら歩けます
- シルバーカーでなら歩けます
- 壁伝いなら歩けます　etc

BATTED	
Bathing	入浴
Ambulation	移動
Toileting	排泄
Transfers	移乗動作
Eating	食事
Dressing	着替え

- スタスタ歩くのと，転びそうになりながらもなんとか歩けるというのは大きく意味が違いますが「歩ける」とおっしゃいます．
- 既往歴や内服とも関連しますが，パーキンソン病や脳卒中の既往があれば，何かしらの歩行障害を抱えていると考えますから，既往があるのに「歩けます」と答えたら，あれ？　おかしいな？　と疑問に思うことが大切です．
- 内服に抗コリン薬（認知症に使うドネペジルなど）や睡眠薬があれば転倒しやすいことは既に述べましたが，何年もそれらの薬を飲んでいたためにしっ

BATTED

Bathing	入浴
Ambulation	移動
Toileting	排泄
Transfers	移乗動作
Eating	食事
Dressing	着替え

DEATH

Dressing	着替え
Eating	食事
Ambulating	移動
Toileting	排泄
Hygiene	衛生（入浴）

かり歩けずに，車椅子生活をしているという可能性も否定できません．**内服のタイミングとADL低下のタイミングがマッチしていないか**，聞き直すのも手でしょう．

- ちなみにBATTEDは酔っ払って伸びているという意味合いのスラングです．酔っ払い過ぎるとADLはたしかに著明に低下しますね．
- 何らかの形でADLが低下している人は要介護認定を受けて介護保険を利用していることがあります．そういった人にはケアマネジャー（▶ディープ・アプローチ，121頁参照）がサポーターとしてついており，行政サイドや施設選択など種々の手続きを円滑に進めるため患者のADLについてだけでなく，身の回りの状況について詳しい情報を持っています．
- 高齢者の病歴聴取について述べてきましたが，正確な診断ができない原因の中には，病歴聴取不足という側面が多々あります．
- 入院したあと数日も経って「実は…」と家族との会話の中で思い出したかのように言われて，「そうだったのか，そういうことがあれば，こうなりますよね」と腑に落ちる経験をします．
- ERでの病歴聴取を振り返ってみると，**"疑問に思っていたことを追求していなかった"** ということに気づきます．
- 患者から聞いた病歴で，論理的でないことや妥当性に欠くこと，妥当性がありそうでも，それが自分の思い込みや少ない経験知によるものであれば，どうしてそのような病歴になったのか**納得できるまで尋ねてみましょう**．そこには往々にして答えが待っているものです．
- また，高齢者は多数の質問を受けると混乱してしまうものです．**一度に複数の質問をしない，時々振り返ってサマライズする，もう一度確認する**というテクニックを使いましょう．

ディープ・アプローチ

ケアマネージャーの機能

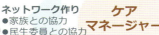

図　ケアマネジャーの機能

ケアマネジャーと高齢者施設

2000年に介護保険制度が誕生したと同時に生み出された資格がケアマネジャーです．介護サービスを受けるためにはケアプランという，**介護サービススケジュールの作成が必要で，これを作成できるのはケアマネジャーしかありません．**そのため，必要な情報の収集にあたりサービス利用者からヒアリングを行ったり，事業者とサービスの調整を行ったりする重要な役割を担っています[1]．もともとの職種には介護福祉士や看護師など医療従事者も多く，ある程度医師と共通の言語で会話することもできます．患者に身寄りがない場合の**キーパーソンを把握**していたり，ER診療での情報源としてはとても大事な役割です．

ケアマネジャーはどこで働いているのかというと，大きく分けて2ヵ所あります．要支援1・2という認定を受けた人を受け持つケアマネジャーは「地域包括支援センター」に，要介護認定の人を受け持つケアマネジャーは「居宅介護支援事業所」にいます．要支援と要介護で違うわけです．したがって，

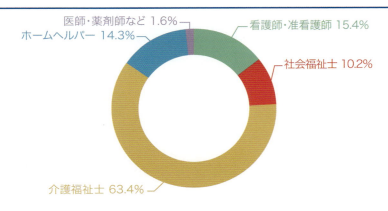

(株式会社三菱総合研究所：居宅介護支援事業所及び介護支援専門員業務の実態に関する調査報告書．平成26年度老人保健健康増進等事業）

ケアマネジャーに連絡を取りたいときも連絡先が異なってきます．ケアマネジャーがどのような仕事を担っているのか，どこで働いているのかを知っておくことは，ER診療を円滑にするだけでなく，その後のディスポジション（帰宅か入院か）に大きく影響します．ケアマネジャーは利用者の支援や介護の程度に応じて，施設入所を勧めたりそのための資料作りをします．そのためにはどの施設が今空いているのか，どの先生が往診や担当医になってくれるのかという情報も持っていなければなりません．したがって，高齢者の退院先を考慮する際に**ケアマネジャーと一緒に患者の行き先（自宅か施設か）を検討することで，スムーズに退院先が決まる**ことがあります．

11 病歴聴取のコツ ADLを確認しよう

表　高齢者の生活の場

施設	介護認定	医療行為の可否
特別養護老人ホーム（特養）	要介護1以上	昼間は可能．医師の往診があり看護師が常駐．しかし，夜間は介護職員だけになるため，夜間急変時は提携病院に搬送される
介護老人保険施設（老健）	要介護1以上	基本的に不可
介護療養型医療施設	要介護1以上	可能
有料老人ホーム	要支援1以上	看護師が常駐していれば 施設により大きく異なる
軽費老人ホーム	要支援	不可
ケアハウス	要介護1以上	不可
グループホーム	要支援2以上 （認知症あり）	看護師が常駐していれば可能
自宅	不要	基本的に不可だが往診や訪問看護の程度により可能

（厚生労働省）

　高齢者の生活拠点はいくつかのパターンがあり，それぞれによって特性が違います（表）[2]．大きく分けると医療行為が行える施設と，医療行為が行えない施設です．施設の種類は保険制度などの変更に伴い増減しています．医療行為が行える施設といっても，施設によってできることに差があり，医療行為ができるのは医師や看護師，指導を受けた家族に限定されます．点滴や酸素投与は明らかな医療行為ですが，これまで医療行為で医師と看護師以外には認められていなかった「痰の吸引」と「経管栄養」は例外的に一定の条件下（文書による同意，適切な医学的管理）でヘルパーなどによる実施が認められるようになりました．痰の吸引や経管栄養ができるだけで，施設への退院が可能であったり，処置ができないために退院の延期や退院先の変更を余儀なくされることもありますので，元居た生活の拠点がどのような施設で，どこまでできるかを確認することは入院の時点から重要な情報となります．

Deep Reference

1) 厚生労働省，介護支援専門員（ケアマネジャー）
http://www.mhlw.go.jp/file/06-Seisakujouhou-12300000-Roukenkyoku/0000114687.pdf

2) 厚生労働省．社保審-介護給付費分科会（H26. 4. 28），資料4-2．施設・居住系サービスについて
http://www.mhlw.go.jp/file/05-Shingikai-12601000-Seisakutoukatsukan-Sanjikanshitsu_Shakaihoshoutantou/0000044903.pdf

12 高齢者と腎機能
Geriatric renal function

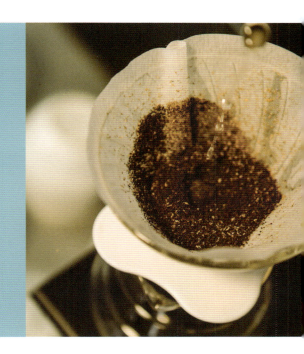

腎機能の基礎知識

　高齢者診療において影響の強い臓器の1つに腎臓があります．腎機能次第で投薬する薬の内容や量，時間間隔が変わってくるため高齢者の腎機能について基礎的な知識を持っておくことは何かと役に立つでしょう．

・高齢者はそもそも腎機能が低下していることが多いものです．GFR（糸球体濾過量）の推定算出式 eGFR（estimated GFR）では，性別やクレアチニン値の他に年齢が大きな要素となっているのは周知の通りです[1]．

　（男性の eGFR）
　eGFR $(\mathrm{mL/min/1.73\ m^2}) = 194 \times \mathrm{Cr}^{-1.094} \times 年齢^{-0.287}$
　（女性の eGFR）
　eGFR $(\mathrm{mL/min/1.73\ m^2}) = 0.739 \times 194 \times \mathrm{Cr}^{-1.094} \times 年齢^{-0.287}$

表1 年齢ごとの eGFR 正常値

年齢	平均 eGFR
20-29	116
30-39	107
40-49	99
50-59	93
60-69	85
70以上	75

（National Kidney Foundation）

表2 腎機能障害の段階

Stage	説明	GFR
1	GFR 正常の腎障害（蛋白尿あり）	90以上
2	GFR 軽度異常の腎障害	60-89
3a	GFR 中等度低下	45-59
3b	GFR 中等度低下	30-44
4	GFR 高度低下	15-29
5	腎不全	15未満

（National Kidney Foundation）

- 実は eGFR は BSA（体表面積）$1.73\ m^2$ の人を想定して作られています[2]．そのため体格の小さい高齢者やるい痩で体重が落ちている高齢者の場合，厳密にはデュ・ボアの式で調整が必要になり，その場合更に eGFR の値が小さくなります．

　　（デュ・ボアの式）
　　BSA $(m^2) = 0.007184 \times$ 体重 $(kg)^{0.425} \times$ 身長 $(cm)^{0.725}$
※日本人では係数を 0.007184 ではなく 0.007246 とする高比良の式を用いることもある[3]

　　（BSA 調整後の eGFR）
　　eGFR $(mL/min) = 194 \times Cr^{-1.094} \times$ 年齢$^{-0.287} \div 1.73 \times$ BSA

- これらのことから年齢ごとに eGFR の正常値も変化していくのが知られています（**表1**，**表2**）[4]．高齢者は若年者と比較して腎機能が悪い，あるいは腎機能が悪くなっている段階にあるという認識は ER 診療に役立ちます．薬の投与量を考える時だけでなく，腎排泄薬が ER へ来院する原因を作っていたり，造影剤投与の是非にも関連してきます．
- 一方でクレアチニンの値だけで腎機能を推定する時のピットフォールがあります．
- クレアチニン値が腎機能以外の影響を受けることがあり，特に肝疾患があるとクレアチニン値は上昇します[5]．eGFR が estimate GFR（推定 GFR）と呼

ばれるのは，本来イヌリンクリアランスで計算すべきところをクレアチニンで代用しているためですが，そのクレアチニン値が肝疾患によって上昇すればeGFRは低下することになります．
・数日の経過で，急激にクレアチニン値が上昇するような肝疾患（特に肝硬変腹水例）は肝腎症候群を疑います．肝腎症候群は肝硬変末期に発症するもので，急激な経過をたどる1型と慢性的な経過の2型に分類されます（**表3**）[6]．利尿薬を中止してアルブミン静注を含む輸液を2日間行います．これでクレアチニン値が低下しないようであれば肝腎症候群と診断できます．

表3 肝腎症候群

肝腎症候群1型	肝腎症候群2型
急激な血清クレアチニンレベルの上昇 2週間以内に血清クレアチニンが病初期の2倍となり2.5 mg/dLを超える 予後は悪く，多くの場合特発性細菌性腹膜炎や消化管出血，穿刺によって増悪する ICU入院を要する 肝移植の適応 予後は90日で生存率10%	緩徐な血清クレアチニンの経過 ゆっくり血清クレアチニン1.5 mg/dL以上に上昇する 利尿剤抵抗性の再発性腹水 外来通院可能 肝移植の適応 予後は無治療で6カ月

(Shah N, et al. Hepatorenal syndrome. Dis Mon. 2016 Oct；62（10）：364-75より筆者改変)

Reference

1) Braun F, Brinkkötter PT. Decline in renal function in old age：Part of physiological aging versus age-related disease. Z Gerontol Geriatr. 2016 Aug；49（6）：469-76.

2) Blake GM, Grewal GS. An evaluation of the body surface area correction for 51Cr-EDTA measurements of glomerular filtration rate. Nucl Med Commun. 2005 May；26（5）：447-51.

3) Fujimoto S, Watanabe T, Sakamoto A, et al. Studies on the physical surface area of Japanese. 18. Calculation formulas in three stages over all ages. Nihon Eiseigaku Zasshi. 1968 Dec；23（5）：443-50.

4) National Kidney Foundation. GFR（GLOMERULAR FILTRATION RATE) A Key to Understanding How Well your kidneys Are Working. www.kidney.org

5) Beben T, Rifkin DE. GFR Estimating Equations and Liver Disease. Adv Chronic Kidney Dis. 2015 Sep；22（5）：337-42.
6) Shah N, et al. Hepatorenal syndrome. Dis Mon. 2016 Oct；62（10）：364-75

AKIの診断基準

- 48時間以内に クレアチニン0.3 mg/dL以上上昇
- クレアチニンが7日以内に ベースラインの1.5倍以上になっている
- 尿量が6時間以上0.5 mL/kg/hr未満が続く

Clin J Am Soc Nephrol. 2010 Jul;5(7):1165-73

高齢者診療とAKI

・もう1つ重要な知識としてAKI（Acute Kidney Injury：急性腎障害）があります．AKIについては内科診療で欠かせない要素の1つですので，基本的な知識の整理をしておきましょう．

・入院患者のうち3.2-9.6％にAKIがあり[7)8)]，ICU入室患者でAKIのある患者は2.1-22.1％にも上ると言われています[9)]．またAKIがあることで入院期間が延長したり[8)]，死亡率が上がることが知られており[10)]，早期にAKIに対

表4 AKIの診断基準（KDIGO基準）と Stage

AKIの診断基準
- 48時間以内にクレアチニン 0.3 mg/dL 以上上昇している
- クレアチニンが7日以内にベースラインの 1.5 倍以上になっている
- 尿量が6時間以上 0.5 mL/kg/hr 未満が続く

	血清クレアチニン値	尿量
Stage I	0.3 mg/dL 以上上昇，または ベースラインの 1.5-1.9 倍に上昇	6-12時間で尿量 0.5 mL/kg/h 未満
Stage II	ベースラインの 2.0-2.9 倍に上昇	12時間以上尿量が 0.5 mL/kg/h 未満
Stage III	ベースラインの 3.0 倍以上上昇，または クレアチニン 4.0 mg/dL 以上，または 透析治療を要する，または 18歳未満で eGFR＜35 mL/min/1.73 m^2	24時間以上尿量が 0.3 mL/kg/h 未満 または12時間以上無尿

(Clin J Am Soc Nephrol. 2010 Jul；5（7）：1165-73.)

応することが重要視されています．
- 高齢であるということが AKI のリスクにもなっており[11)12)]，ER 診療では AKI を早期発見または予防的に対峙することが求められていると言えるでしょう．
- ER では特に高齢者の脱水やショック（特に敗血症性ショック）があった場合に AKI に注意します．脱水やショックは比較的 ER で見かける病態であるため，それに伴う AKI もよく見かけます．AKI の診断基準は**表4**の通り，クレアチニンの上昇もしくは尿量で行います[13)]．
- 初診患者ではベースラインのクレアチニンが分からない人もあるでしょうし，48時間 ER で経過観察をすることもありません．
- また尿量が少ないことを定量的に ER で観察することもできません．AKI の診断基準は厳密に当てはめて使うというより，目の前の患者は AKI のリスクが高いのではないか？　と現在の病態に基づいて推定することから始まると考えるべきでしょう．臨床的に重篤な患者の60％が AKI だったという報告もこれを示唆します[14)]．

Reference

7) Fang Y, Ding X, Zhong Y, et al. Acute kidney injury in a Chinese hospitalized population. Blood Purif. 2010 ; 30 (2) : 120-6.

8) Lafrance JP, Miller DR. Acute kidney injury associates with increased long-term mortality. J Am Soc Nephrol. 2010 Feb ; 21 (2) : 345-52.

9) Uchino S, Kellum JA, Bellomo R, et al. Acute renal failure in critically ill patients : a multinational, multicenter study. JAMA. 2005 Aug ; 294 (7) : 813-8.

10) Coca SG, Singanamala S, Parikh CR. Chronic kidney disease after acute kidney injury : a systematic review and meta-analysis. Kidney Int. 2012 Mar ; 81 (5) : 442-8.

11) Hsu CY, McCulloch CE, Fan D, et al. Community-based incidence of acute renal failure. Kidney Int. 2007 Jul ; 72 (2) : 208-12.

12) Grams ME, Sang Y, Ballew SH, et al. A Meta-analysis of the Association of Estimated GFR, Albuminuria, Age, Race, and Sex With Acute Kidney Injury. Am J Kidney Dis. 2015 Oct ; 66 (4) : 591-601.

13) Ostermann M, Joannidis M. Acute kidney injury 2016 : diagnosis and diagnostic workup. Crit Care. 2016 Sep ; 20 (1) : 299.

14) Hoste EA, Kellum JA. Acute kidney injury : epidemiology and diagnostic criteria. Curr Opin Crit Care. 2006 Dec ; 12 (6) : 531-7.

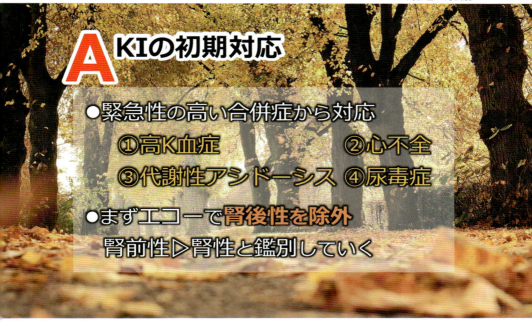

AKIの初期対応

　ERではAKIに対して即座に対応する，ということはほとんどありません．対応すべきは「AKIに伴う合併症に対して」になります．AKIに伴う合併症は緊急性の高さから①高K血症②心不全③代謝性アシドーシス④尿毒症となりますが，①と②の治療を優先させて原因検索を行います．

・AKIの原因は腎前性，腎性，腎後性と分けて考えますが[15]，考える前にエコーを起動します．エコーによって腎後性をかなりの程度除外することができるからです[16]．
・まず最初に鑑別すべきは腎後性（腎不全）です．腎後性の原因は尿閉か両側尿管閉塞です．尿閉の原因はBPH（前立腺肥大）や膀胱癌，血腫による膀胱タンポナーデ，神経因性膀胱になりますから[15]，尿路閉塞を解除するために導尿するか，困難であれば膀胱穿刺（膀胱瘻）となります．
・BPHによるものは導尿が困難なことが多くありますが，フォーリーカテーテ

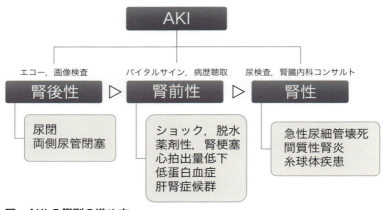

図 AKI の鑑別の進め方

ルのコシが弱いことが原因のこともあり，入らなかったら太めを選択します．入りにくい時は直腸に指を入れて腹側に前立腺を押し上げるのがコツです（助手に介助を頼みます）．

・両側尿管閉塞の原因は両側尿管結石による機械的閉塞，解剖学的異常，妊娠や腹腔内膿瘍・腫瘍・動脈瘤などによる圧迫，骨盤骨折などによる損傷があります．いずれもエコーによって診断に迫ることが可能ですし，画像検査で詳しくアプローチしましょう．

・次に腎前性の原因がないかを考えます．腎前性の原因は膵炎や下痢・嘔吐，重症熱傷などによる脱水，ショック，薬剤性（NSAID や ACE-I・ARB，抗がん剤，アミノグリコシドの使用）のものがほとんどです．

・他にも心不全による心拍出量低下，低蛋白血症，肝腎症候群や腎動脈狭窄 or 閉塞（腎梗塞）が原因としてあります[15)17)18)]．

・これらは病歴聴取やバイタルサインによって明らかにすることができるでしょう．腎性のものは急性尿細管壊死や間質性腎炎，糸球体疾患などに分けられます（**図**）．

・急性尿細管壊死の原因は，ショックなどが遷延し腎虚血によって尿細管が壊死してしまう病態であるため，その発症にはある程度の時間経過が必要となります．ショックが遷延している場合には予測できます．必要に応じて，腎臓内科などの専門診療科にコンサルトしましょう．

15) Yang F, Zhang L, Wu H, et al. Clinical analysis of cause, treatment and prognosis in acute kidney injury patients. PLoS One. 2014 Feb ; 9.

16) Himmelfarb J, Joannidis M, Molitoris B, et al. Evaluation and initial management of acute kidney injury. Clin J Am Soc Nephrol. 2008 Jul ; 3 (4) : 962-7.

17) Baraldi O, Valentini C, Donati G, et al. Hepatorenal syndrome : Update on diagnosis and treatment. World J Nephrol. 2015 Nov ; 4 (5) : 511-20.

18) Kwon JH, Oh BJ, Ha SO, et al. Renal Complications in Patients with Renal Infarction : Prevalence and Risk Factors. Kidney Blood Press Res. 2016 Nov ; 41 (6) : 865-72.

13 造影剤と造影剤腎症
Contrast material and CIN

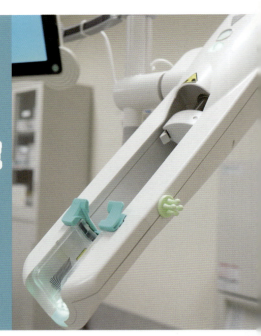

■ 造影剤と造影剤腎症

　ERではヨード造影剤(以下,造影剤は全て造影CT検査で用いられるヨード造影剤のことを指す)を使う時に常に腎機能に気を使っていますが,一体どこに閾値があって,どのくらいなら安全なのかということを勉強した記憶がない人も多いでしょう.敗血症や外傷で限界ぎりぎりの状態で,ERに現れる患者は必ずしもベストな腎機能とは限りません.むしろ,普段よりも悪化した腎機能であることのほうが多いのではないでしょうか.

・腎機能が低下している時に造影剤を使用することで腎機能を更に悪化させることが分かっています.**造影剤によって腎機能が低下することを造影剤腎症**(CIN:Contrast induced Nephropathy)と言いますが,実は定義がハッキリしていません.

・ハッキリしているのは腎機能低下の原因として,コレステロール塞栓症などが除外された場合にようやく診断できることぐらいです.

・しかも,造影剤による腎機能低下は**一般的には可逆性**で,血清クレアチニン値は3～5日でピークに達したあと,7～14日後に造影剤投与前に戻るとされ

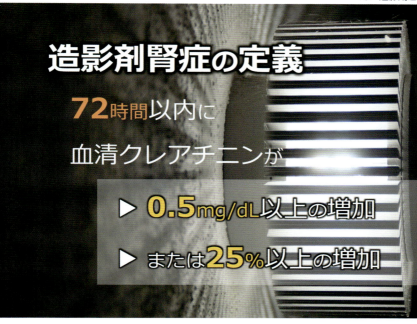

ています.
- ただし,限られた症例においては腎機能低下が進行してしまい,人工透析が必要となることが報告されています.
- 多くの臨床研究で使われている造影剤腎症の定義は"72時間以内に血清クレアチニン値が 0.5 mg/dL 以上または 25%以上増加"です[1)2)]. 救急外来から入院した患者の,経過を見る場合には知っておく必要があるでしょう.

Reference

1) Harjai KJ, Raizada A, Shenoy C, et al. A comparison of contemporary definitions of contrast nephropathy in patients undergoing percutaneous coronary intervention and a proposal for a novel nephropathy grading system. Am J Cardiol. 2008 Mar ; 101 (6) : 812-9.

2) Pannu N, Wiebe N, Tonelli M, et al. Prophylaxis strategies for contrast-induced nephropathy. JAMA. 2006 Jun ; 295 (23) : 2765-79.

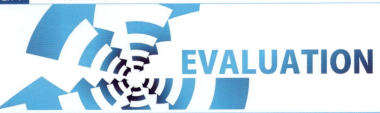

造影剤のリスク評価とジレンマ

- 造影剤を使用してCT検査を行うとき，腎機能はどの程度から造影剤腎症のリスクが高くなるのかについては，血清クレアチニン値ではなくGFRを用います．
- GFRを計算した結果 GFR＜60 mL/min/1.73 m^2 であれば造影剤腎症のリスクとなります[3]．
- 一方で，救急外来からの報告ではありませんが，造影CTが予定されていた患者の19％で，GFR＜60 mL/min/1.73 m^2 であったと報告されていますから[4]，相当数の患者がこのリスク基準に引っかかることになります．
- しかし，ERではこの数値を厳密に守る必要はありません．急性大動脈解離や肺塞栓症など造影CTによって確定診断ができ，なおかつ致死性の疾患を疑う状況であれば，腎機能を犠牲にしても救命のために診断しなければならないケースがあるからです．
- 実際に難しい判断となるのは，急性大動脈解離を疑って造影CTを行い，検査の結果，急性大動脈解離であったがStanford Bと分かり，手術適応なく保存的加療になるケースがあります．
- 造影CTを撮影するまでは急性大動脈解離を疑っても，Stanford AなのかStanford Bなのかは分からないのが実際です．かといって，Stanford AでもBでも症状は同じことがありますから，必ずしも血清クレアチニン値が出るのを待ってGFRを計算してからCT撮影というわけにもいきません．
- こういったジレンマを抱えるため，急性大動脈解離や肺塞栓症を疑い造影CT検査を行う時は，それらの疾患がどれほど疑わしいかをプレゼンテーションできるようにしていなければなりませんし，患者やその家族にも説明できるようにしなければなりません．
- またエコーや病歴聴取から明らかに急性大動脈解離や肺塞栓症を疑うような時は，造影CT検査を行うこともあるでしょう．腎機能が心配な場合は造影

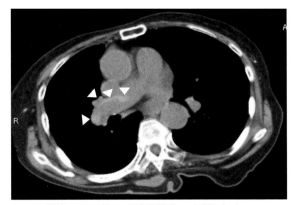

図1　単純CTで分かる肺塞栓症の血栓（△）

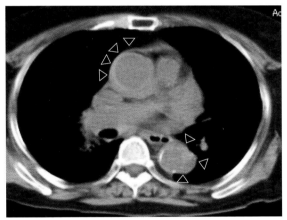

図2　単純CTで分かる急性大動脈解離の解離像（△）

　CTを撮影する前に単純CTで，ある程度の評価をしておくというのも一手です．
・この場合，単純CT検査ではこれらの疾患を除外することはできず，単純CTで分かるような大動脈解離や肺塞栓症に対して，検査結果を待たずに造影CT検査を行うかどうかの判断に使用することになります（**図1，図2**）．
・この他にGFRについてはGFR＜45 mL/min/1.73 m^{2}で造影剤腎症のリスクが

高まります[5)6)]．このため特にリスクが高いと思われる GFR＜45 mL/min/1.73 m^{2}の患者の場合には，リスクを説明しつつ，前後で補液を行うなどして，造影剤腎症を予防することが推奨されます．
・腎機能障害のリスクが明らかに低い（若年，脱水やショックを疑わない，24時間以内に食事がとれていた）と考えられ，疑う疾患の緊急性が高いと判断した場合（重症外傷，脳動脈瘤破裂など）は血清クレアチニン値を待つ必要はないかもしれません．時間やその後の方針決定，院内の体制などを総合して決めることになります．
・ER ではこれらのことから，以下のように造影 CT を撮影するタイミングを考えます．

1）致死的で緊急性が高い疾患（急性大動脈解離や肺塞栓症やショックを伴う重症外傷）を強く疑う場合は，患者や家族にリスクを説明のうえ，緊急造影 CT 検査を行う．もしくは事前に単純 CT で評価を行う．
2）明らかに腎機能障害の可能性が低いと考えられ，緊急性が高いと判断した場合（重症外傷，脳動脈瘤破裂など）は血清クレアチニン値を待たずに造影 CT 検査を行う．もしくは事前に単純 CT で緊急性の評価を行う．
3）緊急性が低い場合は血清クレアチニン値の結果を待ち，GFR に基づいて造影 CT を行うか判断する．
4）緊急性が低い場合にGFR＜45 mL/min/1.73 m^{2}であった場合は，患者やその家族へ造影剤腎症のリスクを説明し，予防策を講じたうえで造影 CT を行うか，造影 CT を行わずに対処する．

Reference

3) Lameire N, Adam A, Becker CR, et al. Baseline renal function screening. Am J Cardiol. 2006 Sep；98（6A）：21K-26K.

4) Utsunomiya D, Yanaga Y, Awai K, et al. Baseline incidence and severity of renal insufficiency evaluated by estimated glomerular filtration rates in patients scheduled for contrast-enhanced CT. Acta Radiol. 2011 Jun；52（5）：581-6.

5) Kim SM, Cha RH, Lee JP, et al. Incidence and outcomes of contrast-induced nephropathy after computed tomography in patients with CKD : a quality improvement report. Am J Kidney Dis. 2010 Jun ; 55 (6) : 1018-25.

6) Weisbord SD, Mor MK, Resnick AL, et al. Incidence and outcomes of contrast-induced AKI following computed tomography. Clin J Am Soc Nephrol. 2008 Sep ; 3 (5) : 1274-81.

造影剤腎症の予防法

> 生理食塩水 300mL投与

やむを得ず緊急造影CT検査をする方法

- 造影剤腎症の予防法を知っておけば，緊急性が高くやむを得ず血清クレアチニン値の結果を待たずに造影CTをするという時に役立ちます．
- 造影剤腎症の予防法（**表1**）として，現在推奨されているのは造影検査前後の輸液です．
- 輸液の有用性について調べた研究では，経静脈的に生理食塩水を投与する群

表 1 造影剤腎症の予防法

CQ	回答	推奨グレード	エビデンスレベル
生理食塩水など等張性輸液製剤の投与	造影検査前後の経静脈的投与を推奨	A	II
	低張性（0.45%）より当調整輸液を推奨		
飲水	輸液と同等かは Evidence が不十分 飲水のみより輸液を推奨	C1	
重炭酸ナトリウム（重曹）液	重曹輸液が生理食塩水より優れる可能性	C1	I
短時間の輸液	長時間の輸液より CIN 発症を増加する可能性	C2	II
造影剤腎症予防のための輸液法（推奨グレード A） 1．生理食塩水を，造影開始 6 時間前より 1 mL/kg/hr で輸液し，造影終了後は 1 mL/kg/hr で 6〜12 時間輸液する 2．重曹液（1.26%，152 mEq/L）を，造影開始 1 時間前より 3 mL/kg/hr で輸液し，造影終了後は 1 mL/kg/hr で 4〜6 時間輸液する			

※輸液により心不全を起こす可能性がある場合には，輸液量を減量することを考慮する
推奨グレード

グレード A：強い科学的根拠があり，行うように強く勧められる
グレード B：科学的根拠があり，行うように勧められる
グレード C1：科学的根拠はないが，行うように勧められる
グレード C2：科学的根拠はないが，行うように勧められない
グレード D：無効性あるいは害を示す科学的根拠があり，行わないように勧められる

（日本腎臓学会，他（共同編集）（2012）：腎障害患者におけるヨード造影剤使用に関するガイドライン 2012，東京医学社，pp50-53 より筆者作成）

と飲水する群を RCT したものがあり，53 例の腎機能が正常な待機的 CAG（冠動脈造影検査）を受けた患者において，24 時間後の血清クレアチニン値の上昇について評価しています[7]．これによると，生理食塩水投与群で造影剤腎症を発症したのは 3.7%，飲水群では 34.6% と優位（$p = 0.005$）に生理食塩水投与群が造影剤腎症を抑制しているとしています．

- 生理食塩水（0.9%）と半生理食塩水（0.45%）とを比較した RCT では，48 時間後の血清クレアチニン値が 0.5 mg/dL 以上上昇しているかを比較し，0.9% 群で 0.7%，0.45% 群で 2.0% と，有意（$p = 0.04$）に 0.9% 群で造影剤腎症が抑制されたと報告されています[8]．
- また救急外来でよく使用されるリンゲル液については，hANP（ヒト心房性ナトリウム利尿ペプチド）の予防効果における RCT 研究のコントロール群としてデータがあり，この場合は hANP 群 3.2% に対してリンゲル液群 11.7%

でhANPに予防効果があるとしていますが[9],リンゲル液と生理食塩水との比較についてはEvidenceがありませんし,リンゲル液単独での研究がないため,造影剤腎症に対して明確なエビデンスはありません.
- 1号液や3号液などが造影剤腎症の予防になるかどうかも現時点では分かりません.
- 一方で,輸液の投与速度については造影開始6時間前より1 mL/kg/hrで輸液し,造影終了後も同じ速度で6〜12時間輸液することがガイドラインでは推奨されています[10].
- しかし,記載を読んでみると造影開始1時間前から3 mL/kg/hrであったり,造影後1.5 mL/kg/hrで4時間輸液であったりと輸液速度は一定しません.何より6時間前から輸液を投与するというのは,ERにおいて現実的な対応ではありません.
- 造影剤腎症のリスクが高い患者に対して,造影の前にどのくらい輸液しておくべきかについては,造影の直前に生理食塩水300 mLをボーラス投与した群と2,000 mL/日で投与した群とで造影剤腎症発症に差がなかったとする報告があります[11].
- この研究はERでの研究ではないため,ERでの造影剤腎症の予防法として適切であるというEvidenceにはなりませんが,1日に2,000 mL投与の場合,1時間あたり83.3 mL投与することに相当します.体重55 kgの人であれば約1.5 mL/kg/hrで投与したことになります.これと生理食塩水ボーラス300 mLが同等であったというのです.大雑把に言えば,時間がないERでは造影剤腎症のリスクが高い場合には,造影前に生理食塩水ボーラス300 mLは比較的短時間で行うことができる打ち手の1つと考えて良いかと思います.
- 輸液以外の薬物療法としてN-acetylcysteine(NAC)やhANP,アスコルビン酸(ビタミンC),スタチンについていくつかの研究がありますが,いずれも十分なEvidenceがなく推奨はありません[10].透析についても,血液透析療法・血液濾過が有効だというEvidenceはなく推奨はありません[10].

Reference

7) Trivedi HS, Moore H, Nasr S, et al. A randomized prospective trial to assess the role of saline hydration on the development of contrast nephrotoxicity. Nephron Clin Pract. 2003 Jan;93(1):C29-C34.

8) Mueller C, Buerkle G, Buettner HJ, et al. Prevention of contrast media-associated nephropathy : randomized comparison of 2 hydration regimens in 1620 patients undergoing coronary angioplasty. Arch Intern Med. 2002 Feb;162(3):329-36.

9) Morikawa S, Sone T, Tsuboi H, et al. Renal protective effects and the prevention of contrast-induced nephropathy by atrial natriuretic peptide. J Am Coll Cardiol. 2009 Mar;53(12):1040-6.

10) 日本腎臓学会，日本医学放射線学会，日本循環器学会（共同編集）(2012)．腎障害患者おけるヨード造影剤使用に関するガイドライン2012，東京医学社

11) Bader BD, Berger ED, Heede MB, et al. What is the best hydration regimen to prevent contrast media-induced nephrotoxicity? Clin Nephrol. 2004 Jul;62(1):1-7.

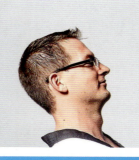
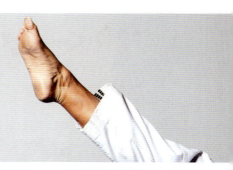

造影剤による急性反応は全てアナフィラキシー？

・造影剤投与後に起きる反応は化学毒性（VVR※を含む）によるものと過敏反応に大別されます．これらはしばしばアレルギー反応と間違えて報告されていますので，実は注意が必要です．患者や医療者が，薬剤投与後に起こった

※VVR（vasovagal reaction）：血管迷走神経反射

反応を全て「アレルギーだろう」と解釈してしまいがちなところに，誤解が生じているようです．
- ペニシリンアレルギーと自己申告してきた患者 500 人のうち，真のペニシリンアレルギーであったのは 4 人（0.8%）だけだったと報告されているように[12]，造影剤反応でも似たような誤解が起きているのかもしれません．
- 造影剤の人体への反応は化学毒性と過敏反応の 2 つに分かれますが，化学毒性には迷走神経反射も含まれています．これは別名「生理学的反応」と呼ばれており，**造影剤に含まれている化学物質による反応であるため，造影剤の量と投与速度に依存します**．
- この化学毒性によりてんかん発作や不整脈，腎毒性を起こすことが知られています[13)~15)]．
- 主な化学毒性による症状は熱感，発赤，嘔気・嘔吐で，ほとんどが一時的なものであるか，自然軽快します．これらの反応だけで入院させたり，入院期間を延長させる必要はありません．
- VVR もこのタイプに分類され，気を失いそうな感じ（前失神），脱力，血圧低下，徐脈といった症状が出ます．造影剤の投与速度を遅くすることで，これらを防ぐことができます．
- また稀ですが腎毒性（造影剤腎症）や造影剤に含まれるヨードによる甲状腺機能亢進症があります．
- 一方，**過敏反応は造影剤の投与量や投与速度とは無関係に起きます**[16]．
- 過敏反応は，症状の現れる時間によって急速性過敏反応と遅発性過敏反応に細分され，急速性過敏反応は投与後 1 時間以内に起きるものを指し，遅発性過敏反応は投与後 1 時間から数日と幅広いスパンがあります．
- 症状としては発赤，瘙痒感，蕁麻疹，血管浮腫，気管支攣縮や喘鳴，喉頭浮腫や Stridor，低血圧，意識消失といったものになります（**表 2**）[17]．
- 症状がアレルギー反応やアナフィラキシーとほぼ同じであることが分かるかと思います．遅発性過敏反応の中には Stevens-Johnson 症候群を起こすものもあります[18]．しかし，アレルギー反応が IgE を介する反応であるのに対して，過敏反応は IgE を介さない反応であることが分かったために，過敏反応はアレルギーではないとされています．
- ややこしいところですが，過敏反応が起こった場合には造影剤の投与を早急

表2 造影剤による影響

化学毒性	過敏反応
熱感	発赤
発赤	瘙痒感
嘔気・嘔吐	蕁麻疹
てんかん発作	血管浮腫
不整脈	気管支攣縮
腎毒性	喉頭浮腫
	低血圧
	意識消失

に停止して，酸素投与やエピネフリンの投与，抗ヒスタミン薬を投与します．つまりアナフィラキシーと同じ対応となるわけです．
・臨床的には同じような症状に対して同じ対応をとるのであれば，アレルギーであるか，そうでないかは議論しても意味がありません．過敏反応をみたら"アナフィラキシーと思って対応する"のは間違いではないことを知っておきましょう．この場合の薬剤の使用例を挙げておきます．

【造影剤過敏反応の薬剤投与例：アナフィラキシーの対応に準ずる】
　1) 喉頭浮腫（Stridor），喘鳴（Wheezes），血圧低下がある時
　〇ボスミン®（エピネフリン）0.3-0.5 mg※ 筋注[19]
　（臀部または大腿外側部が特によい[20]）
　5-15分で効果が得られない場合は繰り返し筋注し，それでも効果が得られない場合は経静脈投与する
　※小児の場合は 0.01 mg/kg
　2) 搔痒感，蕁麻疹がある時
　〇ポララミン®（クロルフェニラミン）1A を生食 100 mL に混注し経静脈的投与
　※ガスター®（ファモチジン）1A を併用してもよい
　3) いずれの場合も生理食塩水やリンゲル液などの細胞外液を十分に投与し[21)22)]，血管内脱水を補正しないと薬剤の効果は十分に得られない．ショックがあれば

○細胞外液を 1-2L 急速に投与
※小児は 20 mL/kg を 5-10 分で投与し必要に応じて追加[23]

Reference

12) Macy E, Ngor EW. Safely diagnosing clinically significant penicillin allergy using only penicilloyl-poly-lysine, penicillin, and oral amoxicillin. J Allergy Clin Immunol Pract. 2013 May-Jun；1（3）：258-63.

13) Borish L, Matloff SM, Findlay SR. Radiographic contrast media-induced noncardiogenic pulmonary edema：case report and review of the literature. J Allergy Clin Immunol. 1984 Jul；74（1）：104-7.

14) Sandow BA, Donnal JF. Myelography complications and current practice patterns. AJR Am J Roentgenol. 2005 Sep；185（3）：768-71.

15) Havemann BD, Goodgame R. Grand rounds in gastroenterology from Baylor College of Medicine. A pustular skin rash in a woman with 2 weeks of diarrhea. MedGenMed. 2005 Oct；7（4）：11.

16) Federle MP, Willis LL, Swanson DP. Ionic versus nonionic contrast media：a prospective study of the effect of rapid bolus injection on nausea and anaphylactoid reactions. J Comput Assist Tomogr. 1998 May-Jun；22（3）：341-5.

17) Katayama H, Yamaguchi K, Kozuka T, et al. Adverse reactions to ionic and nonionic contrast media. A report from the Japanese Committee on the Safety of Contrast Media. Radiology. 1990 Jun；175（3）：621-8.

18) Hebert AA, Bogle MA. Intravenous immunoglobulin prophylaxis for recurrent Stevens-Johnson syndrome. J Am Acad Dermatol. 2004 Feb；50（2）：286-8.

19) Simons FE, Gu X, Simons KJ. Epinephrine absorption in adults：intramuscular versus subcutaneous injection. J Allergy Clin Immunol. 2001 Nov；108（5）：871-3.

20) Lieberman P, Nicklas RA, Randolph C, et al. Anaphylaxis--a practice parameter update 2015. Ann Allergy Asthma Immunol. 2015 Nov；115（5）：341-84.

21) Soar J, Pumphrey R, Cant A, et al. Emergency treatment of anaphylactic reactions--guidelines for healthcare providers. Resuscitation. 2008 May；77（2）：157-69.

22) Kleinman ME, Chameides L, Schexnayder SM, et al. Part 14 : pediatric advanced life support : 2010 American Heart Association Guidelines for Cardiopulmonary Resuscitation and Emergency Cardiovascular Care. Circulation. 2010 Nov ; 122 (18 Suppl 3) : S876-S908.

23) Simons KJ, Simons FE. Epinephrine and its use in anaphylaxis : current issues. Curr Opin Allergy Clin Immunol. 2010 Aug ; 10 (4) : 354-61.

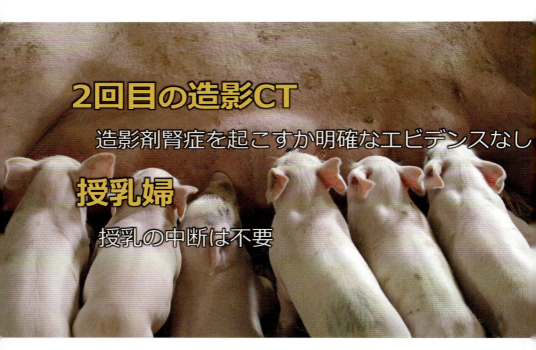

2回目の造影CT
造影剤腎症を起こすか明確なエビデンスなし

授乳婦
授乳の中断は不要

■ 特殊ケース　2回目の造影CT検査

- ERでは24時間以内に2回目の造影CT検査や，造影CT後に冠動脈インターベンションをせざるを得ないことがあります．2回目の造影CT検査と造影剤腎症の関係はどのようになっているのでしょうか．
- Abujudehら[24]は24時間以内に2回造影CT検査を行った患者164例のうち21例（12.8％）で造影剤腎症を発症したと報告し，Trivediら[25]は同様に2回

造影剤が投与された患者28例のうち4例で造影剤腎症を発症したと報告しました．一方で，2回目の造影CT検査を行っても造影剤腎症の発症はなかったと報告するものも複数あります[26)～29)]．
- 2回目の造影CTが造影剤腎症のリスクになるかについては明確なEvidenceがないと言わざるを得ません．もし行う場合には，造影剤腎症の予防策をとりながら2回目を行うのが妥当だと考えます．

Reference

24) Abujudeh HH, Gee MS, Kaewlai R. In emergency situations, should serum creatinine be checked in all patients before performing second contrast CT examinations within 24 hours? J Am Coll Radiol. 2009 Apr ; 6(4) : 268-73.

25) Trivedi H, Foley WD. Contrast-induced nephropathy after a second contrast exposure. Ren Fail. 2010 ; 32 (7) : 796-801.

26) Hopyan JJ, Gladstone DJ, Mallia G, et al. Renal safety of CT angiography and perfusion imaging in the emergency evaluation of acute stroke. AJNR Am J Neuroradiol. 2008 Nov ; 29 (10) : 1826-30.

27) Oleinik A, Romero JM, Schwab K, et al. CT angiography for intracerebral hemorrhage does not increase risk of acute nephropathy. Stroke. 2009 Jul ; 40 (7) : 2393-7.

28) Langner S, Stumpe S, Kirsch M, et al. No increased risk for contrast-induced nephropathy after multiple CT perfusion studies of the brain with a nonionic, dimeric, iso-osmolal contrast medium. AJNR Am J Neuroradiol. 2008 Sep ; 29 (8) : 1525-9.

29) Lima FO, Lev MH, Levy RA, et al. Functional contrast-enhanced CT for evaluation of acute ischemic stroke does not increase the risk of contrast-induced nephropathy. AJNR Am J Neuroradiol. 2010 May ; 31 (5) : 817-21.

特殊ケース　授乳婦は授乳を中断すべきか

- 授乳婦に造影剤を投与した場合，授乳は中断すべきなのでしょうか．造影剤の添付文書を見てみると「投与後一時的に授乳を避けるよう指導すること」となっており[30]，日本では「中断すべき」としている施設もまだ多くあるようです．

- 母乳への造影剤の移行は造影剤投与後3〜6時間でピークとなり，24時間で0.5%が乳汁中に排出されたと報告されています[31]．もし仮に乳児が造影剤投与後の母乳を飲んだ場合，乳児の腸管に届く量は母体に投与された造影剤の0.04%未満です[32]．そこから更に吸収される量はというと検出限界以下となってしまいます．またそれだけではなく授乳中に24時間以上，一時的とはいえ授乳を避けることで意図せぬ断乳となってしまい，乳児がその後，授乳を受けつけなくなるリスクにもつながります．

- したがって，ESUR（欧州泌尿生殖器放射線学会）などのガイドラインでは授乳の中断は不要としています[33]．少なくとも，母乳中への移行量の低さと中断に対する乳児への影響の双方の情報を与えて，患者自身に天秤にかけさせて，どちらを取るか選択させるべきではないでしょうか．

Reference

30) 非イオン性尿路・血管造影剤日本薬局方　イオパミドール注射液イオパミロン®注300シリンジ添付文書2014年7月改訂（第21版）

31) Nielsen ST, Matheson I, Rasmussen JN, et al. Excretion of iohexol and metrizoate in human breast milk. Acta Radiol. 1987 Sep-Oct；28(5)：523-6.

32) Kubik-Huch RA, Gottstein-Aalame NM, Frenzel T, et al. Gadopentetate dimeglumine excretion into human breast milk during lactation. Radiology. 2000 Aug；216(2)：555-8.

33) Thomsen HS, Morcos SK, ESUR. ESUR guidelines on contrast media. Abdom Imaging. 2006 Mar-Apr；31(2)：131-40.

ディープ・アプローチ

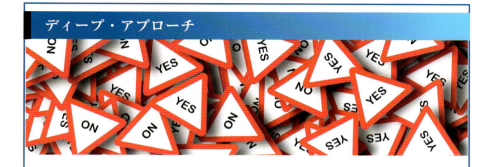

ビグアナイド系血糖降下薬服用中の造影剤禁忌のウソとホント

「ビグアナイド系血糖降下薬を服用している患者にヨード造影剤を投与すると，乳酸アシドーシスを増加させるため，造影 CT をしてはいけない」と聞いたことはあるでしょうか．これについては誤認されていることがありますので，少し解説をいたします．

まずビグアナイド系と一括りにされていますが，これは違います．対象となるのはビグアナイド系ではなくメトホルミン（メトグルコ®，メデット®，グリコラン®，ネルビス® など）です．メトホルミンは糖尿病治療の第一選択薬で，同じビグアナイド系のブホルミンやフェンホルミンは日本では発売されておりません．ですので，ここはメトホルミンの商品名を押さえておくのが実用的でしょう．メトグルコ® はメトホルミンの中にあって，日本で唯一高用量（2,250 mg/日）投与が可能となっています．それ以外のメトホルミンは 750 mg/日まで投与が可能です．海外ではメトホルミンの投与量が 3,000 mg/日です．メトホルミンの投与量が日本とは違うのが前提となって

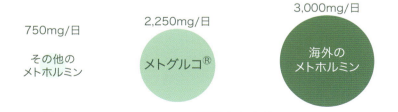

います．

　メトホルミンはご存知の通り，2 型糖尿病治療薬の第一選択薬です[1]．メトホルミンは乳酸が糖新生するのに抑制的に働くため，乳酸が糖に変換されず血糖値が上がらないようになります．一方，変換されなかった乳酸は体内に蓄積することになります．乳酸は肝臓で代謝されるため，肝硬変など肝機能が著しく低下していると乳酸値は上昇しやすくなります．一方，**メトホルミンは腎代謝**であるため，腎機能が低下しているとメトホルミンの排泄が減少し，体内に蓄積することになります．メトホルミンの血中濃度が高まると，蓄積する乳酸の量が増えるため乳酸アシドーシスの危険性が高くなります[2]．

　薬物動態的にメトホルミンは乳酸アシドーシスを起こす容疑があります．しかし，本当にメトホルミンの使用は乳酸アシドーシスを起こすのでしょうか．カナダの研究では，メトホルミンを使用している患者のうち乳酸アシドーシスとなる割合は 10 万人当たり 9 人でした[3]．日本で 50 万人あまりを調査した同様のコホート研究では，メトホルミン使用中の乳酸アシドーシスの発生頻度は 10 万人当たり 5.95 人でした[4]．これだけを見ると，メトホルミンの薬物動態からも乳酸アシドーシスを起こす容疑が固まってしまいそうです．

　一方で，SU 薬とメトホルミンで乳酸アシドーシスの発症率を調査した報告があります．これによると，乳酸アシドーシスはメトホルミンで 10 万人当たり 3.3 人，SU 薬で 4.8 人（有意差なし）となり，**数字の上ではむしろ SU 薬のほうが多い**という結果になりました[5]．

　もう少し突っ込んで，「糖尿病患者は腎不全の人が多いから，メトホルミンの排泄が遅延して，乳酸アシドーシスが起こりやすいのではないか？」という疑いもあるでしょう．「肝不全があったらどうなのか？」という懸念も払拭されていません．これについて，2 型糖尿病患者で慢性腎不全（CKD）のある患者とない患者を調べてみた研究では，**メトホルミンの使用に関わらず，乳酸アシドーシスの起こるリスクは 7.33 倍 CKD 患者で多かった**ことが分かっています．しかも，その中でメトホルミン使用群とメトホルミン不使用

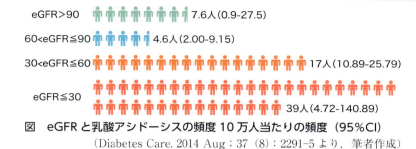

図　eGFRと乳酸アシドーシスの頻度 10万人当たりの頻度（95％CI）
(Diabetes Care. 2014 Aug；37（8）：2291-5 より，筆者作成)

群での乳酸アシドーシスの発症率を調べてみると，10万人当たり5.80人と5.78人で差がありませんでした[4]．

ここまでくるとメトホルミン服用中に造影剤使用は禁忌！というほど明確なEvidenceはないことが分かります．

ではメトホルミンは無罪放免なのかというと，そうでもありません．血清クレアチニン値 530 µmol/L（≒6.0 mg/dL）以上の腎不全患者を調査したコホート研究では，総死亡数を評価していますが，これによるとメトホルミン使用群では53％だったのに対し，メトホルミン不使用群では41％と有意（多変量調整後ハザード比1.35）にメトホルミン使用群での総死亡数が多くなっています[6]．また腎機能が悪くなるほど，乳酸アシドーシスの頻度が高まるというコホート研究結果もあり（**図**）[7]，**メトホルミン使用中の腎機能低下群では注意が必要**というのが妥当なラインのようです．

メトホルミン使用時の造影剤使用について欧米と比較して，日本のガイドラインだけが腎機能や腎機能を評価することに言及せず，おしなべて造影剤使用前のメトホルミン使用を中止としています[8]．ERで行われる造影剤検査は緊急で行われることが多く，すでに48時間以内にメトホルミンを内服してしまっていることも多々あります．**腎機能を評価することもなく，メトホルミンを内服しているというだけで造影CTが撮影できないというのもバランスに欠けます**．緊急度が高ければ，救命を目的にこれらのガイドラインが

表　血清クレアチニン 1.0 mg/dL の場合の eGFR 換算値

年齢・性別	血清クレアチニン値	eGFR (mL/min/1.73 m²)
60 歳男性	1.0 mg/dL	59.9
70 歳男性	1.0 mg/dL	57.3
80 歳男性	1.0 mg/dL	55.2
90 歳男性	1.0 mg/dL	53.3
60 歳女性	1.0 mg/dL	44.3
70 歳女性	1.0 mg/dL	42.4
80 歳女性	1.0 mg/dL	40.8
90 歳女性	1.0 mg/dL	39.4

無視されることも許容されるでしょうが，現時点では混乱を招くものとなっています．そもそも乳酸アシドーシスの発症頻度が極端に低いことと，稀なケースである乳酸アシドーシスと死亡との因果については母数が少ないため証明が難しいことを考慮すると，救急外来の造影 CT で厳密にメトホルミン使用の有無を，腎機能の評価もなく行うのは現実的ではありません．メトホルミン内服にこだわりたいのであれば，造影剤腎症が GFR＜45 mL/min/1.73 m² でリスクが高まることを併せて考えると，造影剤腎症にせよメトホルミンにせよ，GFR＝45 mL/min/1.73 m² を 1 つの指標として考えることを提案します（**表**）．

メトホルミンによる影響のまとめ
- メトホルミンによると思われる乳酸アシドーシスの発症は稀
- 乳酸アシドーシスのみでの死亡は更に稀
- メトホルミンの使用に関わらず乳酸アシドーシスの発生がある
- CKD 患者でもメトホルミン使用の有無による発症頻度には差がない
- 乳酸アシドーシスの発症は腎機能障害と相関する
- 造影剤腎症とメトホルミンとの関連は不明

Deep Reference

1) Lipska KJ, Krumholz H, Soones T, et al. Polypharmacy in the Aging Patient: A Review of Glycemic Control in Older Adults With Type 2 Diabetes. JAMA. 2016 Mar ; 315 (10) : 1034-45.

2) DeFronzo R, Fleming GA, Chen K, et al. Metformin-associated lactic acidosis : Current perspectives on causes and risk. Metabolism. 2016 Feb ; 65 (2) : 20-9.

3) Stang M, Wysowski DK, Butler-Jones D. Incidence of lactic acidosis in metformin users. Diabetes Care. 1999 Jun ; 22 (6) : 925-7.

4) Chang CH, Sakaguchi M, Dolin P. Epidemiology of lactic acidosis in type 2 diabetes patients with metformin in Japan. Pharmacoepidemiol Drug Saf. 2016 Oct ; 25 (10) : 1196-1203.

5) Bodmer M, Meier C, Krähenbühl S, et al. Metformin, sulfonylureas, or other antidiabetes drugs and the risk of lactic acidosis or hypoglycemia : a nested case-control analysis. Diabetes Care. 2008 Nov ; 31 (11) : 2086-91.

6) Hung SC, Chang YK, Liu JS, et al. Metformin use and mortality in patients with advanced chronic kidney disease : national, retrospective, observational, cohort study. Lancet Diabetes Endocrinol. 2015 Aug ; 3 (8) : 605-14.

7) Richy FF, Sabidó-Espin M, Guedes S, et al. Incidence of lactic acidosis in patients with type 2 diabetes with and without renal impairment treated with metformin : a retrospective cohort study. Diabetes Care. 2014 Aug ; 37 (8) : 2291-5.

8) 日本腎臓学会,日本医学放射線学会,日本循環器学会(共同編集)(2012).腎障害患者おけるヨード造影剤使用に関するガイドライン2012,東京医学社

CHAPTER 2
ジェネラルケース

- **01** 誤嚥性肺炎
- **02** 尿路感染症
- **03** 蜂窩織炎
- **04** インフルエンザ
- **05** ERの不明熱
- **06** アルコール関連疾患

CHAPTER 2 ジェネラルケース

01

General Case
ジェネラルケース
誤嚥性肺炎
Aspiration Pneumonia

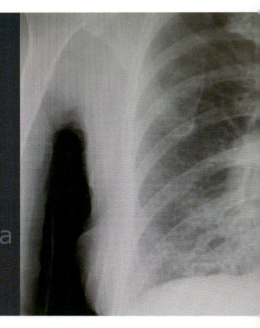

　ジェネラルケースとは入院先の専門診療科を決めかねるような疾患群のことで，入院先を選定する必要のある内科当直や ER 診療においてしばしば問題となります．本書で取り上げるジェネラルケースには以下のような特徴があります．

①ER で最も重要なディスポジション（方針）を決定する際に，専門診療科が手を引きやすく受け入れ先に苦労する
②トラブルになるような複雑な背景を持っている
③病院によっては受け入れ方針が決まっていることがある
④Problem が多いため内科医のトレーニングとして適している

　ジェネラルケースは，いずれも ER 診療で私たちを困らせるいくつかのパターンを抱えていますが，ER に現れる頻度が高いことから，様々なパターンのピットフォール（落とし穴）に陥らない方法を身につけなければなりません．どのケースでもその患者の背景を，想像力豊かに想起（プロファイル）し，患者本人や家族，付添者へ情報を確認しながら診療を進め，ディスポジションの

決定や，複雑な背景因子を紐解いていくことが求められます．頻度の高さ，多岐にわたるピットフォールのパターン，豊かな想像力，情報収集力と，ジェネラルケースは内科救急として真価を問われる疾患群なのです．

> ジェネラルケースは内科救急として真価を問われる疾患群

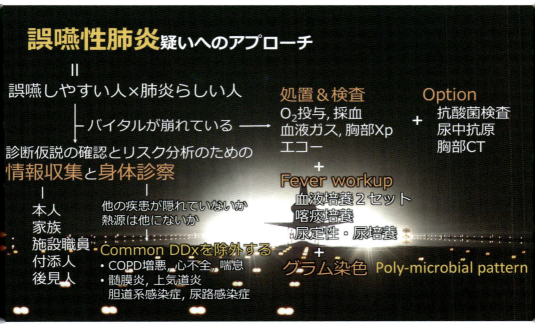

■ 誤嚥性肺炎疑いへのアプローチ

　ジェネラルケースの代表格はその頻度から言っても，まず誤嚥性肺炎が思いつくでしょう．高齢者施設からERに搬送されることも多くNHCAP（nursing and healthcare-associated pneumonia：医療・介護関連肺炎）やHCAP（healthcare-associated pneumonia：福祉施設関連肺炎）の一部として，説明されることがあります．患者の背景にも，患者自身の身体にもProblemを多数抱えているうえに，高齢者へ対応する力や，市中肺炎の知識，呼吸不全への対応，敗血

症の認知,結核を疑ったらどうするのかといった知識もベースとして必要です.

　内科医としての総合力を試される誤嚥性肺炎を診ることは,実は非常に高度な知識と経験を要求されます.若いうちに誤嚥性肺炎の診療に関わることができるのは,医師にとって自分を成長させてもらえる得難いチャンスでもあります.本項は誤嚥性肺炎＝ユナシン®かゾシン®と思っている方へのディープ・アプローチです.

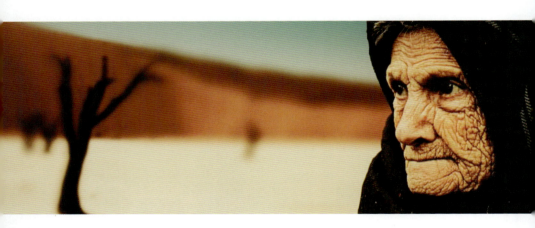

患者をプロファイルする

　誤嚥性肺炎を起こしやすい患者のプロファイルは,「誤嚥性肺炎らしい」かどうかを,「誤嚥しやすい人」と「肺炎らしい人」に因数分解して検討します.しかし,ERの大原則としてABCD※が安定していない人,バイタルサインが崩れている人は,プロファイルの前に処置＆検査ファーストで行います.この考え方はERの全ての患者において重要です.

・図1に示した誤嚥性肺炎患者プロファイルの因数分解した中で「誤嚥しやす

※ ABCD＝Airway（気道）,Breathing（呼吸）,Circulation（循環）,Dysfunction of CNS（意識障害）

誤嚥しやすい人

施設から来た

70歳以上

物理的な要因
頸部や食道の悪性腫瘍，食道気管瘻，食道憩室，アカラシア，口腔乾燥，NGチューブ留置患者，気管挿管患者，気切患者，上部消化管内視鏡検査後，気管支鏡検査後

神経学的な要因
脳出血や脳梗塞の既往，多発性硬化症，パーキンソン病，重症筋無力症，仮性球麻痺，ALS，頭部や頸部への放射線治療後

長時間動けなくなっていた人
アルコール，痙攣，急性薬物中毒，頭部外傷，全身麻酔，寝たきり，重度認知症，精神疾患

何度も嘔吐をした人

肺炎らしい人

状態
呼吸困難，湿性咳嗽，痰量増加，発汗過多，顔色不良，チアノーゼ

バイタルサイン
発熱，比較的頻脈，頻呼吸，SpO_2低下

図1 誤嚥性肺炎患者プロファイルの因数分解

い人」を見てみましょう．

- 施設肺炎の60.1％が誤嚥性肺炎というデータがあり，施設から患者が来たというのは，やはり大きな要因です[1]．この数値は逆から言えば，**施設肺炎でも4割は誤嚥性肺炎ではない**ということも表しています．
- 70歳以上の高齢者肺炎のうち86.7％で誤嚥が関係するというデータがあり，年齢が高いほど誤嚥のリスクが増えます[1]．
- 一方で"誤嚥がなかった"というエピソードは役に立ちません．健常者でも55％が入眠中に誤嚥していることが分かっており[2]，誰かが見ている前で誤嚥がなかったからといって誤嚥性肺炎にならないとは限らないからです．
- 「長時間動けなくなっていた人」とは，例えば急性アルコール中毒で昏睡状態になって路上で寝ていた，睡眠剤が効きすぎていた，全身麻酔が長時間に及んだ，脳卒中を起こして倒れていたが発見されるまでに時間がかかったというケースです．これらは何らかの原因によって意識障害を起こし，「長時間動

表1　肺炎診断における病歴，身体所見

所見	陽性尤度比	陰性尤度比
病歴		
熱感	1.7-2.1	0.6-0.7
悪寒	1.3-1.7	0.7-0.9
バイタルサイン		
頻呼吸	1.5-3.4	0.8
頻脈	1.6-2.3	0.5-0.7
発熱	1.4-4.4	0.6-0.8

(Ann Intern Med. 2003 Jan 21；138（2）：109-18.)

けなくなった」ために，昏睡による嚥下反射の低下によって誤嚥を起こしやすくなったと考えられます．
- このことはまた，結果としての誤嚥性肺炎だけを考えて，その原因検索が抜け落ちないように注意が必要だとも言えます．
- 一方「肺炎らしい人」は，発熱と息苦しさを主訴に来院します．典型的には来院までに数日の微熱や咳嗽の先行があり，患者や家族は「風邪をひいていた」と表現します．それが，そのうち増悪してきたので病院に来ました，とERに登場します．
- 肺炎らしいかどうかを見ると，病歴やバイタルサインでは熱っぽい，寒気，呼吸が早い，脈が早い，熱があるの項目で尤度比が1を超えています（**表1**）[3]．尤度比は「それらしさ」を示した数値で，1を超えていたら「それらしい」，0〜1の間であれば「それらしくない」ということを表しています．
- 高齢者（65歳以上）と若い人では臨床像に多少違いがあります．若い人の肺炎には胸痛が多く（若年者67％ vs 高齢者24％），高齢者には意識障害が多い（若年者5％ vs 高齢者27％）と報告されています（**表2**）[4]．
- 咳や痰，息苦しさの頻度は高齢者と若い人に違いはありません[4]．

誤嚥性肺炎の背景の原因検索が抜けないように注意

- 肺炎らしさについて述べましたが，逆に肺炎らしくない所見とは，症状が下気道以外に及ぶことです．下気道以外の症状とは，鼻汁が出ることやノドの

表2 高齢者と若年者の肺炎の症状比較

	65歳未満	65歳以上	p値
咳	86%	86%	0.92
喀痰	62%	75%	0.26
呼吸困難	86%	88%	0.76
白血球高値	76%	75%	0.88
胸痛	67%	24%	0.0004
意識障害	5%	27%	0.03

(Respirology. 2009 Mar；14（2）：210-6.)

表3 肺炎らしくない所見

	感度	特異度	LR＋	LR－
喘息の既往	8%	24%	0.10	3.8
咽頭痛	57%	27%	0.78	1.6
鼻汁	67%	27%	0.78	2.4

(JAMA. 1997 Nov 5；278（17）：1440-5.)

痛みなどのことで，これらがあればウイルス性上気道炎だろうなと考えます（**表3**）[5]．ウイルス性上気道炎だろうなと予測できれば，"この患者は帰宅できそうだな"と方針決定にまでつながります．

・第6感が働くかどうかは，こういった基本的な傾向データが頭にあるかどうかで決まります．傾向から外れた人に対してカンを働かせるのが，診療の上手なやり方です．

肺炎らしくない所見はフォーカスが下気道以外に及ぶ

・肺炎らしいバイタルサインの中で重要なのは呼吸回数です．このことはとても重要なので，本書で何度も強調されています．
・たとえルームエアーでのSpO_2が正常範囲でも，呼吸回数が多かったら危険信号と考えるのを忘れてはなりません．頭の中のマネジメントを一段階あげて対応しましょう．

さて，誤嚥性肺炎らしいかどうかを検討した結果，やはり誤嚥性肺炎らしいとなった場合でも，ひと呼吸おきます．少しでも他の疾患の疑いがあるなら，

他の疾患の可能性はないか？　と考えて，誤嚥性肺炎は鑑別疾患の候補の1つに留めておきます．

Reference

1) Teramoto S, Fukuchi Y, Sasaki H, et al. High incidence of aspiration pneumonia in community- and hospital-acquired pneumonia in hospitalized patients: a multicenter, prospective study in Japan. J Am Geriatr Soc. 2008 Mar ; 56 (3) : 577-9.

2) Huxley EJ, Viroslav J, Gray WR, et al. Pharyngeal aspiration in normal adults and patients with depressed consciousness. Am J Med. 1978 Apr ; 64 (4) : 564-8.

3) Metlay JP, Fine MJ. Testing strategies in the initial management of patients with community-acquired pneumonia. Ann Intern Med. 2003 Jan ; 138 (2) : 109-18.

4) Kelly E, MacRedmond RE, Cullen G, et al. Community-acquired pneumonia in older patients: does age influence systemic cytokine levels in community-acquired pneumonia? Respirology. 2009 Mar ; 14 (2) : 210-6.

5) Metlay JP, Kapoor WN, Fine MJ. Does this patient have community-acquired pneumonia? Diagnosing pneumonia by history and physical examination. JAMA. 1997 Nov ; 278 (17) : 1440-5.

ディープ・アプローチ

メンデルソン症候群と誤嚥性肺炎

　メンデルソン症候群は，嘔吐した際に胃酸を誤って吸入し化学性に肺炎を起こしたものと定義されます．時々メンデルソン症候群＝誤嚥性肺炎という記述を見ますが，誤嚥性肺炎は口腔内常在菌の吸引（マイクロアスピレーション）によるもので機序が異なります．本来なら明らかに誤嚥してしまっているのはメンデルソン症候群のほうで，「誤嚥性肺炎はむしろ明らかに誤嚥していない」といううややこしい定義になっています[1]．

　メンデルソン症候群はアメリカの産婦人科医 Curtis Lester Mendelsonが全身麻酔の際に生じた重篤な誤嚥性肺炎を報告したことに始まります[2]．似ているようで似ていないメンデルソン症候群と誤嚥性肺炎ですが，誤嚥性肺炎との違いは誤嚥の目撃があるかどうかです（表）．誤嚥性肺炎の診療において誤嚥したかどうかのエピソードは重要ではありません．その根拠は本文に触れているように誤嚥性肺炎を起こしていない人の約半分が夜間睡眠中に

表　誤嚥性肺炎とメンデルソン症候群の違い

	誤嚥性肺炎	メンデルソン症候群
メカニズム	口腔内常在菌の吸引	無菌の胃内容物の吸引
病態	細菌に対する急性炎症反応	胃酸及び胃内容物による急性肺傷害
微生物学的所見	GPC，GNR，稀であるが嫌気性菌	最初は無菌，その後細菌感染の可能性がある
主な要因	嚥下機能傷害と消化管運動不全	著明な意識レベルの低下
年齢	高齢者に多い	あらゆる年齢層だが若年に多い
誤嚥のイベント	ほとんど目撃なし	目撃あり
典型的な所見	肺炎と同様の症状で肺区域性の浸潤影	意識障害患者の肺浸潤影と呼吸器症状
臨床的特徴	頻呼吸，咳嗽，肺炎徴候	吸入後2-5時間後から血痰・気管支攣縮・咳嗽を伴った頻呼吸のこともあるが無症状のこともある

(N Engl J Med. 2001 Mar；344（9）：665-71 より筆者作成)

> ディープ・アプローチ
>
> 誤嚥していることも根拠ですが[3]，誤嚥性肺炎患者において誤嚥そのものの目撃が少ないというのもその理由です．
>
> メンデルソン症候群は胃酸や胃内容物による物理的・化学的肺傷害ですから肺の中に細菌はいません．そのため抗生物質による治療は続発性細菌性肺炎を起こさない限り，無効で予防効果もありません[4,5]．治療で最も重要なのは誤飲したものの吸引です．吸引しても48時間以内に症状が改善しない場合は，抗生物質をエンピリックに投与することが推奨されています[1]．
>
> メンデルソン症候群と誤嚥性肺炎は病状と対応が似て非なるものですので，それぞれの違いを知りつつ鑑別していく姿勢が必要です．
>
> **Deep Reference**
>
> 1) Marik PE. Aspiration pneumonitis and aspiration pneumonia. N Engl J Med. 2001 Mar ; 344（9）: 665-71.
>
> 2) MENDELSON CL. The aspiration of stomach contents into the lungs during obstetric anesthesia. Am J Obstet Gynecol. 1946 Aug ; 52 : 191-205.
>
> 3) Huxley EJ, Viroslav J, Gray WR, et al. Pharyngeal aspiration in normal adults and patients with depressed consciousness. Am J Med. 1978 Apr ; 64（4）: 564-8.
>
> 4) Kollef MH, Bock KR, Richards RD, et al. The safety and diagnostic accuracy of minibronchoalveolar lavage in patients with suspected ventilator-associated pneumonia. Ann Intern Med. 1995 May ; 122（10）: 743-48.
>
> 5) Marik PE, Brown WJ. A comparison of bronchoscopic vs blind protected specimen brush sampling in patients with suspected ventilator-associated pneumonia. Chest. 1995 Jul ; 108（1）: 203-7.

01 誤嚥性肺炎

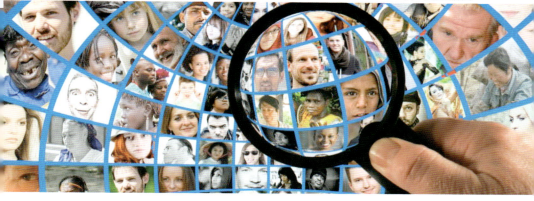

診断仮説の確認とリスク分析のための情報収集と身体診察

"これは誤嚥性肺炎らしいな"という仮説を立てたら，それを確認するための情報収集を行います．誤嚥性肺炎を疑うこと自体は患者プロファイルから比較的容易なため，重要になってくるのは本当に誤嚥性肺炎か？　という確認と，他の疾患が併発していないか？　という検索になります．

情報収集のコツ

- 一般診療で情報源となるのは本人からとなりますが，肺炎のため意識障害を起こしていると本人からは十分に病歴が聴取できません．家族から情報が得られることもありますが，高齢患者の家族もまた高齢ということもしばしばあり，私たちを困らせます．
- その場合は他の付添人（施設職員やヘルパー，知人など），担当のケアマネジャーや後見人（認知症で身寄りがないなどの場合）から情報が得られることがあります．
- 患者が認知症などで精神的な問題や知的障害を抱えていると，地域の民生委員や支援センターから情報が得られることもあります．生活保護を受けていれば，役場の担当者も情報源になることがあります．
- ER に来る患者が，必ずしも ER のある病院のかかりつけとは限りません．必

要に応じてかかりつけの医師へ情報提供を依頼することも有効です．気管切開患者や知的障害患者などであれば，かかりつけの主治医が長期間関わっていて，患者も家族も"主治医の方針を確認したい"という思いを持っていることがあります．そういった心情を無視するわけにはいきません．そのため，かかりつけ主治医の意見も反映させながら診療できないか？　と考えることはとても大切です．

・ER で閲覧できる過去のカルテに記載があれば，それを参照することができますが，記載には現場のリアルな様子までは反映されていないため，それを鵜呑みにせず，実際どうであったのか常に内容の確認が必要です．

・既往歴と内服が分かれば，その関係に不整合性がないか突き合わせ，不自然なところや不明なところがあれば「どうして，このお薬を飲むようになったのですか」と確認します．

・肺炎のほとんどは急性ですから，熱や咳嗽の経過がやや長いな（数週間単位）と違和感を感じたならば，常に結核を鑑別に入れます．

・情報収集の基本は疑問に思ったことをそのままにしないことです．得られた情報に不自然な点がないか，疑問を持ち，なぜ？　なぜ？　なぜ？　と繰り返していくと答えが出てきます．ただ情報を集めるのではなく，集めた情報の整合性を確認するのがコツです．

> **不自然な病歴は納得できるまで追求する**

01　誤嚥性肺炎

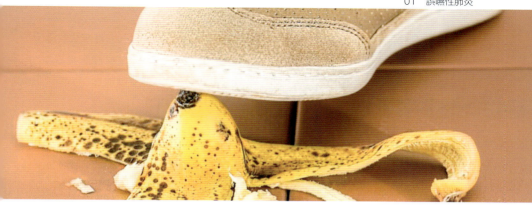

■ リスク分析

- リスク分析は，どのような場においても欠かせません．ER は十分な情報が得られない，時間がない，人手がない，疲労している，眠いなど働いている私たちがリスクの塊ですので，患者のリスク分析をしておくことは，我が身を助けることになります．
- 重症化リスクの高い因子としては，栄養状態がまず挙げられます．Alb＜2.5 g/dL の低 Alb 血症があると輸液負荷をするほど胸腹水が増加してしまい，医原性肺水腫を作ってしまいやすいために呼吸状態を悪化させてしまい，やがて負け戦になります．低 Alb 血症は死亡に対して，RR 9.12 倍というデータもあり侮れない要素です[6]．
- 食事摂取不良という訴えが病歴聴取の中にあれば，どのような食事内容をどの程度摂取しているのか，全くできていないのか，期間はどれほどか確認しておくと，予後の評価に役立ちます．

低 Alb 血症は死亡に対して RR 9.12 倍

- また肺炎発症前の ADL が低下していて，独力で歩行できない人も 30 日死亡率を高めることが分かっています[6]．高齢者診療で事前の ADL を確認しておくのは基本的な診療姿勢といえます．
- 重症化リスクの高い既往歴としては糖尿病，COPD，IP（間質性肺炎），心不全，免疫不全，ステージングの高い癌が挙げられます．

- 糖尿病や免疫不全は易感染性，COPDやIPは病変が小さくとも呼吸に大きな影響を与えます．その他の肺疾患も同様です．心不全の既往を確認するのは輸液をどこまでできるか？　という究極の選択を迫られる可能性があることと，感染を契機に心不全が増悪することがあるからです．
- リスクの高い内服薬としては，ステロイド，免疫抑制剤，抗がん剤などで，いずれも免疫抑制作用のあるものです．
- ステロイドとともに注意したいのがNSAIDなどの解熱鎮痛薬です．発熱をマスクしてリスクの過小評価につながります．もし解熱鎮痛薬を使用しているのであれば，いつ内服したのか，現在のバイタルサインに影響していないかを考えます．
- 他にもβブロッカーのように頻脈をマスクする薬も注意が必要です．ひょっとするとショックバイタルを隠しているかもしれません．βブロッカーは常に注意が必要な，安心できない薬という認識が大切です．
- 内服で注意するのは他にもワルファリンのように，これから投与する抗生物質と相互作用する薬です．また，事前に抗生物質を内服していると培養結果を陰性に導くことがあり，チェックが必要です．

> **NSAID，βブロッカーはバイタルサインをマスクする薬**

Reference

6) 宮城島慶，松井敏史，小原聡将，他．高齢者肺炎入院患者における予後規定因子の検討—入院治療による介護度の変化を中心に．日老医誌 2015；52：260-8．

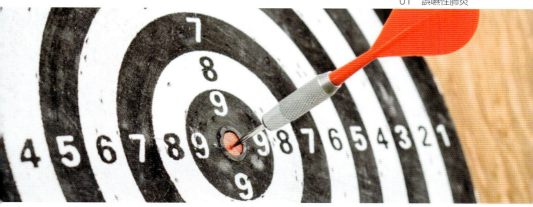

誤嚥性肺炎の身体診察とその特徴

- いよいよ身体診察に入ります．肺炎らしい身体所見は，打診上の濁音，呼吸音減弱，Fine Crackles，Coarse Crackles，ヤギ音があります（**表4**）[7]．
- 打診上の濁音とヤギ音は胸水貯留を示唆します．そのため座位で聴取しますが，臥位では聴取が難しくなります．
- 濁音は鼓音と比較しないといけませんので，左右を比較します．心臓の近くが濁音ですので，その音を参照点にしてもよいと思います．またそれなりの胸水があると左右差だけでなく，頭側の打診音が尾側と比較して高い鼓音となっているはずです．これをSkodaの鼓音と言います．胸水によって，空気が圧縮され打診上の鼓音がよく響きます．
- このSkodaの鼓音が聴こえる部位に聴診器を当てて「イー」と発音させる

表4　肺炎の身体所見の尤度比

所見	陽性尤度比	陰性尤度比
胸部身体所見		
打診上濁音	2.2-4.3	0.8-0.9
呼吸音減弱	2.3-2.5	0.6-0.9
Fine crackles	1.6-2.7	0.6-0.9
Coarse crackles	1.4-1.5	0.8-0.9
ヤギ音	2.0-8.6	0.8-1.0

（Lancet Infect Dis. 2015 Sep；15（9）：1055-65.）

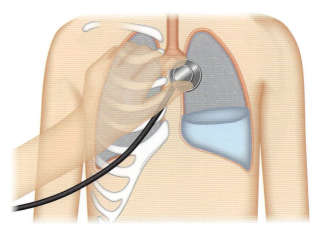

図2　ヤギ音
Skodaの鼓音が聴こえる領域に聴診器を当てて「イー」と発音させると「エー」と聴こえる

と，「エー」と聴こえます．これがヤギ音です（**図2**）．
- 呼吸音については連続性ラ音と断続性ラ音の2つに分けて分類します．ラ音がよく分からない，苦手という人もあるかと思いますので，少し解説を加えます．
- 連続性ラ音は3つあります．Wheezes（ウィージィズ）とRhonchi（ロンカイ）およびStridor（ストライダー）です．細かいことですがWheeze（ウィーズ）は単数形で，連続音は複数音がなっていますので複数形のWheezesと書きます．Rhonchiも実は複数形で単数形はRhoncusと書きます．
- Wheezesは主に息を吐く時に高い音で「ピューピュー」「ヒューヒュー」などと聴こえるもので，末梢気管支の閉塞や狭窄を示します．高い音が出るのは細いところを空気が通るためです．吸気でも聴こえることもあり，同じく吸気で聴こえるStridorとの聴き分けを要します．
- Rhonchiは低い音で「ボーボー」「ゴーゴー」と鈍く聴こえ，"いびき音"などと言われます．ベースギターから出そうな音をイメージすると分かりやすいでしょうか．音の鈍さの理由は，比較的中枢側にある太目の気管支の閉塞や狭窄が原因です．聴診で聴こえる音は，空気が通る管の太さと関係があります．太いところを通る音は低くなりますし，細いところを通る音は高くな

表5　肺炎の身体所見の感度と特異度

	感度	特異度	LR＋	LR－
非対称性呼吸	4%	100%	−	0.96
肺胞呼吸音減弱	33-48%	81-86%	2.3-2.5	0.64-0.78
気管支呼吸音	13%	96%	3.5	0.9
ヤギ音	5-28%	94-99%	2.0-8.6	0.76-0.96
Crackles	19-49%	76-92%	1.6-2.7	0.62-0.87
Rhonchi	35-53%	63-77%	1.4-1.5	0.76-0.85
打診上濁音	12-26%	94%	2.2-4.3	0.79-0.93
何かしらの所見	77%	41%	1.3	0.57

(JAMA. 1997 Nov；278（17）：1440-5.)

ります．
・Rhonchi は一般的に COPD や気管支喘息，気管支拡張症，DPB（びまん性汎細気管支炎）など Wheezes と同じ疾患で聴取できますから，両者の違いは鑑別には役立ちません．小児では大人と比較して気管が細いため，健常者でも Rhonchi が聴取できることがあります．
・Stridor は息を吸う時に「キュー」「クゥー」「ギュー」などと聴取され，上気道狭窄または閉塞を示唆する所見です．この音が聴こえる患者は気道緊急と呼ばれます．気道緊急は救急医を震え上がらせるもので，ER 診療ではとても重要な音です．この音は肺炎を示唆しません．
・特に肺炎を示唆するのは，肺胞音と言われるものです．肺胞音は Fine crackles と Coarse crackles があります．この2つの音は水分が関係しているため，水泡音などと言われます．教科書的にはいろいろ記述があるのですが，両者を区別することはしばしば困難で「パチパチ」「バチバチ」「ボツボツ」などと聴こえます．
・肺炎に対する身体所見の感度はいずれも低く，所見がなかったからといって除外に使用できないのは，他にも肺炎に似た鑑別疾患が多いことからやむを得ないことと思います（**表5**)[5]．

ラ音は音の高低と病変のある管の太さを結びつけて理解する

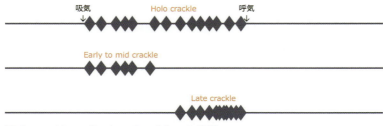

図3 タイミングによる Crackles の分類

- 気管分岐の角度が右側は左側に比べて浅いため，上体が起きていれば誤嚥したものは右側に入りやすくなっています．そのため，誤嚥性肺炎の胸部 X 線の影は右側に多くあります[8)9)]．したがって，Crackles などのラ音も右側でよく聞こえ，呼吸音の減弱も右側に多い傾向があります．
- Crackles については音の聴こえるタイミングで鑑別する方法があります．音の聴こえるタイミングによって Crackles を大きく 3 つに分けて Holo crackle, Early to mid crackle, Late crackle と呼びます（**図3**）．この分類はイギリス式のやり方ですので，米国の教科書にはあまり紹介されていません．
- Holo crackle は息を吸っている間全体で聴こえるもので，吸気全域で Crackles を聴取したものを呼びます．この Holo crackle は細菌性肺炎について感度 83.1％，特異度 85.7％ もあり，胸部 X 線よりも優れた方法です[10)]．
- 他に Early to mid crackle と Late crackle があり，吸気からのタイミングで両者に分類されます．Early to mid crackle は息の吸い始めのタイミングで Crackles が聴こえることで気道病変を，Late crackle は息の吸い終わりで Crackles が聴こえることで間質病変を示唆します[10)]．

> **Crackles は聴診のタイミングで分類できる**

- 確認したい陰性所見としては，頸静脈怒張，項部硬直，心雑音，連続性ラ音（Wheezes や Rhonchi），腹部所見，CVA 叩打痛，下腿浮腫があります．これらは鑑別すべき髄膜炎，COPD の急性増悪，喘息，心不全，上気道炎，胆道系感染症，尿路感染症の代表的な所見です．

Reference

7) Shindo Y, Ito R, Kobayashi D, et al. Central Japan Lung Study Group.. Risk factors for 30-day mortality in patients with pneumonia who receive appropriate initial antibiotics : an observational cohort study. Lancet Infect Dis. 2015 Sep ; 15 (9) : 1055-65.

8) Marik PE. Aspiration pneumonitis and aspiration pneumonia. N Engl J Med. 2001 Mar ; 344 (9) : 665-71.

9) Bartlett JG, Gorbach SL. The triple threat of aspiration pneumonia. Chest. 1975 Oct ; 68 (4) : 560-6.

10) Norisue Y, Tokuda Y, Koizumi M. Phasic characteristics of inspiratory crackles of bacterial and atypical pneumonia. Postgrad Med J. 2008 Aug ; 84 (994) : 432-6.

ディープ・アプローチ

肺炎と痰

　肺炎らしい人の中に「痰量増加」があります．Diehrら[1]が肺炎に対する予測ルール（**表**）を作った際に「1日中喀痰が出る」を1点の項目として挙げたように，肺炎患者では通常，喀痰の量が増加していくエピソードが聴取できます．しかし，肺炎によって発熱し不感蒸泄が増えたり，食事摂取量が減少したことによって，脱水状態となると喀痰が出ない肺炎も存在します．

　こういった乾いた肺炎では，補液を負荷することで乾きが癒され脱水が補正されるとともに，喀痰量が増えてくるのを見かけます．補液をすることで，痰の粘稠度が低くなり痰を喀出しやすくなるメカニズムが予想されていますが，あまりに痰の量が多い場合は，治療途中で突然痰による気道閉塞を起こし心肺停止になることがあるので注意が必要です．

表　Diehrの肺炎予測ルール

所見	ポイント	総合ポイント	肺炎の可能性
鼻汁	−2	−3	0.0
咽頭痛	−1	−2	0.7
筋肉痛	1	−1	1.6
寝汗	1	0	2.2
一日中痰が出る	1	1	8.8
呼吸数25回以上	2	2	10.3
発熱37.8℃以上	2	3	25.0
		4以上	29.4

（Am Fam Physician. 2005 Nov 15；72（10）：2012-21.）

Deep Reference

1) Diehr P, Wood RW, Bushyhead J, et al. Prediction of pneumonia in outpatients with acute cough--a statistical approach. J Chronic Dis. 1984；37（3）：215-25.

2) Cayley WE Jr. Diagnosing the cause of chest pain. Am Fam Physician. 2005 Nov；72（10）：2012-21.

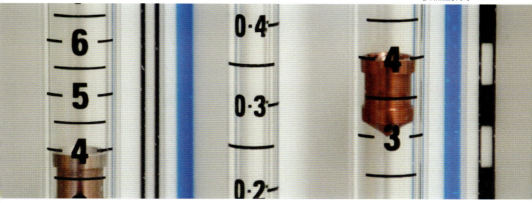

処置＆検査

　バイタルサインが崩れている場合はできるだけ迅速に処置や検査を行い，診療を進めることが ER では要求されます．本来は病歴・身体診察を丁寧に行いつつ鑑別疾患を絞っていき，必要な検査をオーダーするのが定石でしょうが，患者に不利益が出てはいけません．誤嚥性肺炎は B（呼吸）の異常を中心とした疾患ですから，よりすばやい処置や検査が迫られていると考え，診療の手順を臨機応変に逆転させましょう．

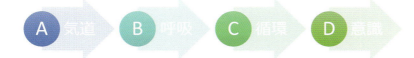

処置の優先順位とエアウェイ・マネジメント

・処置の優先順位は常に A→B→C→D です．人手が多い時には同時進行で処置を行います．
・A，B の基本となる酸素投与はどの程度すればよいのでしょうか．酸素は安全なものと思われがちですが，過剰な酸素は人体にとっては毒です．人工呼吸器関連肺炎では高濃度酸素は独立した危険因子となっています[11]．

CHAPTER 2　ジェネラルケース

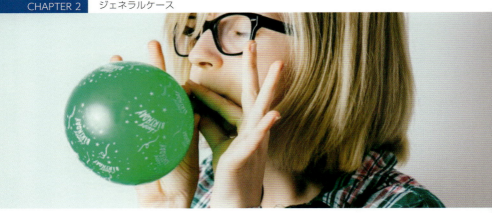

- 過剰な酸素は高酸素性肺傷害（HALI：hyperoxic acute lung injury）の原因にもなります．HALI は肺水腫，ヒアリン膜形成，肺動脈肥厚などをメインメカニズムとしています[12)13)]．
- 高濃度の酸素は窒素が少ないため，血液に溶けやすい酸素ばかりが投与されることになります（脱窒素現象）．
- 上記とサーファクタントという，肺胞の表面を円滑にしてくれる物質の産生抑制が起こると，肺胞が抜け殻になってしまい無気肺になりやすくなります．
- 無気肺はその名のごとく，肺胞の中に気体が入っていない状態です．しぼんだ風船のようなもので，しぼんだ風船の内側にはズリ応力が生じます[14)15)]．そのズリ応力（こすれ合う力）が肺胞を傷つけて炎症を起こすと，最終的にARDS（急性呼吸不全）の原因になることがあるため，高濃度酸素の投与には注意が必要なのです．

過剰な酸素は有毒！ ARDS の原因になることも

- 酸素投与の原則は患者が呼吸苦を訴えない程度ですが，およそ SpO_2 94％以上を目安に投与するとよいでしょう．SpO_2 だけを指標にするのは呼吸回数の確認をおろそかにすることがあり，少し危険というのがプロの認識です．
- COPD 患者では SpO_2 88-92％での管理が望ましいとされています[16)17)]．高濃度酸素投与によって CO_2 ナルコーシスを助長してはなりませんが，急激な呼吸状態の悪化時には躊躇なく高濃度酸素を投与すべきです．CO_2 ナルコーシスで呼吸が止まったら補助換気や一時的な気管挿管など，リカバーの方法は

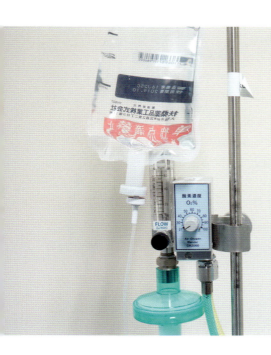

表6 High Flow Therapy（NHF）の適応

NHFの適応
COPDおよびCOPD急性増悪 肺炎 肺水腫 気管支喘息 急性肺損傷（肺挫傷，胸部外傷） ARDS 気管挿管抜管後の酸素吸入 気管支鏡検査中の酸素吸入 急性心不全 終末期の低酸素血症（緩和目的）
NHFの禁忌
$PaCO_2 > 48\ Torr$ 顔面の外傷で鼻カニュラを使えない状態
NHF開始法
鼻カニュラを装着 加湿加温を開始 流量を30 L/min以上に設定 SpO_2 90%以上となるように酸素濃度を上げ調整する

いくらでもありますが，低酸素血症による臓器障害や脳症はリカバーが簡単ではありません．
・著しい酸素化不良では，高濃度酸素を投与するためにリザーバー付きマスクを使用して10 L/min以上の流量で酸素を投与します．

CO_2ナルコーシスよりも低酸素血症による影響を恐れるべし！

・それでも間に合わない場合や呼吸が止まりそうな場合はバッグバルブマスクで強制換気を行いつつ，次の一手を考えます．
・次の一手とはHigh Flow Therapy（ネーザルハイフロー™やハイフローセラピーシステム™）でなんとか持たせるか，気管挿管を行うかです．
・High Flow Therapy（以下一般的なNHFと略す）は高流量酸素によって，鼻咽頭の死腔内にたまった呼気を洗い流し，死腔換気率を減少させ酸素化を改善するという優れものです[18]．
・NHFは肺炎に適応があり，非侵襲性ですので比較的ハードルが低いのが利点でもあります．
・NHFの適応と禁忌を**表6**に示します．

- 禁忌の中にはPaCO$_2$>48 Torrという項目がありますが，換気補助を必要としないような軽症例であればCO$_2$ウォッシュアウト効果を認めるとする報告もあり，絶対禁忌ではないと考えています[19]．その場合，流量をできるだけ高流量として，PaCO$_2$の緩徐な補正も狙い血液ガス分析でフォローします．
- 高流量の気体を鼻から投与すると違和感や痛みが強くなりますので，必ず加湿加温をします．NHFによって肺胞まで加湿できるため，それによって粘稠性の痰をやわらかくするウラ技もあります．
- NIV（Noninvasive Ventilation：非侵襲的換気法）はNPPV（Noninvasive Positive Pressure Ventilation：非侵襲的陽圧換気法）とも言われるものです．肺炎に対しては明確なEvidenceがありませんが，COPD患者の重症肺炎にはEvidenceがあります[20]．痰の排出ができない患者には使えませんので，NIVの適応と導入条件について確認しておきましょう（**表7**）．
- どう頑張ってみても酸素化が改善しない場合や，頻呼吸で呼吸回数が40回もあるような状態が続いて，そのうち呼吸筋疲労で呼吸が止まってしまうことが予測される時，はたまた今にも呼吸が停止しそうな喘ぎ呼吸の場合は積極的に気管挿管を検討します．
- 気管挿管を行う場合はできるだけバッグバルブマスクで酸素化と脱窒素化を行い，挿管に必要な物品の準備をする余裕を作ります．
- 慌てて挿管を試みると，挿管がうまくいかなかった時の次の一手を考える余裕まで見失ってしまうかもしれず，患者をかえって危険に陥れます．

慌てて挿管するとかえって患者を危険に陥れる

- 当然ながら，ERの患者は麻酔科が術前診察で行うような評価はできていません．したがって，患者に挿管困難（Difficult Airway）の可能性があることも念頭に準備をします．ERにDifficult Airwayのセットを作っておくと何かと便利です．
- 一般的な喉頭鏡や挿管チューブ，EtCO$_2$を測定するための機材の準備以外に，Difficult Airwayを想定した準備としては，エアウェイスコープやMcGRATH™（**図4**）などのビデオ式喉頭鏡があります．
- ビデオ式喉頭鏡は扱い方にある程度の慣れが必要ですので，緊急時に慌てないように日頃から使い慣れておく必要があります．

表7　NIV の適応と導入条件

NIV の Evidence
非常に強い Evidence
COPD 急性増悪，急性心原性肺水腫，免疫不全に合併する呼吸不全
やや強い Evidence
術後呼吸不全，気管挿管からの weaning，喘息，肺線維症，気管挿管拒否患者の呼吸不全
弱い Evidence
ARDS，外傷，上気道閉塞
NIV の導入条件
意識がハッキリしており協力的
循環動態が安定している
マスクに対して拒否的でない
顔面外傷がない
気管挿管が必要でない
痰の排出ができる
イレウスがない
NIV の禁忌
昏睡
自発呼吸がない
咳反射がない
気胸
誤嚥の可能性が高い
マスクがフィットしない
NIV 開始法
①IPAP（吸気圧）8 cmH$_2$O，EPAP（呼気圧）4-5 cmH$_2$O から開始
②SpO$_2$ 90％以上を目標に FiO$_2$ を増やす
③TV（呼気1回換気量）6 mL/kg 以上となるように IPAP を上げる
④SpO$_2$ 90％以上となるように EPAP を上げる

(Aust Crit Care. 2010 May；23（2）：53-70.)

- ビデオ式喉頭鏡のような特殊な電子機器がなくとも，ガムエラスティックブジーやチューブエクスチェンジャーのような樹脂製の機材も役に立ちます．これらの機材の準備を行うとともに，その扱いに慣れた人が院内にいることを確認しておけば鬼に金棒です．
- 吸痰は痰の喀出が困難な患者や痰の量が多くなっている患者に有効で，酸素

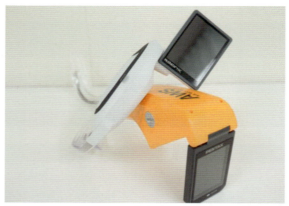

図4　エアウェイスコープ（下）とMcGRATH™（上）

化不良が著しい場合でも吸痰をするだけで，酸素化が十分になることもあります．
- 痰の量が多い場合は痰によって窒息することがあり，突然死の原因となります[21]．適宜吸痰をするよう指示することも急変を防ぐために重要です．

■ Circulation：循環の安定化

- 循環を安定させる最初の1歩は十分な補液です．ショック状態であるなら2ルートを18Gなどのできるだけ太い針で確保します．2ルートで足りなければ3ルート目を探します．
- ショック対応の初期からのカテコラミンの使用は慎みます．**カテコラミンは十分な補液を行ったあとに使い始めます**から，補液はカテコラミンの使用よりはるかに優先されます．
- ショックで使用されるカテコラミンはドパミンかノルアドレナリンです．敗血症性ショック時にはどちらを使っても死亡率に有意差がありませんでしたが，ドパミン使用群では不整脈イベントが多いことが報告されています[22]．また心原性ショックの患者ではドパミン使用群で28日死亡率が優位に高いとも報告されています[22]．そのためERでは，ドパミンよりもノルアドレナリンがショック時の第一選択となっています．

- カテコラミンは原則として中心静脈から投与しますが，中心静脈を確保するのに時間がかかることから初期投与は末梢静脈から行うことがあります．
- 末梢静脈からノルアドレナリンを投与する場合は 0.4γ までとし[23]，24時間（長くて36時間程度）までに中心静脈からの投与に切り替えます[24]．

敗血症性ショックではカテコラミンより補液が優先

Reference

11) Six S, Jaffal K, Ledoux G, et al. Hyperoxemia as a risk factor for ventilator-associated pneumonia. Crit Care. 2016 Jun 22；20（1）：195.

12) Sinclair SE, Altemeier WA, Matute-Bello G, et al. Augmented lung injury due to interaction between hyperoxia and mechanical ventilation. Crit Care Med. 2004 Dec；32（12）：2496-501.

13) Kallet RH, Matthay MA. Hyperoxic acute lung injury. Respir Care. 2013 Jan；58（1）：123-41.

14) Dantzker DR, Wagner PD, West JB. Proceedings：Instability of poorly ventilated lung units during oxygen breathing. J Physiol. 1974 Oct；242（2）：72P.

15) Hafner S, Beloncle F, Koch A, et al. Hyperoxia in intensive care, emergency, and peri-operative medicine：Dr. Jekyll or Mr. Hyde? A 2015 update. Ann Intensive Care. 2015 Dec；5（1）：42.

16) Plant PK, Owen JL, Elliott MW. One year period prevalence study of respiratory acidosis in acute exacerbations of COPD：implications for the provision of non-invasive ventilation and oxygen administration. Thorax. 2000 Jul；55（7）：550-4.

17) Austin MA, Wills KE, Blizzard L, et al. Effect of high flow oxygen on mortality in chronic obstructive pulmonary disease patients in prehospital setting：randomised controlled trial. BMJ. 2010 Oct 18；341：c5462.

18) Kernick J, Magarey J. What is the evidence for the use of high flow nasal cannula oxygen in adult patients admitted to critical care units? A systematic review. Aust Crit Care. 2010 May；23（2）：53-70.

19) Bräunlich J, Seyfarth HJ, Wirtz H. Nasal High-flow versus non-invasive ventilation in stable hypercapnic COPD : a preliminary report. Multidiscip Respir Med. 2015 Sep 3 ; 10（1）: 27.

20) Nava S, Hill N. Non-invasive ventilation in acute respiratory failure. Lancet. 2009 Jul 18 ; 374（9685）: 250-9.

21) Komiya K, Ishii H, Okabe E, et al. Risk factors for unexpected death from suffocation in elderly patients hospitalized for pneumonia. Geriatr Gerontol Int. 2013 Apr ; 13（2）: 388-92.

22) De Backer D, Biston P, Devriendt J, et al. Comparison of dopamine and norepinephrine in the treatment of shock. N Engl J Med. 2010 Mar 4 ; 362（9）: 779-89.

23) Ricard JD, Salomon L, Boyer A, et al. Central or peripheral catheters for initial venous access of ICU patients : a randomized controlled trial. Crit Care Med. 2013 Sep ; 41（9）: 2108-15.

24) Brewer JM, Puskarich MA, Jones AE. Can Vasopressors Safely Be Administered Through Peripheral Intravenous Catheters Compared With Central Venous Catheters? Ann Emerg Med. 2015 Dec ; 66（6）: 629-31.

01 誤嚥性肺炎

ディープ・アプローチ

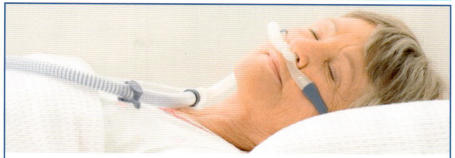

ネーザルハイフロー™（Fisher & Paykel Healthcare 社ウェブサイト：https://www.fphcare.co.nz/hospital/adult-respiratory/optiflow/understand/mechanisms/）

High Flow Therapy の Evidence

High Flow Therapy は，商品名としてのネーザルハイフロー™ が一般化しており NHF と略されることがよくあります（以下 NHF）．経鼻投与できるため NIV（非侵襲性換気法）や気管挿管に比べても非常に負担が少なく，装着までの時間もそれほどかからないため，医療者への訓練もそれほど必要なく比較的気軽に使用できます．NHF 装着中であっても，食事も会話も口腔ケアもでき，夜間も入眠しやすく，入院中の様々なトラブルが比較的簡単にクリアできてしまいます．

NHF の投与法は周囲の空気で希釈されないように 30 L/min 以上の流量を用います．**頻呼吸となっている場合には少なくとも呼吸回数×1 回換気量を上回る流量**を投与しなければなりません．一般的には 30-60 L/min の流量を投与します．酸素濃度を調整して SpO_2 90%以上を目指します．

ER での NHF の Evidence には，Ⅰ型呼吸不全患者に対しては酸素マスク投与から NHF へ切り替えることで呼吸数減少，SpO_2 上昇，呼吸困難スケールの改善を認めたことや[1]，酸素マスクに比較して快適性の面で優れていたと報告されています[2]．

183

一方で，ER において行われた大規模なランダム化比較試験では通常の酸素療法と NHF を比較しても，気管挿管を回避する率に差はありませんでした[3]．しかし，CO_2 ナルコーシスが NHF 群で少なかったという結果が得られており，CO_2 ナルコーシスのリスクがあるような患者には有効かもしれません．

一方，NHF は NIV ではありますが NPPV（非侵襲性陽圧換気法）には通常分類されません．NHF は陽圧がかかっていないという理由ですが，実際に呼気において測定してみると 40 L/min では開口時 2.2 cmH$_2$O（2.0-2.5）閉口時 5.5 cmH$_2$O（4.1-7.2）の陽圧がかかっています[4]．閉口であれば，若干の PEEP がかけられるということです．

では本格的（？）に陽圧をかけられる NPPV との比較ではどうでしょう．通常の酸素療法と NHF および NPPV を比較したランダム化比較試験のメタアナリシスでは，いずれの方法でも死亡率は変わらず，挿管率も有意差がありませんでした[5]．条件つきですが，NHF は NPPV に対して非劣性というのです．NHF は患者の忍容性が高く，呼吸困難スコアの改善が見られています．

NHF は気管挿管時に使用することで，挿管時の SpO$_2$ の低下までの時間を低減することもできます．NHF が経鼻投与であるため（通常の鼻カニューラを 15 L/min で流す方法でも代用可能），そのまま経口挿管することができます．この方法は Apneic oxygenation と言われ，Difficult airway に対して NHF を 70 L/min で投与しながら気管挿管を行ったところ 10 分間 SpO$_2$ 90％以上を維持できたと報告されています[6]．これを NPPV で行うこともできますが，ICU で行った研究では NHF のほうが最低 SpO$_2$ の平均値が高かったと報告されており[7]，いまのところ NHF に軍配が挙がっています．

Deep Reference

1) Lenglet H, Sztrymf B, Leroy C, et al. Humidified high flow nasal oxygen during respiratory failure in the emergency department : feasibility and efficacy. Respir Care. 2012 Nov ; 57（11）: 1873-8.

2) Rittayamai N, Tscheikuna J, Praphruetkit N, et al. Use of High-Flow Nasal Cannula for Acute Dyspnea and Hypoxemia in the Emergency Department. Respir Care. 2015 Oct；60（10）：1377-82.

3) Jones PG, Kamona S, Doran O, et al. Randomized Controlled Trial of Humidified High-Flow Nasal Oxygen for Acute Respiratory Distress in the Emergency Department：The HOT-ER Study. Respir Care. 2016 Mar；61（3）：291-9.

4) Groves N, Tobin A. High flow nasal oxygen generates positive airway pressure in adult volunteers. Aust Crit Care. 2007 Nov；20（4）：126-31.

5) Monro-Somerville T, Sim M, Ruddy J, et al. The Effect of High-Flow Nasal Cannula Oxygen Therapy on Mortality and Intubation Rate in Acute Respiratory Failure：A Systematic Review and Meta-Analysis. Crit Care Med. 2017 Apr；45（4）：e449-e456.

6) Patel A, Nouraei SA. Transnasal Humidified Rapid-Insufflation Ventilatory Exchange (THRIVE)：a physiological method of increasing apnoea time in patients with difficult airways. Anaesthesia. 2015 Mar；70（3）：323-9.

7) Miguel-Montanes R, Hajage D, Messika J, et al. Use of high-flow nasal cannula oxygen therapy to prevent desaturation during tracheal intubation of intensive care patients with mild-to-moderate hypoxemia. Crit Care Med. 2015 Mar；43（3）：574-83.

CHAPTER 2　ジェネラルケース

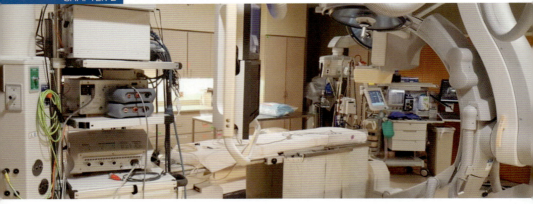

画像検査

- 肺炎の診断基準は一般的に次の①②の両方の条件を満たすものとなっています．
  ①胸部 X 線または胸部 CT 上で肺胞浸潤影を認める
  ②37.5℃以上の発熱，CRP 異常高値，末梢血白血球数 9,000/μL 以上，喀痰などの気道症状があるもののうち，いずれか 2 つ以上が存在する
- しかし，実際には①だけの肺炎もあれば，②だけの肺炎も存在するため，①②を満たさないからといって肺炎は除外できません．①については，肺炎が臨床的に完治しても画像所見が残存することがあり，浸潤影があったからといって，いまの肺炎の所見なのか，少し前の肺炎の所見なのかは分かりません．
- 胸部 X 線や CT では歩行できる人は右側の下葉に多く，寝ていることが多い人では上葉もしくは下葉の上部に浸潤影があるのが誤嚥性肺炎の特徴です[8)9)]．
- 誤嚥性肺炎では，いずれの場合も浸潤影が肺区域内に収まっているのが特徴[8)9)]で，肺炎球菌やクレブシエラによる大葉性肺炎とは一線を画する所見です．

> 誤嚥性肺炎の画像所見は肺区域内に収まっているのが特徴

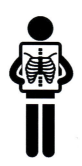

- 画像の陰影は肺炎が治ったあともしばらく残存するため，以前の画像が手に入るのであれば比較をすると，より精度の高い画像診断ができます．
- CT検査で浸潤影のない肺炎もあります．読影のプロが見れば分かる程度にしか浸潤影がない微妙な肺炎だってあるのです．感染によって発熱し，ぼーっとするなどして食欲が低下します．食事が摂れていなければ水分もあまり飲めていないでしょうし，発熱そのものは汗をかいて不感蒸泄を増加させます．したがって，肺炎になると水分のinが減少してoutが増え，脱水状態になりやすいのです．
- 高度の脱水があると浸潤影を作るほどの水分がないために，画像所見がないか，あっても軽微であることがあり，画像所見に頼りがちな私たちをしばしばだまします．
- このような画像所見の肺炎患者では痰もほとんど出ません．しかしながら，補液をしていくと画像所見が明らかになるとともに，痰の量がみるみる増加することがあります．吸痰の指示が出せていないために，増えてきた痰によって呼吸状態の悪化や場合によっては，痰に溺れて窒息することがあります．そのため痰の出ない肺炎患者に補液をする時は，痰によって呼吸状態が悪化する可能性があることを周囲に知らせておきます．

高度の脱水では浸潤影が見えないことがある

ディープ・アプローチ

胸部X線の影はいつまで残るか

　肺炎といえば胸部X線の浸潤影ですが，その影はしばらく残ることが知られています．有効な抗生物質を投与していても，その初期には陰影が悪化することもあります．実際に市中肺炎で治療を開始して第7病日では56％の患者に臨床的な改善が見られたのに対して，胸部X線の陰影は25％に残ったと報告されています[1]．

胸部X線の影が残るのに関与したのは，
- 肺炎が複数の肺葉にまたがっていた（オッズ比 2.87）
- 打診上，濁音であった（オッズ比 6.94）
- CRP＞20 mg/dL（オッズ比 4.24）
- 入院時の呼吸数が25回より多かった（オッズ比 2.42）

となっています[1]．

　そのため入院中の肺炎の経過，治療効果判定を胸部X線で追っていくというのは必ずしも必要ありません．肺炎の治療効果判定はバイタルサイン，特に呼吸回数といった臓器特異性の高いバイタルサインを重視します．

　米国のガイドラインでは Criteria for Clinical Stability（本文**表18**，226頁参照）が明らかにされており，この中の項目が全くなくなるか，1つだけになれば退院可能であるとしています[2]．

Deep Reference

1) Bruns AH, Oosterheert JJ, Prokop M, et al. Patterns of resolution of chest radiograph abnormalities in adults hospitalized with severe community-acquired pneumonia. Clin Infect Dis. 2007 Oct；45（8）：983-91.

2) Mandell LA, Wunderink RG, Anzueto A, et al. Infectious Diseases Society of America.；American Thoracic Society. Infectious Diseases Society of America/American Thoracic Society consensus guidelines on the management of community-acquired pneumonia in adults. Clin Infect Dis. 2007 Mar；44（Suppl 2）：S27-S72.

01 誤嚥性肺炎

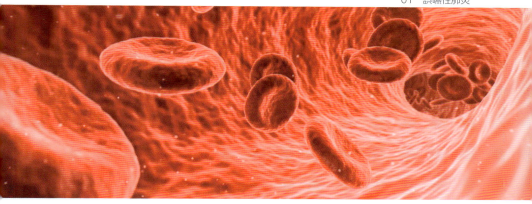

血液検査の読み方

- 血液検査では WBC，好中球数，CRP が低いからといって軽症とは言えないことに注意します．またこれらの値は診断の鑑別には何の貢献もしません．
- CRP は肝臓で合成されるのに 6-8 時間かかり，ピークに達するのに 36-50 時間かかります[25]．そのため CRP は，いまの状態をあらわしてはいません．半日ほど前の値なのだろう，と思って見たほうが正確かもしれません．
- また重症肺炎では，しばしば CRP 産生能が枯渇して CRP が低くなることがあります．CRP は肝臓で合成されるため，ショックなどにより肝機能が悪化していると CRP が上昇しないこともあります[26]．
- またベストなカットオフ値も存在しないため，CRP だけを見て患者を見ないということにならないように注意が必要です．

WBC や CRP で重症度を判定しない

- いずれにせよ，Labo data は必ずしも重症度を反映しませんから，重症度判定は別の方法で行います．スタンダードな方法として A-DROP や CURB-65 といったスコアリングがあります．
- どちらのスコアリングでも BUN 19 mg/dL もしくは 20 mg/dL をカットオフとしているため，血液検査で BUN を測定します．
- T-BiL，AST，ALT などの肝胆道系酵素および LDH の上昇はショック状態があったことを示唆します[27)28)]．ショック状態は血圧が低下していたわけで

- すから，複数の臓器が虚血によってダメージを受けているはずです．そのため，これらの検査値異常は薬剤性肝障害やアルコール性肝障害などと簡単に理由づけせず，慎重に見ておく必要があります．高度な上昇はMOF（Multiple Organ Failure：多臓器不全）を意味します．
- クレアチニンはAKI（Acute Kidney Injury：急性腎障害）の評価に用います．敗血症などで腎前性腎不全となり一過性にクレアチニンは大きな値をとりますが，十分な補液をすることによって，時間経過とともに低減していきます[29]．AKIを疑ったら血管内volumeの評価を行います．
- 肺炎患者で低Na血症・低P血症・高CPK血症を見たらレジオネラ肺炎を疑います．レジオネラ肺炎は他の肺炎と違い，比較的徐脈や精神症状，筋痛を生じる特徴があり，治療も異なりますので鑑別疾患としては重要な位置を占めます[30]．
- 低血糖は30日死亡率の増加と関連しており，重症度を推定する重要な指標です[31]．

低Na，低P，高CPKを見たらレジオネラ肺炎を疑う

Reference

25) Lelubre C, Anselin S, Zouaoui Boudjeltia K, et al. Interpretation of C-reactive protein concentrations in critically ill patients. Biomed Res Int. 2013；2013：124021.

26) Bota DP, Van Nuffelen M, Zakariah AN, et al. Serum levels of C-reactive protein and procalcitonin in critically ill patients with cirrhosis of the liver. J Lab Clin Med. 2005 Dec；146（6）：347-51.

27) Birrer R, Takuda Y, Takara T. Hypoxic hepatopathy：pathophysiology and prognosis. Intern Med. 2007；46（14）：1063-70.

28) Drolz A, Horvatits T, Roedl K, et al. Outcome and features of acute kidney injury complicating hypoxic hepatitis at the medical intensive care unit. Ann Intensive Care. 2016 Dec；6（1）：61.

29) Uchino S, Kellum JA, Bellomo R, et al. Beginning and Ending Supportive Therapy for the Kidney (BEST Kidney) Investigators.. Acute renal failure in critically ill patients : a multinational, multicenter study. JAMA. 2005 Aug ; 294 (7) : 813-8.

30) Cunha BA, Burillo A, Bouza E. Legionnaires' disease. Lancet. 2016 Jan 23 ; 387 (10016) : 376-85.

31) Mortensen EM, Garcia S, Leykum L, et al. Association of hypoglycemia with mortality for subjects hospitalized with pneumonia. Am J Med Sci. 2010 Mar ; 339 (3) : 239-43.

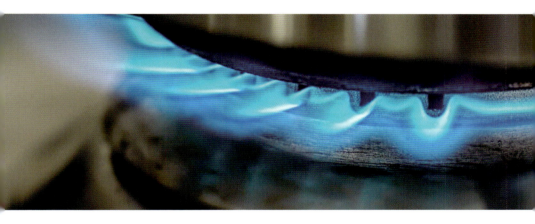

■ 血液ガス検査

- 血液ガス検査は測定機種によって測定できる内容が違いますが，単純に血液中のガス成分だけでなく，電解質や乳酸値，血糖値まで測定できる機種があります．どのような機種を使っているのかは，病院によって異なりますので，装置による個体差があることを知っておきましょう．
- 重症の誤嚥性肺炎を疑った時に血液ガス分析で最も見たい値は乳酸値です．乳酸値が 2 mmol/L（18 mg/dL）を超えている時は，敗血症を疑う根拠の 1 つとなります[32]．そのため，可能なら血液ガス分析では乳酸値を測定します．

乳酸値が高い時は敗血症を疑う

- その他に見たい値としては$PaCO_2$やpH，血糖値を優先的に見ます．
- 比較的軽症の肺炎であれば過換気になって$PaCO_2$は通常低下していますが，ある程度の代償機構が働いている間は$PaCO_2$はそれほど動きません．しかし，重症肺炎でガス交換不良や徐呼吸となっていたり，COPDや喘息の増悪では$PaCO_2$が貯留していることがあります．
- すなわち，$PaCO_2$の代償機構が崩れて高値となっている肺炎は重症である可能性があります．
- 市中肺炎では**$PaCO_2$が35 mmHg未満であった群と45 mmHg以上であった群は正常範囲群に比較して，30日死亡率がそれぞれOR＝2.84と3.38と高い**ことが報告されています[33]．
- pHは肺炎であれば，主に乳酸値と$PaCO_2$に応じて変動することになります．これらの値は，患者の病歴とバイタルサインを基にして「これくらいの期間，症状があって，このような頻呼吸で，この全身状態であれば，pHや乳酸値などの値はこれくらいの値であろう」と推定して検査をします．
- 検査は常に予測値を立てて結果を見るようにトレーニングしていくと，そのうち検査前から値が分かってくるようになりますし，予測値を超えていた時に診断仮説のどこかに間違いがあるのでは？　と思い直します．
- PaO_2はSpO_2が十分高い値となっている時や，COPDなどの既往があり普段のSpO_2の値から予測できる範囲の値をとっている時は，診断や治療方針に寄与しないため，必ずしも必要ありません．
- PaO_2が必要になるのは呼吸回数が落ち着いているのにSpO_2が不当に低く，SpO_2の示す値に信頼性が置けないと感じた時や，呼吸状態は落ち着いているものの，$SpO_2$94％など微妙に低い値で入院か帰宅か判断に迷う時の決め手に使用するなどに使えます．
- したがって，血液ガス検査は必ずしも動脈で採血する必要はありません．末梢ルートを確保する時や一般採血検査をする時の静脈血で十分に評価できます．
- 静脈血液ガスでは$PvCO_2$（静脈血のPCO_2）が動脈血$PaCO_2$より平均4.41 mmol/L高く出るため，静脈血液ガスから$PaCO_2$に換算する時は4-5 mmol/Lを引き算して使います[33]．pHや乳酸値はそれほど変わりません[34]．こういったデータを基にすれば静脈血液ガスでも十分に戦えます（**表8**）．動脈から

表8 動脈血液ガスとの比較

	静脈血は動脈血より	
pH	0.03（0.027-0.039）	低い
PCO_2	4.41（2.55-6.27）mmol/L	高い
HCO_3^-	1.03（0.56-1.50）mmol/L	高い
乳酸値	0.25（0.15-0.35）mmol/L	高い

（Eur J Emerg Med. 2014 Apr；21（2）：81-8.）

採血するために，患者に痛みをこらえてもらったり，酸素投与を遅らせるのは利不尽かもしれません．

血液ガス検査は静脈血でも十分評価ができる

Reference

32) Shankar-Hari M, Phillips GS, Levy ML, et al. Developing a New Definition and Assessing New Clinical Criteria for Septic Shock : for the Third International Consensus Definitions for Sepsis and Septic Shock (Sepsis-3). JAMA. 2016 Feb；315（8）：775-87.

33) Laserna E, Sibila O, Aguilar PR, et al. Hypocapnia and hypercapnia are predictors for ICU admission and mortality in hospitalized patients with community-acquired pneumonia. Chest. 2012 Nov；142（5）：1193-9.

34) Bloom BM, Grundlingh J, Bestwick JP, et al. The role of venous blood gas in the emergency department : a systematic review and meta-analysis. Eur J Emerg Med. 2014 Apr；21（2）：81-8.

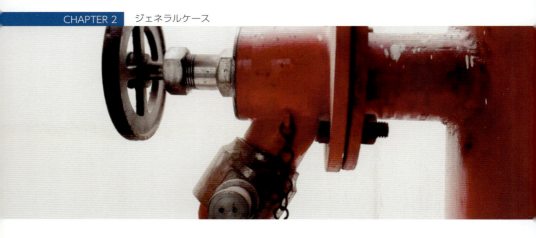

肺炎におけるエコーの使い方

- バイタルサインが不安定な患者へ行うエコーは RUSH exam という系統的な方法があり,ショックの原因を検索するのに使います[35)36)].
- RUSH exam で見るべきポイントは
  ①タンク(循環血液量)
  ②ポンプ(心機能,閉塞性ショックの有無)
  ③パイプ(管,血管抵抗)
  の3つです(**図5**)[36)].
- それぞれが BP(血圧①)= CO(心拍出量②)× TPR(血管抵抗③)という式に相当するものになっているのが面白いところです.
- 肺炎疑いの RUSH exam ①タンクでは,特に FAST でエコーフリースペースの有無,IVC 虚脱の有無,肺水腫を探しにいきます.
- 肺炎疑いの RUSH exam ②ポンプでは,特に心不全の有無を念頭に EF 測定や心囊液貯留を見ます.
- 肺炎疑いの RUSH exam ③パイプでは,特に最も鑑別の難しい肺塞栓症を疑い DVT(深部静脈血栓症)を検索します.
- 肺炎を疑う時のエコーの目的は第1に肺水腫(心不全)や肺塞栓症の鑑別,第2に循環血漿量を予測するための IVC とまとめるとよいです.
- 肺炎をエコーで見ることも実は可能で,Lung ultrasound(以下 Lung US)という呼び名があります[37)].

A) IVC 長軸
B) FAST Morrison 窩
C) FAST 脾腎境界
D) FAST 恥骨部
E) 気胸 肺水腫

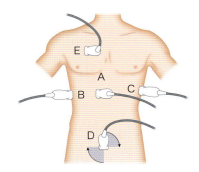

①タンク

A) 傍胸骨像 長軸・短軸
B) 剣状突起下像
C) 心尖部像

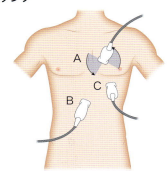

②ポンプ

A) 胸骨上窩（大動脈）
B) 傍胸骨（大動脈）
C) 心窩部（大動脈）
D) 臍上部（大動脈）
E) 大腿部（DVT）
F) 膝窩部（DVT）

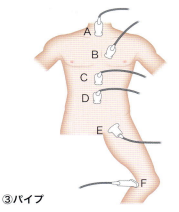

③パイプ

図5 RUSH exam 各項目でエコープローブを当てる場所

表9 CTを対象としたLung USの感度と特異度

	感度	特異度
胸水	94%	97%
肺胞consolidation	90%	98%
間質症候群	93%	93%
気胸	95%	94%
完全な気胸	100%	96%
潜在性気胸	79%	100%

(Ultrasound Clin. 2012 (7):255-78 より筆者作成)

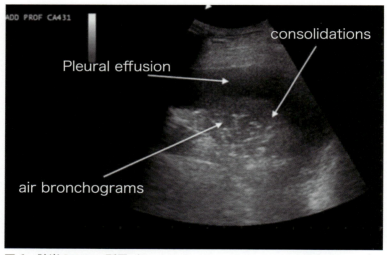

図6 肺炎のエコー所見 (Curr Pediatr Rev. 2012 Aug;8(3):217-23.)
胸水（Pleural effusion）の奥に肺胞consolidationがあり，consolidation内にair bronchogramの所見を認める

- Lung USでは胸水，肺水腫，気胸，肺炎を診断することが可能です．肺炎においては胸水，肺胞consolidation，air bronchogramの所見を見にいきます（図6）[38]．肺炎に対するLung USの感度は94%，特異度は96%もあります[39]．
- エコーで見えるair bronchogramは肺胞consolidationの中に見られ，Dynamic air bronchogramとも言われます．ダイナミックというだけあっ

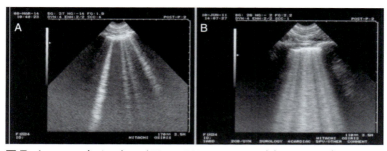

図7　Lung rockets sign（Chest. 2015 Jun；147（6）：1659-70.）
プローブから縦に走る白いライン（B line）が4-5本見える現象（A）で，Lung rockets signがあると肺水腫に対して感度97％特異度95％もある[42]（B）のように見えることもある

て，呼吸のたびに気管支内を痰や分泌物が動いているのをリアルタイムで見ることができます．
・Dynamic air bronchogramの所見があるということは，肺の中に空気があるということになり，無気肺を否定することができます[40]．
・肺炎以外の重要な鑑別疾患として心不全がありますので，肺水腫の所見であるB lineが4-5本以上，肺の動きに応じてユラユラ見えるLung rockets sign（**図7**）がないかを見ておきます[41]．

Reference

35) Perera P, Mailhot T, Riley D, et al. The RUSH exam : Rapid Ultrasound in SHock in the evaluation of the critically Ill. Emerg Med Clin North Am. 2010 Feb；28（1）：29-56, vii.

36) Perera P, Mailhot T, Riley D, et al. Rapid Ultrasound in SHock in the Evaluation of the Critically ill Patient. Ultrasound Clin. 2012（7）：255-78.

37) Lichtenstein DA, Mauriat P. Lung Ultrasound in the Critically Ill Neonate. Curr Pediatr Rev. 2012 Aug；8（3）：217-23.

38) Cortellaro F, Colombo S, Coen D, et al. Lung ultrasound is an accurate diagnostic tool for the diagnosis of pneumonia in the emergency department. Emerg Med J. 2012 Jan；29（1）：19-23.

39) Chavez MA, Shams N, Ellington LE, et al. Lung ultrasound for the diagnosis of pneumonia in adults : a systematic review and meta-analysis. Respir Res. 2014 Apr ; 15 : 50.

40) Lichtenstein D, Mezière G, Seitz J. The dynamic air bronchogram. A lung ultrasound sign of alveolar consolidation ruling out atelectasis. Chest. 2009 Jun ; 135（6）: 1421-5.

41) Lichtenstein DA, Mezière GA. Relevance of lung ultrasound in the diagnosis of acute respiratory failure : the BLUE protocol. Chest. 2008 Jul ; 134（1）: 117-25.

42) Lichtenstein DA. BLUE-protocol and FALLS-protocol : two applications of lung ultrasound in the critically ill. Chest. 2015 Jun ; 147（6）: 1659-70.

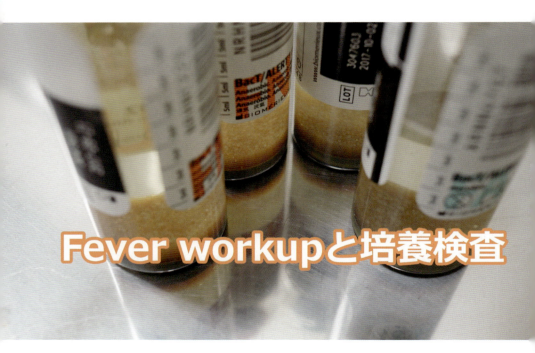

Fever workupと培養検査

Fever workup と培養検査

・Fever Workupとは熱源の分からない発熱に対して行う検査のことで，血液

表 10 肺炎が疑われる患者へ推奨する検査

	血液培養	痰培養	尿中レジオネラ抗原	尿中肺炎球菌抗原
ICU 入室	○	○	○	○
アルコール乱用	○	○	○	○
アスペルギルス	○			○
空洞病変	○	○		
慢性重症肝疾患（肝硬変など）	○			○
WBC 減少	○			○
外来治療無効例		○	○	○

(J Infect Chemothe. 2009 Jun；15（3）：186-6.)

培養 2 セットと尿検査・尿培養，胸部 X 線を行うことを指します．
- 一般的に肺炎と診断された人の中で軽症と診断されると，痰のみを培養検査に提出して内服の抗生物質で治療します．
- 肺炎を疑う人で，発熱がなくとも敗血症を疑う人，肺炎だけでは説明のつかない意識障害の人，肺炎だけでは説明のつかない頻脈の人，代謝性アシドーシスの人（乳酸異常高値），原因不明の CRP 高値には Fever Workup を行います．
- 発熱のない肺炎が存在するということと，発熱がない（もしくは低体温になっている）肺炎はより重症であるという認識が重要です[43]．
- ER では全ての診断がつくわけではありません．たとえ帰宅可能なバイタルサインでも，悪寒戦慄のあった人は血液培養だけでも提出しておくべきです．後の診療で大いにあなたを助けてくれます[44]．

悪寒戦慄のある人には血液培養を！

- 血液培養や痰培養の推奨基準は ICU に入室する肺炎，アルコール乱用者の肺炎，空洞病変のある肺炎になります（**表 10**）[45]．
- 一方で，市中肺炎の血液培養陽性率が低いということは知っておくべきです．市中肺炎の血液培養陽性率は 7〜16％[46)〜48)]と報告されており，血液培養を推奨しないという論拠にも挙がっています．特に誤嚥性肺炎ではコンタミネーション率が高いことと，陽性になっても治療方針がほとんど変わらないことから，血液培養の必要性についてさまざまな議論が残されています．
- 痰を提出する際は唾液の混入を防ぐために水道水でうがいをしてもらい，採

取します[49].
- 前述のように痰の出ない肺炎も10〜30％あるため[50]，検体採取が難しいことがあります．容器を患者に渡して痰を出すよう促すだけでなく，強い咳を実演して真似をさせたり，出された痰の膿性部分を確認して提出することで感度を高めることができます．
- 喀痰を誘発する方法として，3％高張食塩水を吸入させる方法があります[49]．3％高張食塩水は，10％塩化ナトリウム1 mL＋生理食塩水2 mLで作ることができます．
- 高張食塩水吸入は活動性喘息のある患者では喘息を誘発することがあり，注意が必要です．
- 痰の量が多い時や湿性咳嗽はあるものの，喀出力が弱い時などは吸引痰を提出します．

Reference

43) Kolditz M, Ewig S, Klapdor B, et al. CAPNETZ study group.. Community-acquired pneumonia as medical emergency : predictors of early deterioration. Thorax. 2015 Jun ; 70 (6) : 551-8.

44) Abe T, Tokuda Y, Ishimatsu S, et al. Usefulness of initial blood cultures in patients admitted with pneumonia from an emergency department in Japan. J Infect Chemother. 2009 Jun ; 15 (3) : 180-6.

45) Watkins RR, Lemonovich TL. Diagnosis and management of community-acquired pneumonia in adults. Am Fam Physician. 2011 Jun ; 83 (11) : 1299-306.

46) van der Eerden MM, Vlaspolder F, de Graaff CS, et al. Value of intensive diagnostic microbiological investigation in low- and high-risk patients with community-acquired pneumonia. Eur J Clin Microbiol Infect Dis. 2005 Apr ; 24 (4) : 241-9.

47) Waterer GW, Wunderink RG. The influence of the severity of community-acquired pneumonia on the usefulness of blood cultures. Respir Med. 2001 Jan ; 95 (1) : 78-82.

48) Musher DM, Montoya R, Wanahita A. Diagnostic value of microscopic examination of Gram-stained sputum and sputum cultures in patients with bacteremic pneumococcal pneumonia. Clin Infect Dis. 2004 Jul ; 39 (2) : 165-9.

49) 日本呼吸器学会市中肺炎診療ガイドライン作成委員会（編）：呼吸器感染症に関するガイドライン　成人市中肺炎診療ガイドライン2017．日本呼吸器学会

50) Bartlett JG, Mundy LM. Community-acquired pneumonia. N Engl J Med. 1995 Dec; 333 (24): 1618-24.

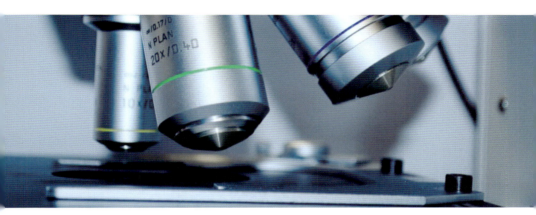

喀痰グラム染色

- 誤嚥性肺炎の喀痰グラム染色像はいろいろな菌が見える Polymicrobial pattern が有名です（図8）．
- グラム染色をして白血球を多数認めるのに全く菌を認めない時は
  ①すでに抗生物質が投与されている
  ②誤嚥性肺炎ではなく化学性肺炎
  ③レジオネラやマイコプラズマ肺炎
  ④抗酸菌性肺炎
  ⑤ウイルス性肺炎
  を考えます．
- したがって，誤嚥性肺炎を疑った場合はグラム染色をすることで診断精度を高めるとともに，鑑別すべき重要な他の肺炎についても情報が得られることになります．

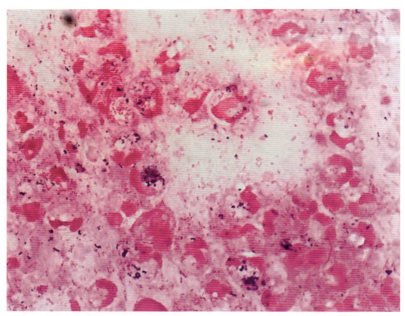

図 8　グラム染色像の Polymicrobial Pattern（画像提供：名古屋掖済会病院 柳内愛氏）
好中球の海の中に GPC（グラム陽性球菌），GNC（グラム陰性球菌），GNR（グラム陰性桿菌）が散在している

- グラム染色の有用性は，救急外来の時点で起因菌の推定と抗生物質の選択が可能になるだけでなく，治療開始後の効果判定にも有用です．抗生物質の選択が適切であっても発熱が続くことがあります．その際に 2 回目のグラム染色を行い，抗生物質投与前に見られていた菌体や白血球が減少していれば，効果ありと考えることができます[51]．
- またグラム染色で菌が見えたはずなのに痰培養で菌が検出されない時は，嫌気性菌や死菌を見ていたのだなという判断もできます[51]．
- グラム染色を行って喀痰中に上皮細胞が多い場合は，下気道ではなく上気道から採取されたものを見ている可能性が高く，検体として不適切です．そのため，提出された痰培養の質の評価もできます．

> グラム染色は診断にも治療効果判定にも使える

表 11　誤嚥性肺炎疑いでのグラム染色像

	市中肺炎 (n=328)	誤嚥性肺炎疑い (n=342)	p値
喀痰サンプルなし	55 (16.8)	24 (7.0)	<0.001
検体の質が悪い	43 (13.1)	70 (20.5)	0.011
良質な検体	230 (70.1)	248 (72.5)	0.49
意味の乏しい微生物	30 (9.1)	27 (7.9)	0.56
Polymicrobial pattern※	56 (17.1)	94 (27.5)	0.001
単一菌が占拠	144 (43.9)	127 (37.1)	0.0744
陽性予測値	10 (32.6)	82 (24.0)	0.013

※引用元では flora

（BMC Infect Dis. 2014 Oct；14：534 より筆者一部改変）

- 下気道からの検体を採取するための気管支鏡検査は診断的価値が高いため[46]，重症度が高く，どうしても検体が必要な場合に考慮されます．
- 喀痰グラム染色像では，Polymicrobial Pattern が見えた場合には，誤嚥性肺炎以外に肺化膿症も鑑別疾患にあるため，誤嚥性肺炎＝Polymicrobial Pattern と決め打ちにしてはいけません．
- 誤嚥性肺炎を疑う患者のグラム染色像ではPolymicrobial Pattern以外に単一菌が占拠している像もあり，誤嚥性肺炎と思われている中に肺炎球菌性肺炎などの市中肺炎がまぎれていると思うべきでしょう（**表11**）[52]．

Reference

51) 青木　眞：レジデントのための感染症診療マニュアル 第3版．医学書院，2015
52) Fukuyama H, Yamashiro S, Kinjo K, et al. Validation of sputum Gram stain for treatment of community-acquired pneumonia and healthcare-associated pneumonia：a prospective observational study. BMC Infect Dis. 2014 Oct；14：534.

Option（結核検査と尿中抗原，胸部CT）

- 誤嚥性肺炎と診断され治療されたために肺結核の診断が遅れることがあり，結核流行国である日本では常にマークが必要です[53)～55)]．しかし一方で，結

核は特徴的な臨床像がないのが特徴で厄介です．
- 結核感染を疑うのは**不明熱，原因不明の体重減少（るい痩），HIV/AIDSの既往，アルコール乱用**があるケースです．これらの要素があると診断が遅れることが少ないことが分かっており，それだけ臨床家たちにマークされている所見でもあり，見逃すことができません[56]．
- 結核感染は症状が緩徐に出てくるため，発見が遅れやすいのですが，それも一つの特徴と捉えると，経過の長い肺炎を見たら，結核を必ず考えます．経過の長さが1つのキーワードです．
- 結核の既往を疑うのは「昔，肋膜（炎）をやった」「昔，肺をとった」という高齢者です．数十年前までは結核に対して肺葉切除術が行われており，胸部X線で縦隔偏位や片肺の縮小が見えることがあります．「昔，胃潰瘍で胃をとった」という人が胃がんだったのかも？　と疑うのと同じです．

経過の長い肺炎を見たら結核を疑う

- 結核の診断が遅れる最も大きな要因は一般の培養結果が陰性になるためです．結核菌の培養は抗酸菌用の特殊な培地で行うため，担当医が結核感染を疑っていなければ検出することは難しくなります[56]．
- 抗酸菌を検鏡するためには，抗酸菌塗抹検査でZiel-Neelsen染色を行いますが，非常に感度が低く，培養陽性となる肺結核症例で40-70％を検出できる程度です[57]．
- そのため，異なるタイミングで3回連続で痰を採取することがATS結核ガイドラインで推奨されています（通称：3連痰）[58]．
- **HIV患者では，抗酸菌塗抹検査が陰性になりやすい**ため，3連痰が陰性でも安心してはいけません[59][60]．

HIV患者は抗酸菌塗抹検査が陰性になりやすい

- どうしても結核の診断をつけたい時は胃液や気管支鏡で検体を採取することもあります．一般的に胃液は小児の検体採取法で，成人では気管支鏡が検査の2ndラインです[61]．
- PCRで半日～2日，培養検査で3週間ほど検出に時間がかかります．ERで行ってすぐに結果が得られるわけではありませんが，PCR陰性で培養陽性と

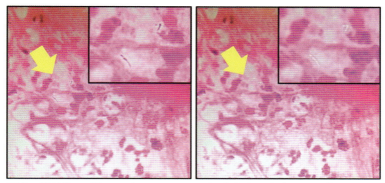

図9 結核菌のGhost Phenomenon（画像提供：名古屋掖済会病院　小川磨育子氏）

いうことがあるため，疑いがあるならPCRと培養の両方を提出すべきです[62]．
- ツベルクリン反応やクオンティフェロン，T-spotは感度も特異度も低いため，活動性結核の診断に全く意味をなしません．これらが陽性になっても結核の既往がわかるだけです．
- 一方，グラム染色で結核菌が見えることがあるのも知っておいて損はありません．顕微鏡のピントを少しずらすことで，それまで見えていたグラム陽性桿菌が消えてしまうGhost Phenomenonというのがあります（**図9**）[63]．疑った場合には積極的に探しにいくことが見つけるコツです．診断の難しい結核という要素と，それをグラム染色で見つけるというテクニックから，これを見つけたら勲章モノなのは間違いありません．
- 誤嚥性肺炎を疑う場合でも重症例や肺炎球菌およびレジオネラ感染の疑いがあれば尿中抗原を提出します（**表10** 参照）．尿中抗原は検出感度以上になるまで3日かかるとも言われますので，提出時期によって偽陰性になる可能性もあります．
- 尿中抗原のメリットは侵襲性の低い尿で検査できることと，15分足らずで結果が出ること，感度・特異度が高いことにあります．
- しかし，そのデメリットがあまり知られていません．肺炎球菌の尿中抗原は陰性尤度比0.31と偽陰性が多く，除外診断するのには不向きです[64]．
- また肺炎球菌が尿中抗原で検出されても，PSSP（ペニシリン感受性肺炎球

菌）や PRSP（ペニシリン耐性肺炎球菌）などの耐性についての情報は得られません．
- 肺炎球菌の尿中抗原は，一度陽性になると数週間（6 週間という報告あり）陽性になるため[65]，その間に再度肺炎となり尿中抗原を提出しても判断ができません．
- レジオネラ尿中抗原検査は感度が低いため，陰性の場合でもレジオネラ肺炎を否定できません．レジオネラ尿中抗原は serogroup 1 というタイプのレジオネラ菌のみを検出できますが，それでも 80-90％の感度です．serogroup 1 はレジオネラ感染症全体の 50％未満ですから，レジオネラ菌の尿中抗原による全体の感度はもっと低くなります[66]．

尿中抗原は陰性でも否定ができない

- 一方で，尿中抗原が真価を発揮するのは，すでに抗生物質が投与されているケースです．尿中抗原は感染から数週間陽性になりますが，抗生物質投与の影響は受けません．
- 敗血症などで，時折測定されるプロカルシトニンは誤嚥性肺炎の診断に有用ではなく，わざわざ提出する意味はありません[67]．
- 胸部 CT 検査は誤嚥性肺炎の診断に必ずしも必要ありません．そのため，検査としては Option 扱いになります．胸部 X 線と比較して感度も特異度も高いのですが，リスクの低い人やバイタルサインが安定している人，重症度分類からも外来通院可能であると判断された人は CT 検査は不要でしょう．
- ただし，COPD や心不全，免疫不全状態，内服薬によるバイタルサインのマスクが疑われる患者では，微妙なバイタルサインの崩れにも注意を要しますので，判断に迷うようであれば胸部 CT を撮影し，胸部 X 線で見つからない肺炎[68]や肺膿瘍を見つけることは治療方針決定において意味があります．
- 胸部 CT は起因菌の推定には役に立たないことが多く，画像診断に十分な Evidence があるのはマイコプラズマ肺炎のみです[69,70]．

53) Nakao M, Sone K, Kagawa Y, et al. Diagnostic delay of pulmonary tuberculosis in patients with acute respiratory distress syndrome associated with aspiration pneumonia : Two case reports and a mini-review from Japan. Exp Ther Med. 2016 Aug ; 12 (2) : 835-39.

54) Tuberculosis Surveillance Center ; RIT ; JATA. [Tuberculosis Annual Report 2012.(1). Summary of tuberculosis notification statistics and foreign-born tuberculosis patients]. Kekkaku. 2014 Jun ; 89 (6) : 619-25.

55) Fukushima Y, Shiobara K, Shiobara T, et al. Patients in whom active tuberculosis was diagnosed after admission to a Japanese university hospital from 2005 through 2007. J Infect Chemother. 2011 Oct ; 17 (5) : 652-7.

56) Lin CY, Lin WR, Chen TC, et al. Why is in-hospital diagnosis of pulmonary tuberculosis delayed in southern Taiwan? J Formos Med Assoc. 2010 Apr ; 109 (4) : 269-77.

57) Pio A, Chaulet P (1998) : Tuberculosis Handbook 2nd ed. Geneva, World Health Organization. pp65-78.

58) Diagnostic Standards and Classification of Tuberculosis in Adults and Children. This official statement of the American Thoracic Society and the Centers for Disease Control and Prevention was adopted by the ATS Board of Directors, July 1999. This statement was endorsed by the Council of the Infectious Disease Society of America, September 1999. Am J Respir Crit Care Med. 2000 Apr ; 161 (4 Pt 1) : 1376-95.

59) Reid MJ, Shah NS. Approaches to tuberculosis screening and diagnosis in people with HIV in resource-limited settings. Lancet Infect Dis. 2009 Mar ; 9 (3) : 173-84.

60) Harries AD. Tuberculosis and human immunodeficiency virus infection in developing countries. Lancet. 1990 Feb ; 335 (8686) : 387-90.

61) Starke JR : Pediatric tuberculosis : time for a new approach. Tuber culosis (Edinb) ; 2003 ; 83 (1-3) : 208-12.

62) Centers for Disease Control and Prevention(CDC).. Updated guidelines for the use of nucleic acid amplification tests in the diagnosis of tuberculosis. MMWR Morb Mortal Wkly Rep. 2009 Jan ; 58 (1) : 7-10.

63) Hadano Y. Gram-ghost cells. BMJ Case Rep. 2013 Jan 31 ; 2013.

64) Sordé R, Falcó V, Lowak M, et al. Current and potential usefulness of pneumococcal urinary antigen detection in hospitalized patients with community-acquired pneumonia to guide antimicrobial therapy. Arch Intern Med. 2011 Jan ; 171（2）: 166-72.

65) Murdoch DR, Laing RT, Cook JM. The NOW S. pneumoniae urinary antigen test positivity rate 6 weeks after pneumonia onset and among patients with COPD. Clin Infect Dis. 2003 Jul ; 37（1）: 153-4.

66) Phin N, Parry-Ford F, Harrison T, et al. Epidemiology and clinical management of Legionnaires' disease. Lancet Infect Dis. 2014 Oct ; 14（10）: 1011-21.

67) El-Solh AA, Vora H, Knight PR 3rd, Porhomayon J. Diagnostic use of serum procalcitonin levels in pulmonary aspiration syndromes. Crit Care Med. 2011 Jun ; 39（6）: 1251-6.

68) 長置健司. 肺炎の診断における胸部CTの有用性についての検討. 日本医学放射線学会雑誌. 1997 Apr ; 57（5）: 258-64.

69) Reittner P, Ward S, Heyneman L, et al. high-resolution CT findings in 114 patients. Eur Radiol. 2003 Mar ; 13（3）: 515-21.

70) Nambu A, Saito A, Araki T, et al. Chlamydia pneumoniae : comparison with findings of Mycoplasma pneumoniae and Streptococcus pneumoniae at thin-section CT. Radiology. 2006 Jan ; 238（1）: 330-8.

誤嚥性肺炎診断後のマネジメント

肺炎重症度判定

Clinical Decision Rule
- CURB-65
- A-DROP
- PSI

＋
- 酸素が外せない
- 経口摂取不可 ▷ 入院
- 通院適応障害

入院の場合

誤嚥性肺炎の基本治療
- A)適宜吸痰
- B)O₂投与 SpO₂ 94-98%キープ
- C)補液
- 抗生物質投与
- 口腔内衛生、坐位で食事

最重症の治療

敗血症性ショックの治療
- 最初の3時間以内に30ml/kgの補液
- バイタルサインを見ながら補液追加
- MAP＞65mmHgを目安にNAD投与
- Lac値の正常化
- 抗生物質の投与

▶ERで安定化させて病棟へ移動する

軽症と判断した場合

帰宅可能かどうかの判断基準
- Clinical Stabilityを満たしている
- 内服可能である
- 一緒にいる人がいる
- 帰る手段がある
- follow up先が確保されている

■ 誤嚥性肺炎診断後のマネジメント

　誤嚥性肺炎と診断したら，肺炎の重症度判定法に従って重症度判定を行います．そのための方法としてCURB-65（**表12**）[71]，A-DROP（**表13**）[72]，PSI（Pneumonia Severity Index）（**表14**）[73]などのClinical Decision Ruleがあります．重症度判定法としてICU入室の判断をするrATS[74]や日本呼吸器学会が提唱する院内肺炎に対するI-ROAD[75]がありますが，誤嚥性肺炎はICUのない病院でも診ることがあるという点，rATSの普遍性が低い点，CRPによって軽症かどうかを判定する信頼性の低い方法をとっている点から，I-ROADとrATSについては省略します．

表12 CURB-65

C	Confusion	見当識障害
U	Urea	BUN 19 mg/dL 以上
R	Respiratory rate	呼吸回数 30 回/分以上
B	Blood pressure	sBP 90 mmHg 未満または dBP 60 mmHg 以下
65	Over 65 y.o	65 歳以上
0-1 点	外来通院可能	
2 点	入院	
3-5 点	入院/ICU 入院	
30 日間での死亡リスク		
0-1 点	1.5%	
2 点	9.2%	
3-5 点	22%	

(*Thorax* 58：377-382, 2003)

表13 A-DROP

A	Age	男 70 歳以上, 女 75 歳以上
D	Dehydration	BUN 21 mg/dL 以上または脱水あり
R	Respiration	SpO$_2$ 90%以下 PaO$_2$ 60 Torr 以下
O	Orientation	意識障害あり
P	Pressure	sBP 90 mmHg 以下
0 点	軽症	外来通院可能
1-2 点	中等症	外来または入院
3 点	重症	入院
4-5 点	超重症※	ICU 入院
※ショックがあれば 1 項目のみでも超重症		

(日本呼吸器学会市中肺炎診療ガイドライン作成委員会：呼吸器感染症に関するガイドライン．成人市中肺炎診療ガイドライン．2007)

表14 PSI (Pneumonia Severity Index)

Step 1			
50歳超，悪性腫瘍，うっ血性心不全，脳血管障害，腎疾患，肝疾患，意識障害，呼吸回数≧30回/min，HR≧125回/min，sBP＜90 mmHg，体温＜35℃または≧40℃→1つでも当てはまればStep 2へ			
Step 2			
患者背景	男性		50歳を超えた年齢を加点
	女性		50歳を超えた年齢−10点
	施設入所者		＋10点
合併症	悪性腫瘍		＋30点
	肝疾患		＋20点
	うっ血性心不全		＋10点
	脳血管障害		＋10点
	腎疾患		＋10点
身体所見	意識障害		＋20点
	呼吸回数≧30回/min		＋20点
	sBP＜90 mmHg		＋20点
	HR≧125回/min		＋10点
	体温＜35℃または≧40℃		＋15点
検査値	pH＜7.35		＋30点
	BUN≧30 mg/dL		＋20点
	Na＜130 mEq/L		＋20点
	血糖≧250 mg/dL		＋10点
	Hct＜30％		＋10点
	PaO_2＜60 mmHg		＋10点
	胸水		＋10点
Class		死亡率	転帰
I	Step 1	0.1％	外来
II	70点以下	0.6％	外来
III	71-90点	2.8％	入院
IV	91-130点	8.2％	入院
V	131点以上	29.2％	入院

(*N Engl J Med* 336：243-250, 1997)

- Clinical Decision Rule は有用な方法ですが，これらでもカバーできていないところがあります．
- 酸素投与が必要で酸素を外すと呼吸困難となるケースや，経口摂取が不可能あるいは不良で点滴による治療が望ましいと思われるケースです．
- 入院適応の中でも軽視されがちであるのは，社会背景に問題があり外来通院

困難なケースでしょう．例えばアルコールを乱用していて服薬コンプライアンスが悪いことが予測される時，認知症や精神疾患があり安静を保てなかったり，家族の支援が得られにくいことから自宅での療養が難しいケース，あるいは高齢者の独り暮らしでケアをする人がいないようなケース，冬場のホームレスも場合によっては入院適応となるでしょう．

- これらのケースは通院適応が難しい"通院適応障害"という疾患の一つかもしれません．
- 社会的入院という言葉が使われることがありますが，これは筆者からすれば「私は病気だけを見ている医者で，患者の背景は見ていません」と宣言しているようなもので，医師として恥ずかしい発言だと認識しています．
- 通院適応障害を含めて，マネジメントするのが誤嚥性肺炎でありジェネラルケースです．

通院適応障害も入院適応と考える

Reference

71) Lim WS, van der Eerden MM, Laing R, et al. Defining community acquired pneumonia severity on presentation to hospital : an international derivation and validation study. Thorax. 2003 May ; 58 (5) : 377-82.

72) 日本呼吸器学会 呼吸器感染症に関するガイドライン作成委員会（2005）．成人市中肺炎診療ガイドライン．日本呼吸器学会

73) Fine MJ, Auble TE, Yealy DM, et al. A prediction rule to identify low-risk patients with community-acquired pneumonia. N Engl J Med. 1997 Jan ; 336 (4) : 243-50.

74) Phua J, Ngerng WJ, Lim TK. The impact of a delay in intensive care unit admission for community-acquired pneumonia. Eur Respir J. 2010 Oct ; 36 (4) : 826-33.

75) 日本呼吸器学会 医療・介護関連肺炎（NHCAP）診療ガイドライン作成委員会（2011）．医療・介護関連肺炎診療ガイドライン．メディカルレビュー

図（敗血症診断フロー）

感染症疑い

qSOFA 2点以上
- 呼吸数≧22回／分
- GCS＜15
- sBP≦100mmHg

↓

臓器障害の有無を評価 → 敗血症の疑いがある？
　　　　　　　　　　　　　　No → 経過観察で敗血症の可能性が出て来るなら再評価する

↓

SOFA 2点以上

↓

敗血症 → 十分な補液にも関わらず
1. MAP≧65mmHgを保つのにカテコラミンが必要
2. 乳酸値＞2mmol/L

↓

敗血症性ショック

SOFAの項目
- PaO₂/FiO₂比
- GCS
- MAP（平均血圧）
- カテコラミンの種類と使用量
- 血清Cr値または尿量
- ビリルビン値
- 血小板数

敗血症性ショックの診断と治療の基礎

- 誤嚥性肺炎の最重症の形は敗血症性ショックでしょう．
- 敗血症性ショックは疑った段階から治療を開始することが望ましく，敗血症を疑うツールとして SIRS[76] と qSOFA[77] があります．
- SIRS（**表15**）を満たす誤嚥性肺炎であれば敗血症（Sepsis）で，臓器障害を伴えば重症敗血症（Severe sepsis），ショックを伴えば敗血症性ショック（Septic shock）となっていました（**表16**）[76]．
- その後，2016年に新しい敗血症の定義が提案されました．新しい定義ではqSOFAという簡単なスコアを用います．qSOFA 2点以上の人でSOFAスコアが2点以上あれば敗血症と定義．さらに十分な補液にも関わらず MAP≧65 mmHgを保つためにカテコラミンが必要で，乳酸値＞2 mmol/Lであれば敗血症性ショックと定義しました[77]．
- qSOFAは呼吸回数22回／分以上，GCS＜15，sBP≦100 mmHgとバイタルサインのみで診断するスコアです．1項目1点で2点以上あればqSOFA陽性となります．

表 15 SIRS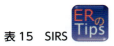

体温＞38℃または＜36℃
脈拍数＞90 回／分
呼吸回数＞20 回／分または PaCO$_2$＜32 mmHg
WBC＞12,000/μL または＜4,000/μL または桿状球（band）＞10%
2 項目以上を満たせば SIRS

(*Chest* 101：1644-1655, 1992)

表 16 Sepsis の定義

Sepsis＝SIRS＋感染巣
Severe Sepsis＝Sepsis＋臓器障害 （循環障害，血圧低下，乏尿，乳酸アシドーシス，意識障害）
Septic Shock＝Sepsis＋十分な補液または昇圧剤に反応しないショック（十分な補液：輸液チャレンジとして 1,000 mL）

(*Chest* 101：1644-1655, 1992)

- SOFA スコアは集中治療の領域で使われる臓器障害の指標です．あまり見慣れないという医師も多いかもしれません．
- この qSOFA と SOFA スコアを用いた一連の定義を簡単に表現すると，患者が誤嚥性肺炎で臓器障害がありショックだったら早急に治療開始せよ，ということになります．
- qSOFA，SIRS どちらを用いても，できるだけ早く敗血症を認知することが大切です．

敗血症の診断は qSOFA も SIRS も活用する

- 2016 年に提案された新しい敗血症の診断基準のスタートは感染症を疑うことから始まりますが，感染症を疑うというのは簡単なこともあれば，症状が乏しく時間のかかることもあります．ショックだとしてもアナフィラキシーショックなのか，梗塞性ショックなのか，心原性ショックなのかの判断はベテランでも迷うことがあります．
- 敗血症性ショックの詳しい解説は尿路感染症の項に譲りますが，初期対応の

キーワードだけは重要ですので何度も繰り返します．
- **初期対応の１つ目のキモは大量の補液**です．これをしっかり行わないと山も峠も現れません．当然，山を迎えることも峠を越えることもありません．
- 最新の Surviving Sepsis Campaign 2016 では最初の3時間に 30 mL/kg の晶質液（生理食塩水・リンゲル液などの細胞外液）を入れるように強く推奨しています[78]．
- 2つ目に MAP≧65 mmHg を目標にカテコラミンを使用します．MAP は平均血圧のことで，平均血圧＝（収縮期血圧－拡張期血圧）÷3＋拡張期血圧で求めます．
- 3つ目に乳酸値の正常化を目指します．
- ①最初の3時間に 30 mL/kg の晶質液，②MAP≧65 mmHg を目標にカテコラミンの使用，③乳酸値の正常化というメルクマールだけは抑えておきましょう．
- 抗生物質は広域のものを使用し，できるだけ早く（1時間以内に）投与することが望まれます．
- 患者が敗血症性ショックであるなら ER で急変してしまう可能性もあり，診療を進めながら家族へは重症であるということと，急変する可能性があることを予め伝えておくことが大切です．

> **敗血症性ショックは 30 mL/kg の輸液から開始**

Reference

76) Bone RC, Balk RA, Cerra FB, et al. Definitions for sepsis and organ failure and guidelines for the use of innovative therapies in sepsis. The ACCP/SCCM Consensus Conference Committee. American College of Chest Physicians/Society of Critical Care Medicine. Chest. 1992 Jun;101(6):1644-55.

77) Singer M, Deutschman CS, Seymour CW, et al. The Third International Consensus Definitions for Sepsis and Septic Shock (Sepsis-3). JAMA. 2016 Feb;315(8):801-10.

78) Rhodes A, Evans LE, Alhazzani W, et al. Surviving Sepsis Campaign: International Guidelines for Management of Sepsis and Septic Shock: 2016. Intensive Care Med. 2017 Mar;43(3):304-77.

ディープ・アプローチ

24 時間以内に敗血症性ショックと診断がつかなかった場合

　ショックの診断は時に難しいことがあります．ショックの種類も敗血症性ショックやアナフィラキシーショック，神経原性ショックのような分配性ショック，循環血漿量減少性ショック，心原性ショック，閉塞性ショックがあります（**図**）[1]．

　診断がつかなかったショックはその後どうなるのでしょう．やはり予後は悪いのでしょうか．特に敗血症性ショックだと，診断を間違えば悪い転機をたどってもよさそうです．

　実際に敗血症と診断されたうちの 18％が敗血症によく似た敗血症ミミッカーであったという報告があります[2]．単一施設の ICU での研究では，過去に感染源が特定された敗血症性ショックと感染源が特定されていない敗血症性ショックで死亡率を調べたところ，**感染源が特定されていない敗血症性ショックのほうが死亡率が高かった（86％対 66％，$p<0.05$）**としています[3]．この研究が発表されたのは 1999 年で 20 年近く前です．当時はまだ EGDT[4]に代表されるような循環動態の治療を優先した敗血症性ショックへの対応法は普及していませんでした（EGDT が発表されたのは 2001 年）．そのためか，ずいぶんと死亡率が高いのが気になります．

　近年，この点について調べた研究が出ています[5]．この研究では，敗血症性ショックが疑われ ICU に入室した 508 人の患者のうち，24 時間以内に敗血症性ショックと診断されたもの（74％）とそうでないもの（26％）に分類されました．24 時間以内に敗血症性ショックと診断がつかなかった群では，その 24 時間後に敗血症性ショックと診断されたものが 28％あり，最終的に敗血症性ショックミミッカーだったのは 44％あったという状況でした．

　この 24 時間以内に敗血症性ショックと診断されたか，そうでないかの両群の 60 日死亡率に差はありませんでした．この研究では，敗血症性ショッ

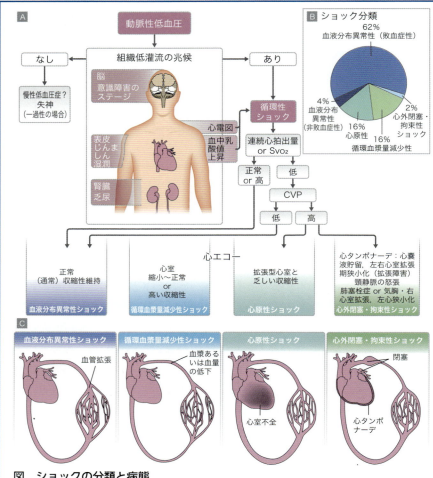

図　ショックの分類と病態

クを疑う基準が，抗生物質を投与され，かつ昇圧剤を使用と定義されていました．そのため，2016年に提案された敗血症性ショックの基準の前にデザインされていたこともあり，従前の定義で診断がなされていたり，乳酸値の基準を満たしていなかったり，いくつかの制限があります．しかし，全ての患者に共通するのはSurviving Sepsis Campaign 2013のガイドラインに沿って治療されており，初期輸液を十分に行っているという点です．抗生物質が全例に投与されているためでは？　という疑問が出ますが，1999年の

研究(正しい抗生物質の選択だったかは別として)でも抗生物質は投与されていますから,大きく変わった要素としては,初期輸液をはじめとする循環動態の管理にあると言えるのではないでしょうか.

ディープ・アプローチ

Deep Reference

1) Vincent JL, De Backer D. Circulatory shock. N Engl J Med. 2013 Oct;369(18):1726-34.

2) Heffner AC, Horton JM, Marchick MR, et al. Etiology of illness in patients with severe sepsis admitted to the hospital from the emergency department. Clin Infect Dis. 2010 Mar;50(6):814-20.

3) Reyes WJ, Brimioulle S, Vincent JL. Septic shock without documented infection: an uncommon entity with a high mortality. Intensive Care Med. 1999 Nov;25(11):1267-70.

4) Rivers E, Nguyen B, Havstad S, et al. Early Goal-Directed Therapy Collaborative Group. Early goal-directed therapy in the treatment of severe sepsis and septic shock. N Engl J Med. 2001 Nov;345(19):1368-77.

5) Contou D, Roux D, Jochmans S, et al. Septic shock with no diagnosis at 24 hours: a pragmatic multicenter prospective cohort study. Crit Care. 2016 Nov;20(1):360.

誤嚥性肺炎の入院治療と抗生物質の選択

- 入院治療となるような場合，ER で開始しておく治療としては酸素投与，補液，抗生物質の投与，吸痰があります．
- これらの順位付けは「救急の基本は ABC」ということに立ち返って，吸痰 (Airway)，酸素投与 (Breathing)，補液 (Circulation) となります．特に吸痰は重要で，入院中の肺炎患者の突然死の原因は痰詰まりによる窒息がほとんどです[21]．痰が多い患者であるか，これから増えてくる患者であるかをアセスメントして，担当スタッフに伝えるマネジメントを行います．

肺炎患者の突然死は痰詰まりがほとんど

- 酸素投与の目安は，SpO_2 が十分に信頼できるようであれば SpO_2 94-98％ を目指します[79]．
- 寝たきり状態の患者や十分に動けない患者の場合は，血栓形成予防のために低用量ヘパリンを使用することも考慮します[79]．
- 誤嚥性肺炎の抗生物質の選択には Evidence がなく，非常に議論の余地があります．専門家の意見も様々です．
- 誤嚥性肺炎は前述の通り，化学性肺炎であるメンデルソン症候群（▶ディープ・アプローチ，163 頁参照）と診断できれば抗生物質は必須ではありません．まずはここから押さえておきましょう．
- 抗生物質選択の基本として，過剰に広域な抗生物質を選択するのは耐性菌の

- 問題から控えるべきですが，これについても最終的な結論が出ていません．
- それはなぜかと言いますと，誤嚥性肺炎の治療に嫌気性菌をカバーするか？ 緑膿菌カバーをどうするか？ という問題があります．
- 多くの書籍で誤嚥性肺炎治療に嫌気性菌カバーを挙げる記載が見られますが，本当に嫌気性菌カバーは必要なのか？ という議論があります．実際に膿胸や肺膿瘍でもない限り，<u>嫌気性菌が起因菌であることは稀</u>という報告があり[80]．抗生物質は嫌気性菌をカバーするような ABPC/SBT：アンピシリン／スルバクタム（ユナシン® など）や CLDM：クリンダマイシン（ダラシン® など）である必要はなく，ABPC：アンピシリン（ビクシリン® など）で十分という意見です．ローカルルールで，ABPC に統一している病院もあると聞きます．
- しかし，病態的には口腔内の嫌気性菌を誤嚥しているのだから，嫌気性菌のカバーが必要として，ABPC/SBT：アンピシリン／スルバクタム（ユナシン® など）を選択するというのも理にかなっています．しかし，口腔内の嫌気性菌も ABPC に感受性があるため，やはり ABPC でよいのではないかとも思われます．

エンピリックな嫌気性菌カバーは不要かもしれない

- 近年，施設からの誤嚥性肺炎の起因菌として緑膿菌が多くなっていると報告され，ガイドラインなどでも最初から緑膿菌をカバーすべきであるという記載も見られるようになりました[75]．
- 緑膿菌が起因菌であるという根拠の多くは，喀痰からの緑膿菌の検出となっています．しかし，緑膿菌は慢性気道感染症において，上気道や気管支辺りに巣を作って定着することがあるため，検出されたからといって分離されただけであって，必ずしも緑膿菌が起因菌とは言うことができません．
- ただそこにいただけなのか，悪さをしているのかは血液培養で検出されない限り分かりません．しかも，一度緑膿菌が検出されると，ずっと検出され続けるという高齢者も多くあります．そういった高齢者は，いつもゴロツキのある咳をしています．
- そのためか緑膿菌が検出されても，ABPC：アンピシリン単独あるいは ABPC/SBT：アンピシリン／スルバクタムで治療が可能であった誤嚥性肺

炎も実体験として少なくありません．
- あるメタアナリシスでは，施設肺炎の 15,850 人を対象とし，緑膿菌や MRSA をカバーする広域抗生物質で治療した群と，カバーしない抗生物質で治療した群を比較したところ，広域抗生物質で治療した群のほうが死亡リスクが高く（OR 1.80），在院日数や臨床的安定性で有意差がなかったとしています．
- また同様の比較を行ったコホート研究では，85,097 人の施設肺炎を対象としたところ，広域抗生物質で治療した群はより重症な肺炎が多かったが，死亡率が高く（17.1％対 7.7％，P＜0.001），重症度を調整して解析しても広域抗生物質に死亡率や在院日数，費用を下げる効果はありませんでした．
- これらを踏まえると，誤嚥性肺炎はエンピリックに緑膿菌カバーをする必要はないでしょう．これまでに緑膿菌菌血症の既往があったり，入院翌日のグラム染色で緑膿菌を疑う GNR が喀痰に残っていれば，緑膿菌カバーを考慮して，抗生物質の変更をするというのも手です．

エンピリックな緑膿菌カバーは Evidence なし

- 入院後 4 日以降に発生した誤嚥性肺炎（院内感染としての誤嚥性肺炎）は特殊で，原因として緑膿菌感染が多いとされています．そのためガイドラインでは，市中肺炎と異なり緑膿菌をカバーするように推奨されています[81]．
- MRSA が心配，緑膿菌が心配だからといって，いたずらにカルバペネム系やニューキノロン系を誤嚥性肺炎に選択すべきではありません．両者は結核もカバーしてしまい，結核の診断を遅らせる原因の一つとなっています[82]．結核の診断前にニューキノロン系を投与してしまうと，死亡率が 1.8-6.9 倍も増加してしまうことが分かっています[83]．
- カルバペネムやニューキノロンなど広域な抗生物質を最初から使用する場合は，患者の状態が敗血症性ショックであったり，HIV や免疫抑制剤の使用下にある，ESBL などの耐性菌で何度も同じ感染症を繰り返している，といった特殊なケースです．

安易な広域抗生物質の投与は死亡率を上げる

- 起因菌は各病院のアンチバイオグラムを参照しつつ，エンピリックな最初の抗生物質を選択します．以下に例を挙げます．

表17　誤嚥性肺炎に対する抗生物質（静注）の例

抗生物質	投与法
①アンピシリン（ビクシリン®など）	1回2gを4時間ごと
①アンピシリン/スルバクタム（ユナシン®など）	1回3gを6時間ごと
②クリンダマイシン（ダラシン®など）	1回600-900 mgを8時間ごと
腎機能が悪い場合	
③セフトリアキソン（ロセフィン®など）	1回1〜2gを1日1回
緑膿菌菌血症の既往がある場合，院内発生の場合	
④ピペラシリン/タゾバクタム（ゾシン®など）	1回4.5gを6時間ごと
敗血症性ショックや免疫不全状態の場合	
⑤メロペネム（メロペン®など）	1回2gを8時間ごと

①ABPC：アンピシリン（ビクシリン®など）または ABPC/SBT：アンピシリン／スルバクタム（ユナシン®など）
②CLDM：クリンダマイシン（ダラシン®など）
③腎機能が悪い場合はCTRX：セフトリアキソン（ロセフィン®など）
④緑膿菌の菌血症の既往がある場合，翌日の喀痰グラム染色で緑膿菌を疑うGNRが残っている場合，または院内発生の場合はPIPC/TAZ：ピペラシリン／タゾバクタム（ゾシン®など）
⑤敗血症性ショックまたは免疫不全状態の患者の場合はMEPM：メロペネム（メロペン®など）とします（**表17**）．

・起因菌が判明次第，狭域の抗生物質へde-escalationします．
・誤嚥性肺炎の治療は抗生物質の投与だけではないという点も重要です．それは入院中の口腔内の衛生を保つこと[81)84)-86)]，食事や飲水時に坐位にするなどでき得る予防策をとります．
・口腔内のケアは歯がない人にも有効で，口腔内を刺激することによって，嚥下反射に重要なサブスタンスPの分泌を促進させていると考えられています[85)]．
・高齢者は長期臥床していると筋力低下から廃用症候群となりやすいため，ADLが低下しないように坐位にさせたり，離床を促すなど適宜調節します．
・また長期臥床が予測されるのであれば，血栓予防に弾性ストッキング[87)]や間欠的空気圧迫法の機器（フットポンプ）[88)]を使用します．

- 嚥下機能に問題がないことをST（言語聴覚士）と一緒に評価し，食事を再開します．状態が安定化し，内服加療が可能になったところで経口薬に抗生物質をスイッチします．

誤嚥性肺炎の治療は抗生物質以外にもある

Reference

79) Lim WS, Baudouin SV, George RC, et al. Pneumonia Guidelines Committee of the BTS Standards of Care Committee. BTS guidelines for the management of community acquired pneumonia in adults : update 2009. Thorax 2009 ; 64（Suppl 3）: iii1-55.

80) Marik PE, Careau P. The role of anaerobes in patients with ventilator-associated pneumonia and aspiration pneumonia : a prospective study. Chest. 1999 Jan ; 115（1）: 178-83.

81) American Thoracic Society. Infectious Diseases Society of America.. Guidelines for the management of adults with hospital-acquired, ventilator-associated, and healthcare-associated pneumonia. Am J Respir Crit Care Med. 2005 Feb ; 171（4）: 388-416.

82) Wang JY, Hsueh PR, Jan IS, et al. Empirical treatment with a fluoroquinolone delays the treatment for tuberculosis and is associated with a poor prognosis in endemic areas. Thorax. 2006 Oct ; 61（10）: 903-8.

83) van der Heijden YF, Maruri F, Blackman A, et al. Fluoroquinolone exposure prior to tuberculosis diagnosis is associated with an increased risk of death. Int J Tuberc Lung Dis. 2012 Sep ; 16（9）: 1162-7.

84) Yoneyama T, Yoshida M, Matsui T, et al. Oral care and pneumonia. Oral Care Working Group. Lancet. 1999 Aug ; 354（9177）: 515.

85) Yoneyama T, Yoshida M, Ohrui T, et al. Oral care reduces pneumonia in older patients in nursing homes. J Am Geriatr Soc. 2002 Mar ; 50（3）: 430-3.

86) Loeb MB, Becker M, Eady A, et al. Interventions to prevent aspiration pneumonia in older adults : a systematic review. J Am Geriatr Soc. 2003 Jul ; 51（7）: 1018-22.

87) Wells PS, Lensing AW, Hirsh J. Graduated compression stockings in the prevention of postoperative venous thromboembolism. A meta-analysis. Arch Intern Med. 1994 Jan；154（1）：67-72.

88) Warwick D, Harrison J, Glew D, et al. Comparison of the use of a foot pump with the use of low-molecular-weight heparin for the prevention of deep-vein thrombosis after total hip replacement. A prospective, randomized trial. J Bone Joint Surg Am. 1998 Aug；80（8）：1158-66.

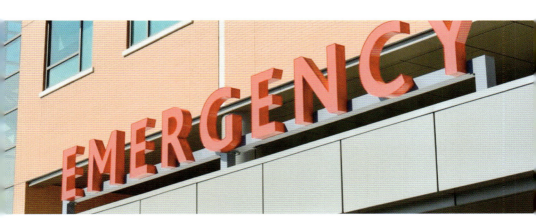

軽症と判断した場合のアセスメントと治療

・Clinical Decision Rule で軽症と判断した場合でも，帰宅可能かどうか，外来通院可能な患者であるかどうかを評価しなければなりません．Clinical Decision Rule ではこれらの点を評価しきれないためです．
・帰宅可能かどうかの判断基準は，患者を退院させられるかどうかをはかるための基準である Criteria for Clinical Stability を満たしているかが1つの指標になります（**表18**）[89]．入院患者が退院できる基準なら，外来通院可能であろうというわけです．
・経口摂取ができなければ内服治療ができませんので，自宅退院は難しいでしょう．しかし，高齢者の場合は帰宅先が自宅とは限りません．療養型の病院であったり，医療施設であることもあります．そのため，帰宅先がどのよ

表 18　肺炎の Criteria for Clinical Stability

これらの項目が 1 つ以内になれば症状安定
体温 37.8℃以上
脈拍数 100 回／分以上
呼吸回数 24 回／分以上
収縮期血圧 90 mmHg 以下
SpO_2 90%未満または PaO_2 60 mmHg 未満（room air）
経口摂取不可能
意識障害あり

(*Clin Infect Dis*　44：S27-72, 2007)

うな施設であるのかを把握しておく必要があります．
- 具体的には点滴が行える施設か，吸痰ができる施設か，胃瘻や NG チューブから投薬が可能であるか，といったところが判断基準になります．
- 状態がよい患者でも痰の量が多く，1 時間おきに吸痰しないと呼吸状態が悪化する患者もいます．この場合は夜間も含めて帰宅先で吸痰できるかを確認する必要があります．もしできないような環境であれば，迷わず入院させなければなりません．何度も出てきますが，痰の多い肺炎は窒息の危険性が高いのです．
- 自宅へ帰る患者も，独り暮らしではなく誰か様子を見てくれる人がいることや，帰宅する手段があることも重要です．救急車で病院までは来ることができたけど，帰ることができない帰宅困難者も入院適応かもしれません．時々見られる老々介護のような状態では帰宅させたところで，状態悪化に気づけなかったり，状態が悪化に気づけても連絡手段を持っていなかったりする危険性がありますから，よく確認して帰宅させるか，入院させるかを考え，心配していることを伝えます．

帰宅先の環境に配慮してはじめて帰宅させられる

- また ER から帰宅させる時は，24-48 時間以内にフォローのための外来受診をさせます．「ER では十分な評価ができませんので，必ず外来に来てください」と伝えてフォローさせます．ポイントは，ER では十分な評価ができな

表19 誤嚥性肺炎に対する抗生物質（内服）

抗生物質	投与法
①アモキシシリン／クラブラン酸(オーグメンチン配合錠 250RS® など) ＋アモキシシリン（サワシリンカプセル® など）	1回 375 mg 1錠 ＋1回 25 mg 1カプセルを8時間ごと
②クリンダマイシン（ダラシンカプセル® など）	1回 300 mg を 8時間ごと
③メトロニダゾール（フラジール内服錠® など）	1回 250 mg を 2錠を 8時間ごと

いとハッキリ言うことです．フォローを自院で行うのか，かかりつけ医で行うのかを患者本人や家族と相談して，必要に応じて帰宅になった理由とともに診断書に記載して渡します．
・誤嚥性肺炎は高齢者や免疫状態の悪い人がなりやすい疾患であるため，無理に帰宅をさせないという選択がリスク回避という意味で無難です．
・帰宅させる際は経口薬の抗生物質や対症療法となる薬剤を処方します．
・AMPC/CVA：アモキシシリン／クラブラン酸（オーグメンチン配合錠® など）を処方する場合は，1錠中のアモキシシリンの量が少ないため，一緒にAMPC：アモキシシリン（サワシリンカプセル® など）を処方します．この処方は俗にオグサワと呼ばれます．
・オグサワ処方が地域のレセプト審査で引っかかるようであれば，CLDM：クリンダマイシン（ダラシンカプセル® など）やMNZ：メトロニダゾール（フラジール内服錠® など）を処方します（**表19**）．

Reference

89) Mandell LA, Wunderink RG, Anzueto A, et al. American Thoracic Society.. Infectious Diseases Society of America/American Thoracic Society consensus guidelines on the management of community-acquired pneumonia in adults. Clin Infect Dis. 2007 Mar；44 Suppl 2：S27-72.

誤嚥性肺炎のピットフォール

- Wheezesを聴取したからCOPDまたは喘息と診断した
- 発熱がないから誤嚥性肺炎ではないと診断した
- 誤嚥性肺炎として入院させたら心不全を合併していた
- 誤嚥性肺炎として対応したらレジオネラ肺炎であった
- 抗酸菌塗抹検査が陰性だったため結核を否定した
- 頻呼吸だったがSpO$_2$が94％だったため帰宅させた
- ERで補液を十分にしなかった

ピットフォール

- Wheezes が聴取されたため COPD や喘息と診断した　▶肺炎でも気管支内腔が炎症や痰のために狭くなって Wheezes や Rhochi を聴取することがあります[5]．もちろん，肺炎をきっかけとした心不全によるうっ血性心不全で Wheezes が聴こえることもあります．
- 発熱がないから誤嚥性肺炎ではないと診断した　▶非常に危険な判断です．発熱がない肺炎がある[42]．超重症肺炎ではむしろ低体温かもしれないという認識が必要です（▶「バイタルサインの特徴 体温編」79 頁参照）．また解熱薬でマスクされている可能性も考慮しなければなりません．こういった場合，判断の拠り所とするのは呼吸回数と比較的頻脈です．呼吸回数が 20 回／分以上で，発熱に相応しない頻脈（比較的頻脈＝Pulse Temperature Dissociation ▶「バイタルサインの特徴 脈拍編」51 頁参照）があるならバイタルサインに異常ありと考え，精査を検討すべきです．
- 誤嚥性肺炎として入院させたら心不全を合併していた　▶内科医としての総合力が試されるのは，肺炎だけを考えず他の周辺疾患に配慮できるかどうか

です．高齢者がなりやすい誤嚥性肺炎は，やはり高齢者に多い疾患群に対しても目を配る必要があります．その中でも，特に鑑別疾患として重要なのは心不全でしょう．判断に悩むことのほうが多いかもしれません．

・誤嚥性肺炎として対応したらレジオネラ肺炎であった　▶施設から来院したからといって本当に誤嚥性肺炎なのか，市中肺炎ではないのか，という疑問は常に残されています．少しでもその疑問解決のヒントを得るためにグラム染色を行ったり，身体診察や採血検査結果を解釈する姿勢が大切です．

・抗酸菌塗抹検査が陰性だったため結核を否定した　▶結核の可能性を疑い抗酸菌塗抹検査を行ったところまではとても良いと思います．抗酸菌塗抹検査は感度が低いため一度の検査だけでは否定ができず，3連痰が推奨されていました[58)~60)]．3連痰陰性であれば，感染のリスクは極めて低いといわれています．ERでは陰圧室管理などのアイソレーションを適宜行いますが，抗酸菌塗抹検査が陰性であれば通常はアイソレーションは不要でしょう（病院ごとの規定に従います）．しかし，だからといって結核が否定できたわけではないという認識が大切で外来受診時はマスクを着けてもらうよう説明します．

・頻呼吸だったがSpO_2が94％だったため帰宅させた　▶SpO_2 94％は普段の値が分かればよいのですが，正しい値を必ずしも反映しているとはいえない微妙な数値です．そのため，参考にすべきは患者が苦しいかどうかであり，その指標はバイタルサインの呼吸回数でしょう．呼吸回数が頻呼吸となっているSpO_2 94％は異常値を疑って精査すべきでしょう．一般的な採血や胸部X線検査を行っても判明しないなら，積極的に肺塞栓症などを疑ってもよいと思います．

・ERで補液を十分にしなかった　▶超重症の敗血症性ショックでも初期対応のキモは十分な補液です．抗生物質の投与より，カテコラミンの使用より優先すべきは十分な補液です．敗血症性ショックが疑われるなら3時間以内に30 mL/kgを目安に適宜増減させながら投与します[78)]．ERで十分な補液をせず，バイタルサインが安定化していない状態で病棟へ移動させるのは，すぐにバイタルサインが崩れてもおかしくない危険な状態と思うべきです．

診断がつかない時

時間のある場合
- ERで経過をみる
- 時間の許す限り病歴と所見の取り直し
- 薬剤熱や副鼻腔炎など不明熱の検索
- 抗生物質がすでに投与されていないか

時間がない場合
- 入院させておく
- Review of Systemを行う

入院でも診断がつかない場合
- 抗生物質をOffにする選択肢をもつ
- ２４時間後に培養採りなおし

診断がつかない時に何を考えるか

- 誤嚥性肺炎を疑って精査したが，迷宮入りしたということもあるかもしれません．そういった場合はとりあえずの対応と，時間のある時の対応に分けて行動します．
- 時間がとれるのであれば性急に帰宅させず，しばらくERで経過を診ながら，病歴と身体診察の取り直しを行います．最初の所見から変化して表面化した所見が，そのうち出てくることもあるでしょう．
- 確認事項としては，薬剤熱や副鼻腔炎など他の発熱の原因で，見逃されやすい原因がないか，抗生物質がすでに投与されているためにグラム染色がキレイに見えるのではないかを疑います．
- 時間がない場合は，十分な評価ができないと判断してとりあえず入院させておくのがよいです．誤嚥性肺炎となる人は若い元気な人ではなく，高齢者で何かしらの既往のある人が多いため，入院させておくのが無難です．時間のある時にReview of Systemを行い，時間経過と臨床経過が適合するかを検討しつつ精査を行いましょう．

- 誤嚥性肺炎と診断して入院させたけど，発熱だけがなかなか改善しないような時には，すでに投与されている抗生物質を一旦中止にするという選択肢を持つべきです．抗生物質を一旦中止にできたら，その24-48時間後にもう一度培養検査のための検体を採取して提出します．これによって菌が検出できれば感染が疑われますし，検出できなければそもそも抗生物質の対象となる菌はいなかった，誤嚥性肺炎ではなかったという判断根拠になります．

> **迷うなら入院させておくのもマネジメント**

02 General Case
ジェネラルケース
尿路感染症
Urinary Tract Infection

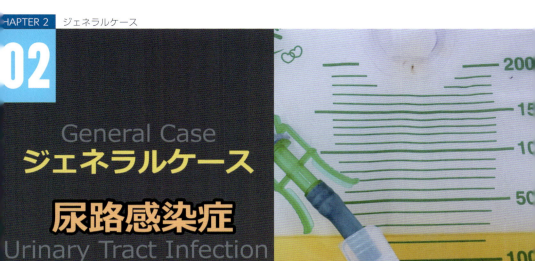

　ジェネラルケースで2番目に取り上げるのは尿路感染症です．尿路感染症は頻度が高いことからCommon Diseaseとして分類され，初期研修医が対応すべき疾患の1つに数えられています．しかし，ペイシェント・ボリュームのある疾患である一方で，非常に難しい側面をたくさん持っているために，尿路感染症を専門で診ている医師ですら"尿路感染症は恐る恐る診ていくもの"と言います．

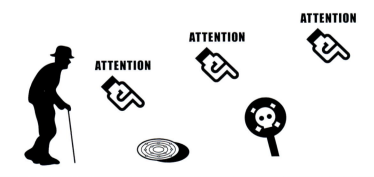

尿路感染症は恐る恐る診ていくもの

CHAPTER 2　ジェネラルケース

尿路感染症疑いへのアプローチ
＝"恐る恐る診ていくもの"

- 診断が難しい
- 残された誤診の可能性
- 一寸先はショックとなる病態
- 治療していても失敗の可能性がある

それぞれに対する**戦略**（ストラテジー）の構築が必要

■ 尿路感染症疑いへのアプローチ

　なぜ"恐る恐る診ていく"のが尿路感染症なのでしょうか．まず第1に尿路感染症は診断が難しい疾患です．そして，診断したと思っていても，実は他の疾患がメインの病態であったという可能性を否定するのが難しいのです．第2に尿路感染症，中でも腎盂腎炎はショックになりやすい疾患です．一寸先は闇ならぬ，一寸先はショックが待っているかもしれないのが腎盂腎炎です．第3に診断ができ，ショックを回避できても，治療を失敗へと導く伏兵に襲われる可能性があります．診療の各段階にトラップがあり，それを全てクリアできないと患者を無事退院させることができません．まさに"尿路感染症は恐る恐る診ていくもの"という表現がピッタリなのです．

　こういったことから尿路感染症の診療はCommon Diseaseではありますが，医師として非常に高い総合力が試されます．尿路感染症は，決して初期研修医向けの優しい疾患ではないのです．

さて，このような背景を持った尿路感染症に立ち向かうには，それぞれの段階に対する戦略（ストラテジー）を持ち合わせていなければなりません．ところが，尿路感染症をしっかりと理解できるようにトレーニングされた医師が少ないのも事実です．本項では各段階でのストラテジーを構築できるように，ディープ・アプローチしていきたいと思います．

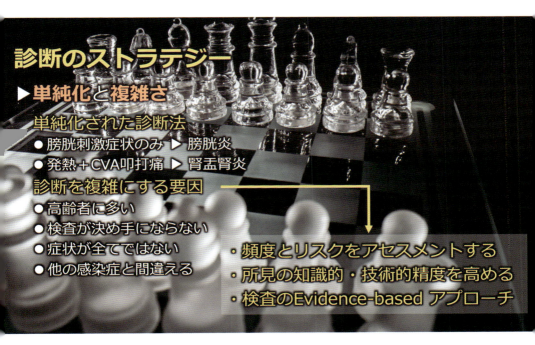

尿路感染症の診断ストラテジー

- 尿路感染症の診断を難しくしている原因の1つに無症候性細菌尿という現象があります．
- 無症候性細菌尿は症状がない膿尿（細菌尿）のことで[1]，尿の中に細菌がいても，発熱や尿路に関する症状がない場合に，そのような名前が付けられます．つまり「そこに菌がいるだけ」というわけです．当然ながら，一般的に無症候性細菌尿は治療対象になりません（**表1**）[1]．

表1 無症候性細菌尿の定義と治療適応

男性	1回の中間尿で 10^5 cfu/mL 以上の細菌を認める
女性	連続2回清潔に採取された尿で 10^5 cfu/mL 以上の細菌尿を認める
排尿時痛，残尿感，発熱などの症状・所見がない	
治療適応：妊婦，侵襲的な泌尿器科処置が予定されている場合のみ	

(Clin Infect Dis. 2005 Mar；40（5）：643-54.)

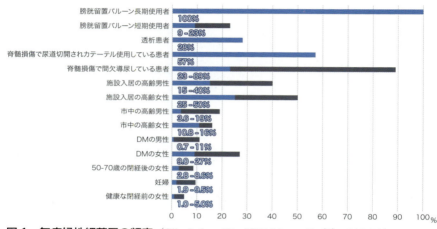

図1 無症候性細菌尿の頻度 (Clin Infect Dis. 2005 Mar；40（5）：643-54.)

- ところが，無症候性細菌尿は膀胱留置バルーンを長期使用している人では100％，施設入居の高齢者で40％前後の人にあります（**図1**）．彼らが発熱でERに現れた時に尿検査を行うと，誤嚥性肺炎でも蜂窩織炎でも虫垂炎でも膿尿が検出されます．
- もし，呼吸器症状の乏しい誤嚥性肺炎や皮膚所見の小さい蜂窩織炎，腹部所見がうまくとれない虫垂炎がいたとしますと，採血結果でWBCやCRPの上昇と膿尿を確認されれば，尿路感染症と診断されてもおかしくありません．

患者のステータスによっては尿路感染症でなくとも膿尿になる

- 一方，尿路感染症では膿尿が1つの条件になっています．膿尿＋尿路症状で尿路感染症があると診断するのですが，膿尿とは一体何を指す言葉なのでしょうか．

- 膿尿と呼ばれるのは中間尿で 10^5 cfu/mL 以上の細菌が検出される場合です．細かく言えば 10^2〜10^4 cfu/mL のような少量でも，症状が明らかに尿路にある時や，複雑性尿路感染症を疑う場合には尿路感染症と診断することがあります[2]．
- "cfu" とは colony forming unit でコロニー形成単位と呼ばれ，培養検査によって菌量を判定します．
- 尿培養検査は報告までに数日の時間を要することから，厳密に言えば ER で尿路感染症かどうか（膿尿かどうか）を判断することはできません．診断のための Gold Standard が ER で使えないのです．もうお手上げでしょうか？
- どうやって，世の中の医師たちは尿路感染症を診断しているのでしょう．そこに少なくない誤診が含まれつつ，診断をしているということに気づくのではないでしょうか．
- Gold Standard が使えないため診断ストラテジーは，細かいことを無視して単純化した方法と，無視できないところを含めた複雑な方法とを脳内でミックスさせた両方を持ち合わせておきます．

厳密には ER で尿路感染症の推測はできても診断はできない

Reference

1) Nicolle LE, Bradley S, Colgan R, et al；Infectious Diseases Society of America guidelines for the diagnosis and treatment of asymptomatic bacteriuria in adults. Clin Infect Dis. 2005 Mar；40（5）：643-54.

2) Chapter 14 Genitourinary Diseases. In：Wallach JB（2007）. Interpretation of Diagnostic Tests, 8th ed. Philadelphia, Lippincott Williams & Wilkins.

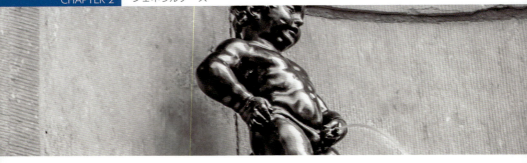

引き算で導く単純性尿路感染症

- 単純性尿路感染症を診断するストラテジーは，最初に複雑性尿路感染症を見分けることから始めます．複雑性尿路感染症を見分けるには，まず尿路感染症になりやすい人とリスクが高い人に因数分解します．

- 尿路感染症になりやすいのは，女性（特に sexual activity のある女性[3)4)]と妊婦[5)]）と，尿路への留置物がある人，尿路に閉塞機転がある人（結石，腫瘍，前立腺肥大，神経因性膀胱，後腹膜線維症など），解剖学的異常がある人，DMやステロイド使用により感染しやすい人[6)]です．

- 女性は男性に比べて尿道が短く，尿道が会陰部（特に肛門）に近いため腸内細菌が尿路に侵入しやすいと考えられています．また同様に性交渉そのものが尿路感染症のリスクとなります．

- 妊娠すると増大した子宮と，右卵巣静脈の怒張による尿管圧迫によって，水腎症を来しやすくなります．また，子宮により膀胱を圧迫することで膀胱収縮能が低下することと，血中プロゲステロンの作用により平滑筋が弛緩することで尿路からの排泄力が低下し，尿路感染症になりやすいと考えられ，全妊婦の2〜10％が妊娠経過中に尿路感染症になると報告されています[7)]．

- 小児期に尿路感染症の既往がある人は，解剖学的異常や機能的異常があるのではないかと疑います．

- 次にリスクの高い人を判別します．リスクの高さは現在の状態がすでに悪い人と，これから悪くなる可能性がある人に分けて考えます．

- 現在の状態がすでに悪い人とは，ショックを疑う人です．意識障害や発汗過多，顔色不良，チアノーゼといった症状の他に，皮膚の色調を確認します．

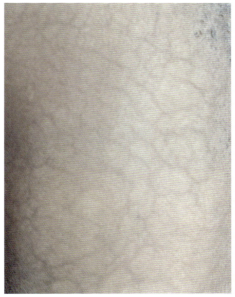

図2　網状皮斑（リベドー）
(Indian Dermatol Online J. 2015 Sep-Oct；6 (5)：315-21.)

・皮膚が網状皮斑（リベドー）といって，淡い網目状の赤紫色の皮疹が手足や体幹にあれば末梢循環不全を強く疑います[8]．ER医にとっては網状皮斑を見た瞬間，ルートを2ヵ所から確保する勢いです．

網状皮斑（リベドー）を見たら2ルート確保

・バイタルサインでは頻呼吸，比較的頻脈，発熱の順番に重要度を置いて評価します．
・これから悪くなる可能性のある人とは，複雑性尿路感染症を疑う人です．すなわち，本来なら尿路感染症になりにくいはずの男性であること，尿路への留置物がある人，尿路に閉塞機転がある人（結石，腫瘍，前立腺肥大，神経因性膀胱，後腹膜線維症など），解剖学的異常がある人，DMやHIV/AIDSの既往がある人，ステロイドや免疫抑制剤を使用している人[6]で，彼らは尿路感染症になりやすい人でもあります．

表2　単純性尿路感染症を引き算で求める式

尿路感染症になりやすい人
性別
女性, sexual activityの高い人, 妊婦
尿路異常
尿路留置物, 尿路閉塞機転（結石, 腫瘍, 前立腺肥大, 神経因性膀胱, 後腹膜線維症, 妊娠による子宮の増大など）, 解剖学的尿路異常
既往
糖尿病, HIV/AIDS
薬剤歴
ステロイド, 免疫抑制剤, 抗癌剤治療中

リスクが高い人（複雑性を疑う人）
症状
意識障害, 発汗過多, 顔色不良, チアノーゼ, 網状皮斑（リベドー）
バイタルサイン
頻呼吸, 比較的頻脈, 発熱, (SpO_2低下)
複雑性尿路感染症を疑う因子
男性, 尿路留置物, 尿路閉塞機転（結石, 腫瘍, 前立腺肥大, 神経因性膀胱, 後腹膜線維症, 妊娠による子宮の増大など）, 解剖学的尿路異常, 糖尿病, HIV/AIDS, ステロイド, 免疫抑制剤, 抗癌剤治療中

- つまり，尿路感染症の単純化されたストラテジー（単純性尿路感染症）とは**尿路感染症になりやすい人の中から，リスクが高い人たちを引き算した集団**となります（**表2**）．
- 引き算によって導かれる集団は女性，特にsexual activityの高い人または妊婦だけとなります．症状やバイタルサインに重症を疑うものがなく，複雑性尿路感染症を疑う因子がない人ということです．非常に単純化されました．
- そういった集団（つまり女性）で，尿路症状があれば単純性尿路感染症として対応していきます．

Reference

3) Hooton TM, Scholes D, Hughes JP, et al. A prospective study of risk factors for symptomatic urinary tract infection in young women. N Engl J Med. 1996 Aug；335（7）：468-74.

4) Scholes D, Hooton TM, Roberts PL, et al. Risk factors associated with acute pyelonephritis in healthy women. Ann Intern Med. 2005 Jan；142（1）：20-7.

5) Chapter 22 Complicated Urinary Tract Infections. In：Gantz NM, Brown RB, Berk SL, et al（2005）. Manual of Clinical Problems in infectious Disease, 5th ed. Philadelphia, Lippincott Williams & Wilkins.

6) Kalpana G, Barbara W Trautner. Uninary Tract Infections, Pyelonephritis, and Prostatitis. In : Kasper D, Fauci A, Hauser S, et al (2005). Harrison's Principle of Internal Medicine, 19th ed. New York, McGraw-Hill Professional.

7) Vazquez JC, Abalos E. Treatments for symptomatic urinary tract infections during pregnancy. Cochrane Database Syst Rev. 2011 Jan;(1):CD002256.

8) Sajjan VV, Lunge S, Swamy MB, et al. Livedo reticularis : A review of the literature. Indian Dermatol Online J. 2015 Sep-Oct ; 6 (5) : 315-21.

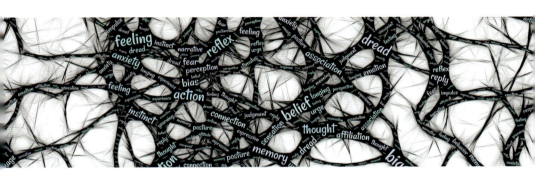

理解しておきたい尿路症状

・尿路とは尿道，前立腺，膀胱，尿管，腎臓のことです．尿道炎は性感染症であることが多いため，ここではそれ以外の尿路をメインに話を進めます．
・最も軽症な感染のフォーカスとなる臓器は膀胱です．細菌感染症は臓器限局的に症状を出す（フォーカスを作る）ことが多いため，どの臓器に症状が集中しているか？　という見方をします．
・膀胱炎の症状は膀胱刺激症状です．すなわち排尿困難感（排尿時痛・灼熱感），頻尿，尿意切迫，下腹部違和感，下腹部痛，肉眼的血尿です[9]．これ以外にあれば，膀胱以外の他の臓器の疾患であるか，炎症が隣接する他の臓器へ波及したのではないかと考えます．

膀胱刺激症状の有無が膀胱炎の有無を決める

表3 尿路感染症の予測における臨床的な症状と徴候

症状・徴候	LR+ (95%CI)	LR- (95%CI)
排尿時痛	1.5 (1.2-2.0)	0.48 (0.31-0.74)
頻尿	1.8 (1.1-3.0)	0.59 (0.35-1.0)
血尿	2.0 (1.3-2.9)	0.92 (0.86-0.98)
発熱	1.6 (1.0-2.6)	0.9 (0.9-1.0)
側腹部痛	1.1 (0.9-1.4)	0.84 (0.82-1.1)
下腹部痛	1.1 (0.9-1.4)	0.89 (0.75-1.0)
膣分泌物	0.34 (0.14-0.86)	3.1 (1.0-9.3)
膣の被刺激性	0.24 (0.06-0.93)	2.7 (0.88-8.5)
背部痛	1.6 (1.2-2.1)	0.83 (0.74-0.94)
自己診断	4.0 (2.9-5.5)	0 (0-0.08)
診察時の膣分泌物	0.69 (0.5-0.94)	1.1 (1.0-1.2)
CVA叩打痛	1.7 (1.1-2.5)	0.86 (0.78-0.96)

(JAMA. 2000 May；287 (20)：2701-10)

- 膀胱炎は発熱しないと言われていますが，それを支持する明確な根拠はありません．発熱がないと思っていても，解熱剤やステロイドを使用していたり，発汗過多でマスクされることがあります．
- 一方，腎盂腎炎では典型的には39度付近の急激な発熱，腰背部痛，悪心嘔吐を特徴とします．虫垂炎や憩室炎，膵炎，子宮留膿腫，膣感染症，PID（骨盤内炎症性疾患），その他の性感染症，椎体椎間板炎などの疾患との鑑別を要します．
- 性感染症など生殖器系の症状は，膣分泌物の増加や膣の被刺激性（性交痛）が特徴的ですが，これらは尿路感染症ではむしろ否定の材料に使うことができます（**表3**)[9]．

生殖系の症状があれば尿路感染症を否定するのに使える

Reference

9) Bent S, Nallamothu BK, Simel DL, et al. Does this woman have an acute uncomplicated urinary tract infection? JAMA. 2002 May；287 (20)：2701-10.

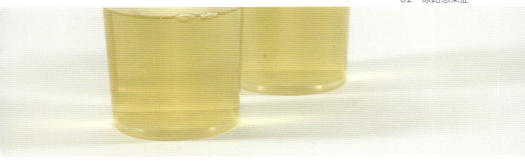

尿定性検査は（−）でも尿路感染症を否定できない

- 単純性膀胱炎の診断はそれほど難しくありません．
- その他の尿路感染症では，診断を複雑にする要因がERでは含まれています．ERで診る尿路感染症は認知機能の低下や高次脳機能障害などの意識障害がベースにある高齢者が多いのが特徴です．すなわち，診断のために役立つはずの排尿時痛や頻尿，背部痛の自覚がなかったり，それらを訴えとして聴けないことがあります．高齢者は平熱が低いために，本当に発熱がないのか分かりにくいというのもあります．
- さらに，尿路感染症を診断するための検査で困ることがあります．Gold Standardである尿培養の結果がすぐに得られないことは既に述べましたが，その代用となる尿定性検査が100％は，あてにならないのです（**表4**）．
- **表4**を見てみると，"亜硝酸塩（＋）"もしくは"WBCも亜硝酸塩も両方とも（＋）"で，尿路症状があるのなら尿路感染症と言ってよさそうです．しかし，どちらかが陰性，あるいは両方陰性であっても「尿路感染症はない」ということは残念ながらできません[10]．
- **表4**ではいずれも感度が低いのが目立ちます．ここから言えることは「WBC（＋）だけど，亜硝酸塩が（−）だから尿路感染症じゃないね」とも言えないし，「WBC（−）で亜硝酸塩も（−）だから，やっぱり尿路感染症じゃないね」とも言えないということです．

尿定性検査があてにならない

表4　尿定性検査の感度と特異度（尿培養陽性を参照値とする）

	感度（95%CI）	特異度（95%CI）
WBC（+）	72（61-84）	82（74-90）
亜硝酸塩（+）	54（44-64）	98（96-99）
WBC（+）または亜硝酸塩（+）	81（71-90）	77（69-86）
WBC（+）かつ亜硝酸塩（+）	54（23-64）	96（93-99）

（Am J Clin Pathol. 2006 Sep；126（3）：428-36）

- 亜硝酸塩はとても特異度が高いため（+）であれば頼りになりますが，亜硝酸塩がどうして（+）になるのかの仕組みを知ると，（-）になっても否定に使えないことが理解できます．
- 亜硝酸塩は腸内細菌科の細菌が，尿中の硝酸塩を亜硝酸塩に還元することによって検出されます．したがって，還元することができない細菌（*E. faecalis* などの腸球菌や淋菌，結核菌など）が起因菌であると陰性になってしまいます．また，硝酸塩を亜硝酸塩に還元するためにはある程度の尿貯留の時間が必要で，およそ4時間かかります．また，野菜などに含まれる硝酸塩の摂取が少ない場合には，還元するものがないため陰性となってしまいます[11]．
- さらに亜硝酸塩の定性試験紙は空気への暴露によって偽陽性を生じ，診断を誤らせることがあります[12]．
- これでは発症まもない尿路感染症や起因菌によっては，亜硝酸塩（-）という結果となり，誤って尿路感染症を否定してしまいかねません．

亜硝酸塩（-）でも尿路感染症を否定してはいけない

- さらに，尿路感染症の診断が難しいのは，有名な所見である腎盂腎炎の造影CT所見がなくとも，初期の腎盂腎炎だと否定することができません[13][14]．尿定性検査も画像検査もあてにならないのです．
- こういった複雑な要因のある尿路感染症診断では，頻度とリスクのアセスメントをすること，診察に対する精度を向上させること，検査に対してはなんとなくではなくEvidenceを基にしたアプローチをしていき，"100%診断はできないもの""他の疾患が隠れていてもおかしくない"という認識を持っておくことが大切です．
- やはり"恐る恐る診ていく"姿勢が診療のコツなのです．

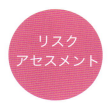
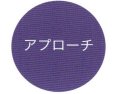

Reference

10) St John A, Boyd JC, Lowes AJ, et al. The use of urinary dipstick tests to exclude urinary tract infection : a systematic review of the literature. Am J Clin Pathol. 2006 Sep ; 126（3）: 428-36.

11) Simerville JA, Maxted WC, Pahira JJ. Urinalysis : a comprehensive review. Am Fam Physician. 2005 Mar ; 71（6）: 1153-62.

12) Gallagher EJ, Schwartz E, Weinstein RS. Performance characteristics of urine dipsticks stored in open containers. Am J Emerg Med. 1990 Mar ; 8（2）: 121-3.

13) Huang JJ, Sung JM, Chen KW, et al. Acute bacterial nephritis : a clinicoradiologic correlation based on computed tomography. Am J Med. 1992 Sep ; 93（3）: 289-98.

14) Hann L, Pfister RC. Renal subcapsular rim sign : new etiologies and pathogenesis. AJR Am J Roentgenol. 1982 Jan ; 138（1）: 51-4.

CHAPTER 2　ジェネラルケース

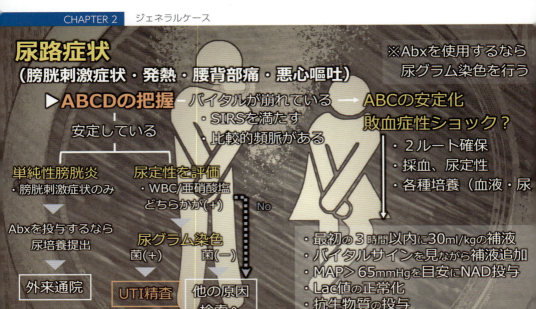

UTI：Urinary Tract Infection（尿路感染症），Abx：antibiotics

尿路症状がある場合の診察手順

　尿路感染症を疑う場合の診察手順を整理しておきましょう．尿路症状は先に述べた膀胱刺激症状の他に，発熱や腰背部痛，悪心嘔吐があります[9]．

- 腰背部痛については少し注意が必要です．肝叩打痛を行った際に右腎にひびいて痛みが誘発されることがあります．そのため，肝胆道系の痛みと勘違いすることがあります．
- また腰背部痛については正中ではなく，左右のどちらか片側性であることが多く，圧痛や叩打痛でも確認します．正中であれば椎体椎間板炎など他の疾患を考慮に入れます．
- 丁寧に診察するならば，CVA（肋骨脊柱角）叩打痛は手のひらを置いて，反対側の手拳で叩きます．軽く叩いても叩打痛が出るかどうか試してみたり，指で打診するという方法もあります．叩打痛が出ない人でも圧痛が出る人があり，手拳で押したり，指で押すなどの方法で注意深く診察します．

- 熱がなくCVA叩打痛が陽性になるなら，尿管結石による水腎症や，腎梗塞を考えます．
- 発熱がありCVA叩打痛が陽性であるなら，通常は腎盂腎炎や腎周囲の疾患を考えますが，複雑性尿路感染症である閉塞性腎盂腎炎の可能性をこの段階では否定できないため，エコーやCTで閉塞機転を検索します．
- 腎盂腎炎では炎症が拡大していくと，後腹膜腔の他の臓器にも炎症が広がって十二指腸や腸管を刺激し，蠕動運動を阻害することで悪心や嘔吐が起こります[15]．
- そのため，腰痛がなくとも発熱＋悪心嘔吐があるなら鑑別の一つに腎盂腎炎や尿路感染症が入ります．

水腎症があるなら，その原因を探しにいく

Reference

15) Pinson AG, Philbrick JT, Lindbeck GH, et al. ED management of acute pyelonephritis in women : a cohort study. Am J Emerg Med. 1994 May ; 12(3) : 271-8.

尿路感染症と敗血症性ショック

- 尿路感染症を疑う場合でも，常にERではABCDの把握からスタートします．ABCDが不安定であるなら処置室などへ移動させ，集中して人やモノなどのリソースを使えるようにしないといけません．処置室へ患者を移動させることは，ERフロアに「何か起こった!?」と緊張感を伝えることができます．移動の際は歩かせずに，できる限り寝かせてストレッチャーなどで移動させましょう．
- 尿路感染症は敗血症性ショックになりやすい疾患です．解剖学的に女性がなりやすいことから，若い人でも敗血症性ショックになり得ます．急激な経過で死亡率も高いのが敗血症性ショックですので，戦いの基本をマスターしておくことはER担当医としてとても大切です．

- 細菌感染が原因で起こる敗血症性ショックの主な病態は，血液中に通常いないはずの菌が，手に負えないほど増殖して血液が敗北宣言を出していることです．そのため敗・血・症（血液が敗れる病気）というのです．
- 血液培養が陽性になった際に，その侵入門戸はどこかが問題になりますが，尿路感染症は全敗血症の 25％を占め[16]，全敗血症性ショックにおいては 9-31％にもなります[17][18]．侵入門戸として最大のファクターなのです．
- 腎臓付近の尿管まで達した細菌と血液とは，糸球体のろ過フィルター 1 枚しか隔てておらず，尿路内圧の上昇で物理的に腎実質に入り，血中へと流れ出しますから，いかに尿路感染症が敗血症になりやすいかが想像できるでしょう．

敗血症の最大の原因は尿路感染症

Reference

16) Book M, Lehmann LE, Schewe JC, et al. [Urosepsis. Current therapy and diagnosis]. Urologe A. 2005 Apr；44（4）：413-22；quiz 423-4.

17) Kumar A, Ellis P, Arabi Y, et al. Initiation of inappropriate antimicrobial therapy results in a fivefold reduction of survival in human septic shock. Chest. 2009 Nov；136（5）：1237-48.

18) Levy MM, Artigas A, Phillips GS, et al. Outcomes of the Surviving Sepsis Campaign in intensive care units in the USA and Europe：a prospective cohort study. Lancet Infect Dis. 2012 Dec；12（12）：919-24.

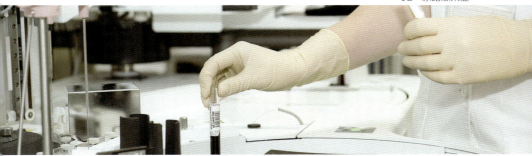

敗血症性ショックとの戦い方

- 敗血症や敗血症性ショックは早期に見つけることがとても重要です．2016年に発表された敗血症性ショックの新しい診断基準の中で，集中治療室以外での敗血症の早期発見法としてqSOFAを発表しました[19]．qSOFAはquick SOFAのことで，臓器障害を評価するSOFA（Sequential Organ Failure Assessment）スコアの簡易版という位置づけです（▶「誤嚥性肺炎」156頁参照）．
- qSOFAは簡便なスコアで，バイタルサインの中でも，特に重症度と相関の高いことが分かっている「呼吸回数」がその評価に入っています．
- qSOFAの中にはGCS＜15という項目がありますが，この項目の判定が少し難しいところで，意識障害が少しでもあるようならGCS＝15の達成は難しくなってしまいます．実際に高齢者で認知症がベースにあるような場合は，GCSは高くてもせいぜいE4 V4（見当識障害で減点）M6で14点になってしまいます．ベースラインからの減点法ではないため，多くの高齢者がすぐに引っかかってしまいます．
- したがって，qSOFAは誤嚥性肺炎の項で述べたようにSIRS（**表5**）での評価法の補助として行うのが妥当と考えます（**図3**）．内容をまとめると，バイタルサインと意識レベルの変化に注目して，敗血症を見抜くということです．

qSOFAとSIRSをうまく使う▷バイタルサインと意識レベルの変化に注目

表5　SIRS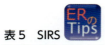

SIRS（Systemic Inflammatory Response Syndrome）の基準
体温＞38℃または＜36℃
脈拍数＞90回／分
呼吸回数＞20回／分またはPaCO$_2$＜32 mmHg
WBC＞12,000/μL または＜4,000/μL または桿状球（band）＞10%
2項目以上を満たせばSIRS

(*Chest* 101：1644-1655, 1992)

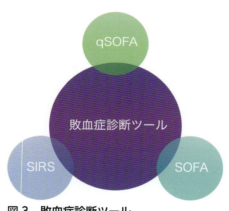

図3　敗血症診断ツール

- 一方，SOFAスコア（**表6**）は，もともと集中治療室入室後に評価するように作られたものですが[20]，これを厳密に行ってしまうと，集中治療室に入るまで敗血症性ショックと診断できないことになってしまいます．敗血症性ショックはできるだけ早い段階で見つけて治療を開始するのが救命のコツです．そのため，SOFAスコアを使うのであれば集中治療室に入らずともERで使用しても差し支えはないでしょう．
- もう一点SOFAスコアについて茶々を入れると，採血結果が出て来るのを待たないとスコアをつけることができません．ERですでにバイタルサインが崩れている，あるいは比較的頻脈など崩れかけている場合は，採血結果を待たずに処置や検査から入るべきです．

表6　SOFAスコア

スコア	0	1	2	3	4
PaO$_2$/FiO$_2$比	>400	≦400	≦300	≦200	≦100
GCS	15	13-14	10-12	6-9	<6
平均血圧(MAP)血管収縮薬	―	70 mmHg未満	ドパミン≦5γまたはドブタミンの使用（量は問わない）	ドパミン>5γまたはアドレナリン≦0.1γまたはノルアドレナリン≦0.1γ	ドパミン>15γまたはアドレナリン>0.1γまたはノルアドレナリン>0.1γ
クレアチニン(mg/dL)または尿量	<1.2	1.2-1.9	2.0-3.4	3.5-4.9 尿量<500 mL/日	5.0> 尿量<200 mL/日
ビリルビン(mg/dL)	<1.2	1.2-1.9	2.0-5.9	6.0-11.9	>12.0
血小板(×10^3/μL)	>150	≦150	≦100	≦50	≦20

初期SOFAスコア	0-1	2-3	4-5	6-7	8-9	10-11	>11
死亡率%	0	6.5	20.2	21.5	33.3	50.0	95.2

(*JAMA* 286：1754-8, 2001.)

- すなわち，末梢ルートを2本以上確保し，一般採血（血算・生化）に血液ガス検査と血液培養2セット，尿定性検査と尿培養を一気に提出してしまいます．
- ERでの初期治療は
  ①最初の3時間以内に少なくとも30 mL/kgの補液を行い，適宜追加
  ②MAP>65 mmHgを目安にノルアドレナリンの使用
  ③乳酸値（Lac値）の正常化
  ④抗生物質の投与を行います[21]．
- これらの項目は覚えておいて，確実に実行できるようにセットにしておく（バンドル化）とスムーズに初期治療ができるでしょう．ちなみに，以前推奨されていたEGDT（Early Goal Directed Therapy）はやってもやらなくてもよいというように推奨度が変わっています[21]．

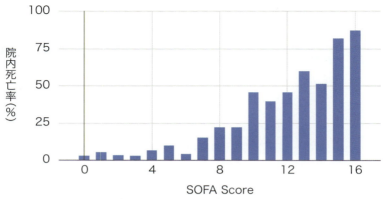

図4 SOFAスコアと院内死亡率
(JAMA. 2001 Oct 10；286（14）：1754-8.)

- ERである程度初期対応ができた段階で，早めに患者や家族と今後のケアの方針について相談し計画します[21]．敗血症性ショックが高い死亡率（**図4**）であることを説明しなければなりません．心配する家族にとって悪い情報を提供することになるため，家族の気持ちにも配慮しながら情報提供を行います．
- さらに，蘇生行為に当たる気管挿管や人工呼吸の使用の有無，胸骨圧迫を行うのかどうか，酸素化不良時の対応は酸素マスクまでか，NHFやNPPVを使用するのか，カテコラミンを使用するか，そのために中心静脈ルート確保まで行うかなど，どこまで医療資源を投入するかをメリットとデメリットを説明し，具体的に計画します．これらによっては，入院後の対応だけでなくERでの対応法も変わってきます．
- 情報提供と説明は入院前だけでなく，入院後もできる限り適切なタイミングで行います．

> 敗血症性ショックに出会ったら早期に家族とケアの方針を相談

Reference

19) Singer M, Deutschman CS, Seymour CW, et al. The Third International Consensus Definitions for Sepsis and Septic Shock (Sepsis-3). JAMA. 2016 Feb ; 315 (8) : 801-10.

20) Ferreira FL, Bota DP, Bross A, et al. Serial evaluation of the SOFA score to predict outcome in critically ill patients. JAMA. 2001 Oct ; 286 (14) : 1754-8.

21) Rhodes A, Evans LE, Alhazzani W, et al. Surviving Sepsis Campaign : International Guidelines for Management of Sepsis and Septic Shock : 2016. Crit Care Med. 2017 Mar ; 45 (3) : 486-552.

ディープ・アプローチ

敗血症を見抜くための方法

敗血症の早期発見が良い予後を導くことになるため，いかに早期発見するかが診療上のキーとなります．敗血症はショックになる前に——滝壺に落ちる前の川の上で——助けるものだ，とも言われます．

そのための手法として SIRS や qSOFA という評価方法がありますが，どちらも感度や特異度がまだ十分でないのが難点です．SIRS や qSOFA が登場してから，どこを向いてイイか分からなかった敗血症診療が，世界的にある一定方向を向くようになって，予後が改善したのではないかという感覚のある人もあるかもしれません．

研究の世界では，実臨床に近い形で評価方法を編み出せないかと試行錯誤がされていますが，その中に，ER での評価法として EWS という方法があります．EWS は Early Warning Score の略で，日本語にするなら「早期警報スコア」ということになるでしょうか．EWS は Modified EWS（**表1**）[1]と National EWS（**表2**）[2]があります．これらと SIRS および qSOFA を比較すると，SIRS や qSOFA よりも診断特性が高かったと報告されています[3]．

表1 Modified Early Warning Score（MEWS）

	3	2	1	0	1	2	3
呼吸回数（回/分）		8未満		9-14	15-20	21-29	30以上
脈拍数（回/分）		40未満	41-50	51-100	101-110	111-129	130以上
収縮期血圧（mmHg）	70未満	71-80	81-100	101-199		200以上	
意識レベル	無反応	疼痛刺激に反応	呼びかけに反応	覚醒	興奮または混乱		
体温（℃）		35.0未満	35.1-36	36.1-38	38.1-38.5	38.6以上	
尿量（mL/hr）	10未満	30未満	45未満				

（QJM. 2001 Oct；94（10）：521-6.）

表2　National Early Warning Score (NEWS)

	3	2	1	0	1	2	3
呼吸回数（回/分）	≦8		9-11	12-20		21-24	≧25
SpO₂（%）	≦91	92-93	94-95	≧96			
酸素投与が必要		あり		なし			
体温（℃）	≦35		35.1-36.0	36.1-38.0	38.1-39.0	≧39.1	
収縮期血圧（mmHg）	≦90	91-100	101-110	111-219			≧220
脈拍数（回/分）	≦40		41-50	51-90	91-110	111-130	≧131
意識レベル				覚醒			覚醒ではない

（Resuscitation. 2013 Apr；84（4）：465-70.）

　Modified EWS も National EWS も，どちらもバイタルサインを重視した項目が並んでいます．これらの項目を見てみると，呼吸回数は徐呼吸か頻呼吸で，体温は低体温と高体温で，血圧は低い値で，脈拍数は徐脈と頻脈に注意していることが分かります．いずれも重症を疑う所見ばかりです．これらに加えて意識障害を評価しているわけです．SIRS は体温と脈拍数，呼吸回数を，qSOFA は呼吸回数と意識障害と血圧を見ていますから，本文で触れたように qSOFA と SIRS の両方をあわせて見たのが EWS と分かります．

Deep Reference

1) Subbe CP, Kruger M, Rutherford P, et al. Validation of a modified Early Warning Score in medical admissions. QJM. 2001 Oct；94（10）：521-6.
2) Smith GB, Prytherch DR, Meredith P, et al. The ability of the National Early Warning Score (NEWS) to discriminate patients at risk of early cardiac arrest, unanticipated intensive care unit admission, and death. Resuscitation. 2013 Apr；84（4）：465-70.

ディープ・アプローチ

3) Churpek MM, Snyder A, Han X, et al. Quick Sepsis-related Organ Failure Assessment, Systemic Inflammatory Response Syndrome, and Early Warning Scores for Detecting Clinical Deterioration in Infected Patients outside the Intensive Care Unit. Am J Respir Crit Care Med. 2017 Apr；195（7）：906-11.

敗血症性ショックの初動

A. ルート２本以上確保
B. 検査を一気に提出（採血、尿、各種培養）
C. 初期蘇生
　① 最初の３時間以内に30mL/kgの補液を行い、適宜追加
　② MAP＞65mmHgを目安にノルアドレナリンの使用
　③ 乳酸値（Lac値）の正常化
　④ 抗生物質の投与

敗血症性ショックの初動

- ３時間以内に30 mL/kgの補液となっていますが，実際には４〜６Ｌほど ER で補液がされるのも珍しくありません．それでも不足していて，１日にトータルで８Ｌ程度入ることもまた珍しくありません．この大量補液（初期輸液）の感覚を知っておかないと，敗血症性ショックの治療は失敗することがあります．この初期輸液のことを Fluid Resuscitation と呼びます．輸液による"蘇生"という意味です．蘇生という言葉が使われるだけあって，敗血症性ショックに対する大量補液は蘇生行為という認識が必要です．

大量補液は敗血症性ショックにとっての蘇生行為

- 大量補液に使うのは晶質液（リンゲル液）または生理食塩水です．HES 製剤（ヘスパンダー®やボルベン®など）の使用は，他の補液に比べて死亡率が高くなり，透析導入率を増やすことが分かっているため，使用は推奨されていません[22]．
- ある程度時間が経過した敗血症性ショックでは，腎機能の悪化によりER来

院時には高カリウム血症となっていることがあります．そのため，カリウムフリーの生理食塩水で補液を行うこともあるかと思います．生理食塩水のみで輸液負荷を行う際には，経過中に少し注意が必要で，高 Na 血症，高 Cl 血症，希釈性アシドーシスになることがあります[23)24)]．そうなった場合でも敗血症性ショックの初期治療がまずは優先されることは忘れないでください．高 Na 血症，高 Cl 血症，希釈性アシドーシスは初期対応後に補正をすればよいのです．補正時には 1 号液や 3 号液，ブドウ糖液などの補液を適宜利用します．

・アルブミンの使用は，補液だけでは血圧を保つのに間に合わない時に，追加で行うものとして推奨されています[21)25)〜30)]．

・一方，感染によって血管透過性が亢進し，血管外へアルブミンが漏出している中で[31)]大量補液をすれば，希釈性に低アルブミン血症になります．この初期輸液の結果としてなってしまった，"低アルブミン血症の補正のためにアルブミンを投与する"という方法についてはまだ議論の余地があります．

・中心静脈（CV：Central Venous）カテーテルを挿入すると CVP（Central Venous Pressure：中心静脈圧）の測定が可能になりますが，CVP を目標に輸液の量を決定するのはミスリードにつながるため，もはや推奨されなくなりました[32)]．

・大量補液に二の足を踏んでしまうのは，患者の既往に心不全や腎不全がある時でしょうか．ついつい，循環器内科や腎臓内科に相談してから輸液量を決めてしまいそうですが，ここで相談してはドツボにはまることがあります．"蘇生のための輸液"を彼らが万一知らない場合，相談すると「医原性にうっ

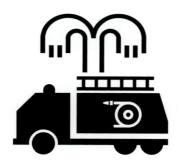

血性心不全を作る」ことを嫌がり，補液量を減量調整するように助言を受けることになります．そうなると蘇生が失敗に終わることさえあります．
・うっ血性心不全はB（呼吸）の異常です．うっ血性心不全が起こると分かっているのであれば，挿管してPEEP（呼気終末陽圧）をしっかりとかける態勢を整えるだけです．余るような水分は敗血症性ショックの初期にはありません．したがって，敗血症性ショックを見たら躊躇せず"3時間以内に30 mL/kgを投与"です．それから後々起こってくる可能性のあるBの異常に備えればよいのです．

Reference

22) Haase N, Perner A, Hennings LI, et al, Wetterslev J. Hydroxyethyl starch 130/0.38-0.45 versus crystalloid or albumin in patients with sepsis : systematic review with meta-analysis and trial sequential analysis. BMJ. 2013 Feb ; 346 : f839.

23) Kellum JA, Bellomo R, Kramer DJ, et al. Etiology of metabolic acidosis during saline resuscitation in endotoxemia. Shock. 1998 May ; 9 (5) : 364-8.

24) Morgan TJ, Venkatesh B, Hall J. Crystalloid strong ion difference determines metabolic acid-base change during in vitro hemodilution. Crit Care Med. 2002 Jan ; 30 (1) : 157-60.

25) Delaney AP, Dan A, McCaffrey J, et al. The role of albumin as a resuscitation fluid for patients with sepsis : a systematic review and meta-analysis. Crit Care Med. 2011 Feb ; 39 (2) : 386-91.

26) Rochwerg B, Alhazzani W, Gibson A, et al. Fluid type and the use of renal replacement therapy in sepsis : a systematic review and network meta-analysis. Intensive Care Med. 2015 Sep ; 41 (9) : 1561-71.

27) Xu JY, Chen QH, Xie JF, et al. Comparison of the effects of albumin and crystalloid on mortality in adult patients with severe sepsis and septic shock : a meta-analysis of randomized clinical trials. Crit Care. 2014 Dec ; 18 (6) : 702.

28) Uhlig C, Silva PL, Deckert S, et al. Albumin versus crystalloid solutions in patients with the acute respiratory distress syndrome : a systematic review and meta-analysis. Crit Care. 2014 Jan ; 18 (1) : R10.

29) Patel A, Laffan MA, Waheed U, et al. Randomised trials of human albumin for adults with sepsis : systematic review and meta-analysis with trial sequential analysis of all-cause mortality. BMJ. 2014 Jul ; 349 : g4561.

30) Jiang L, Jiang S, Zhang M, et al. Albumin versus other fluids for fluid resuscitation in patients with sepsis : a meta-analysis. PLoS One. 2014 Dec ; 9 (12) : e114666.

31) Margarson MP, Soni N. Serum albumin : touchstone or totem? Anaesthesia. 1998 Aug ; 53 (8) : 789-803.

32) Cecconi M, De Backer D, Antonelli M, et al. Consensus on circulatory shock and hemodynamic monitoring. Task force of the European Society of Intensive Care Medicine. Intensive Care Med. 2014 Dec ; 40 (12) : 1795-815.

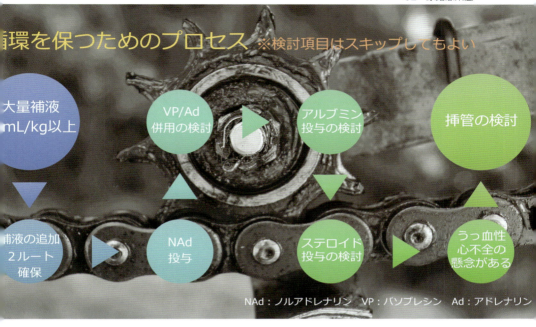

NAd：ノルアドレナリン　VP：バソプレシン　Ad：アドレナリン

敗血症性ショックにおけるカテコラミンの選択とCVカテーテル

- MAP＞65 mmHgを目標に十分な補液後，最初に選択すべきカテコラミンはノルアドレナリンです[21)33)〜35)]．
- バソプレシンはノルアドレナリンの使用量を減らす効果を目的に使用します（最大0.03 U/min）[21)36)〜38)]．バソプレシンの使用に慣れていない場合には，代わりにアドレナリンを使用することでノルアドレナリンの使用量を減らすことができます[21)]．およそノルアドレナリンが0.2γを超えたあたりから併用を考慮します（**表7，表8**）．
- カテコラミンを使用する場合は動脈圧ラインでモニタリングします[21)39)]．実戦的にはアシドーシスや乳酸高値，高K血症などで頻回に採血を要する場合に，動脈圧ラインがあれば患者を何度も穿刺することなく血液が得られるため考慮します．
- 動脈圧ライン穿刺には上肢を用いますが，上肢が何らかの理由で使えない場合には鼠径部の大腿動脈を用います．会陰部に近い鼠径部の大腿動脈で動脈

表7 カテコラミンの使用量

	商品名	使用量
ノルアドレナリン	ノルアドリナリン®	0.03〜0.3γ（μg/kg/min）
アドレナリン	ボスミン®	0.03〜0.3γ（μg/kg/min）
バソプレシン	ピトレシン®	0.01〜0.03 U/min

表8 ノルアドレナリン換算早見表

ノルアドレナリン 3A を生食 47 mL に混ぜ合計 3 mg/50 mL にした時の投与速度（mL/h）						
	0.05γ	0.1γ	0.15γ	0.2γ	0.25γ	0.3γ
40 kg	2	4	6	8	10	12
50 kg	2.5	5	7.5	10	12.5	15
60 kg	3	6	9	12	15	18
70 kg	3.5	7	10.5	14	17.5	21
80 kg	4	8	12	16	20	24

※ 10 mL/h を超えてきたらバソプレシンやアドレナリンの併用を考慮する

圧ラインを使用すると，感染リスクが約2倍高いことは知っておきましょう[40]．

- カテコラミンを投与する場合は中心静脈カテーテルを使用することが多いのですが，末梢ルートからではカテコラミンの血管外漏出によって静脈炎や組織障害を起こすためです．
- しかし，リカバリー可能な敗血症性ショックですと，カテコラミンの使用は24時間以内で済むことも多く，必ずしも長時間必要なわけではありません．
比較的短時間のカテコラミン使用のためだけに中心静脈カテーテル穿刺を行い留置するのは，カテーテル関連感染症や様々な合併症を惹起するリスクと相殺できるのか？　という疑問が残ります．
- この疑問を抱えた救急医や集中治療医は多いようで，カテコラミンは末梢ルートから投与しても大丈夫なのか？　を研究した人が複数人あります．末梢からのカテコラミン投与で何らかの有害事象が起こるまでを研究したメタアナリシスでは，35（±51）時間までなら安全に使用できる[41]，中心静脈カテーテルと末梢ルートを比較したRCTではノルアドレナリン 5 mg/50 mL の濃度であれば 20 mL/h までは安全に使用可能であるとし[42]，また他の研究

では末梢ルートからカテコラミンを49（±22）時間投与しても，血管外漏出は2%のみであったとするものもあります[43]．
- 現在分かっている範囲では，末梢ルートからのノルアドレナリン投与は1～2日間なら許容できると考えられ，末梢ルートがしっかり確保できているのなら無理に中心静脈カテーテルは必要ありません．
- 初期輸液をしっかりと行い，カテコラミンも十分に使っているにも関わらず，循環が保てない時はステロイド（ヒドロコルチゾン200 mg/day）の投与を検討します[21]．

ノルアドレナリンは1～2日は末梢ルートからも投与可能

Reference

33) Regnier B, Rapin M, Gory G, et al. Haemodynamic effects of dopamine in septic shock. Intensive Care Med. 1977 Aug ; 3（2）: 47-53.

34) Beck GCh, Brinkkoetter P, Hanusch C, et al. Clinical review : immunomodulatory effects of dopamine in general inflammation. Crit Care. 2004 Dec ; 8（6）: 485-91.

35) Avni T, Lador A, Lev S, et al. Vasopressors for the Treatment of Septic Shock : Systematic Review and Meta-Analysis. PLoS One. 2015 Aug 3 ; 10（8）: e0129305.

36) Russell JA, Walley KR, Singer J, et al ; VASST Investigators.. Vasopressin versus norepinephrine infusion in patients with septic shock. N Engl J Med. 2008 Feb ; 358（9）: 877-87.

37) Russell JA, Walley KR, Gordon AC, et al ; Dieter Ayers for the Vasopressin and Septic Shock Trial Investigators.. Interaction of vasopressin infusion, corticosteroid treatment, and mortality of septic shock. Crit Care Med. 2009 Mar ; 37（3）: 811-8.

38) Dünser MW, Mayr AJ, Ulmer H, et al. Arginine vasopressin in advanced vasodilatory shock : a prospective, randomized, controlled study. Circulation. 2003 May 13 ; 107（18）: 2313-9.

39) Annane D, Vignon P, Renault A, et al. CATS Study Group.. Norepinephrine plus dobutamine versus epinephrine alone for management of septic shock : a randomised trial. Lancet. 2007 Aug ; 370（9588）: 676-84. Erratum in : Lancet. 2007 Sep ; 370（9592）: 1034.

40) Scheer B, Perel A, Pfeiffer UJ. Clinical review : complications and risk factors of peripheral arterial catheters used for haemodynamic monitoring in anaesthesia and intensive care medicine. Crit Care. 2002 Jun ; 6（3）: 199-204.

41) Brewer JM, Puskarich MA, Jones AE. Can Vasopressors Safely Be Administered Through Peripheral Intravenous Catheters Compared With Central Venous Catheters? Ann Emerg Med. 2015 Dec ; 66（6）: 629-31.

42) Ricard JD, Salomon L, Boyer A, et al. Central or peripheral catheters for initial venous access of ICU patients : a randomized controlled trial. Crit Care Med. 2013 Sep ; 41（9）: 2108-15.

43) Cardenas-Garcia J, Schaub KF, Belchikov YG, et al. Safety of peripheral intravenous administration of vasoactive medication. J Hosp Med. 2015 Sep ; 10（9）: 581-5.

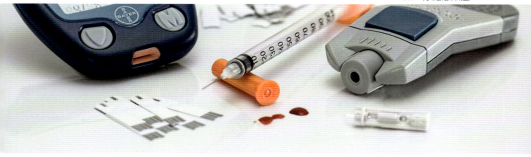

敗血症性ショックによくあるプロブレム —血糖管理

- 敗血症性ショックや重篤な敗血症では血糖管理に困ることがあります．管理する血糖異常は低血糖と高血糖です．
- 低血糖は敗血症患者の死亡リスクと関連していることが指摘されていて，低血糖を伴った敗血症性ショックは重症度が高い可能性があります[44]．
- ER で血糖値が正常範囲内であっても，入院して低血糖となることもあるため，入院から数日は糖尿病の既往がなくても血糖測定の指示が必要になります．
- 入院経過中に低血糖が遷延するようであれば，副腎不全を疑って適宜ステロイド（ヒドロコルチゾン 200 mg/day）の投与でカバーを行いますが[21)45]，ステロイドパルス療法の有効性は否定されています[46]．
- ステロイド（ヒドロコルチゾン 200 mg/day）を投与する時は，敗血症性ショックでは ACTH 刺激試験の結果などを待たずに投与を始めます[47]．
- 投与の推奨度は，十分な補液やカテコラミンの投与にも関わらず，循環動態を保てない時に弱く推奨されています[21]．
- 糖尿病の既往がある場合は，感染によるインスリン抵抗性の増大によって血糖高値となることがあり[48]，血糖コントロールが入院中は必要になってきます．血糖値が2回連続 180 mg/dL を超えてくるようであれば介入をします．その際，上限血糖値を 110 mg/dL ではなく，180 mg/dL に設定して血糖コントロールをします[21]．
- 血糖コントロールの仕方について，強化インスリン療法（血糖値 80-110 mg/

表9　インスリン持続注入法の例

ヒューマリンR®（またはノボリンR®）50単位を生食50 mLに希釈し，シリンジポンプを使用		
血糖値（mg/dL）	開始量	投与法及び指示
59以下	—	投与中止し50％ブドウ糖20 mL静注し1時間後血糖測定（医師に報告）
60-79	—	投与中止し医師に報告
80-99	—	0.5 mL/h減量（0.5 U/h減量）
100-199	—	—
200-249	2 mL/h	0.2 mL/h増加（0.2 U/h増加）
250-299	3 mL/h	0.4 mL/h増加（0.4 U/h増加）
300-349	4 mL/h	0.6 mL/h増加（0.6 U/h増加）
350-399	4 mL/h	0.8 mL/h増加（0.8 U/h増加）
400以上	6 mL/h	1.0 mL/h増加（1.0 U/h増加）

dLで管理する）というのがありますが，この方法は入院死亡率を上げることが分かっており有害というEvidenceです[49]．
- また栄養投与中断中（絶食中）にインスリンを使用することは，低血糖のリスクになるため注意が必要です[50]．
- 末梢毛細血管（指先・耳）から血糖測定する方法は結果が不正確である可能性があるため，重篤な患者ではできるだけ避けるようにします[51]．
- インスリンの投与量や投与方法については多数の研究があり，12のプロトコールを調べたレビューでは，全てバラバラでコンセンサスがありません[52]．
- 目標血糖は144-180 mg/dLとしますが，スケール対応をしていると血糖値の乱高下が起こります．血糖値の変動幅が大きいほど臓器障害や，酸化ストレスが増大するという報告があり[53)54]，インスリン皮下注を用いたスケール対応法はできるだけ避けます．そのため，血糖値の変動幅が大きくならないようにインスリン持続注入を用いたプロトコールを用います（**表9**）．
- インスリン持続注入法における血糖測定は，安定するまでは1-2時間ごとに行い，その後は4時間ごとに測定します[21]．
- 糖尿病の既往がなければ，感染のコントロールがついた時点で血糖測定は終了してよいでしょう．

血糖管理を厳重にしすぎないのがコツ

44) Park S, Kim DG, Suh GY, et al. Mild hypoglycemia is independently associated with increased risk of mortality in patients with sepsis : a 3-year retrospective observational study. Crit Care. 2012 Oct ; 16 (5) : R189.

45) Rushing GD, Britt RC, Collins JN, et al. Adrenal insufficiency in hemorrhagic shock. Am Surg. 2006 Jun ; 72 (6) : 552-4.

46) Bone RC, Fisher CJ Jr, Clemmer TP, et al. A controlled clinical trial of high-dose methylprednisolone in the treatment of severe sepsis and septic shock. N Engl J Med. 1987 Sep ; 317 (11) : 653-8.

47) Marik PE, Pastores SM, Annane D, et al ; American College of Critical Care Medicine.. Recommendations for the diagnosis and management of corticosteroid insufficiency in critically ill adult patients : consensus statements from an international task force by the American College of Critical Care Medicine. Crit Care Med. 2008 Jun ; 36 (6) : 1937-49.

48) Bader MS. Hyperglycemia and mortality in elderly patients with Staphylococcus aureus bacteremia. South Med J. 2007 Mar ; 100 (3) : 252-6.

49) NICE-SUGAR Study Investigators., Finfer S, Chittock DR, Su SY, et al. Intensive versus conventional glucose control in critically ill patients. N Engl J Med. 2009 Mar ; 360 (13) : 1283-97.

50) Preiser JC, Devos P, Ruiz-Santana S, et al. A prospective randomised multi-centre controlled trial on tight glucose control by intensive insulin therapy in adult intensive care units : the Glucontrol study. Intensive Care Med. 2009 Oct ; 35 (10) : 1738-48.

51) Khan AI, Vasquez Y, Gray J, et al. The variability of results between point-of-care testing glucose meters and the central laboratory analyzer. Arch Pathol Lab Med. 2006 Oct ; 130 (10) : 1527-32.

52) Wilson M, Weinreb J, Hoo GW. Intensive insulin therapy in critical care : a review of 12 protocols. Diabetes Care. 2007 Apr ; 30 (4) : 1005-11.

53) Monnier L, Mas E, Ginet C, et al. Activation of oxidative stress by acute glucose fluctuations compared with sustained chronic hyperglycemia in patients with type 2 diabetes. JAMA. 2006 Apr ; 295 (14) : 1681-7.

54) Brownlee M. Biochemistry and molecular cell biology of diabetic complications. Nature. 2001 Dec ; 414 (6865) : 813-20.

敗血症性ショックによくあるプロブレム ―腎機能と腎代替療法

- 敗血症性ショックの患者は，腎前性腎不全のために血清クレアチニンが高値になっていることが，しばしばあります．
- しかし，ほとんどの場合，適切な補液を行うことで腎前性の原因（ショック・脱水）を解除できれば，血清クレアチニンの値は下がっていきます．
- そのため，たとえ初回採血で血清クレアチニンが 5.0 mg/dL や 6.0 mg/dL になっていても，その理由だけで透析などの腎代替療法（RRT：Renal Replacement Therapy）を行う必要はありません[21]．
- 2つのメタアナリシス及び1つの RCT では，急性腎不全のための CRRT（Continuous RRT：持続腎代替療法≒いわゆる CHDF）も IRRT（Intemittent RRT：間欠的腎代替療法≒いわゆる HDF）も，生存率及び腎回復率に有意な差はもたらさなかったと報告しています[55]〜[57]．

初期輸液次第では腎不全も回復し得る

Reference

55) Kellum JA, Angus DC, Johnson JP, et al. Continuous versus intermittent renal replacement therapy : a meta-analysis. Intensive Care Med. 2002 Jan ; 28（1）: 29-37.

56) Tonelli M, Manns B, Feller-Kopman D. Acute renal failure in the intensive care unit : a systematic review of the impact of dialytic modality on mortality and renal recovery. Am J Kidney Dis. 2002 Nov ; 40（5）: 875-85.

57) Vinsonneau C, Camus C, Combes A, et al ; Hemodiafe Study Group.. Continuous venovenous haemodiafiltration versus intermittent haemodialysis for acute renal failure in patients with multiple-organ dysfunction syndrome : a multicentre randomised trial. Lancet. 2006 Jul ; 368（9533）: 379-85.

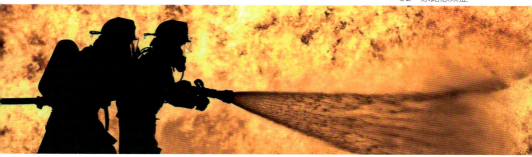

敗血症性ショックによくあるプロブレム —血小板と DIC

- 敗血症性ショックの患者は血小板が低下して，ER での初診時あるいは経過中に 50,000/μL を下回っていることも多々あります．
- 血小板が低下していると DIC（播種性血管内凝固症候群）という言葉が頭をよぎるかもしれませんが，どれだけ血小板の値が低くなっても，感染源のコントロールに集中すると自然と回復していきます．
- SSCG2016（敗血症診療国際ガイドライン）でも侵襲的な処置が計画されない限り，血小板数 10,000/μL を切ったら血小板輸血を考えてもよいという程度の推奨になっています[21]．
- 日本には"DIC の治療をする"という謎の言葉があります．DIC は重篤な感染症の結果，生じた病態です．そのため，DIC の治療をいくら行っても火元である感染源のコントロールや消火活動（初期輸液）ができていなければ，火の粉は上がり続けるばかりになります．
- そのためか，DIC の治療薬として注目されたアンチトロンビン薬は，第Ⅲ相臨床試験で死亡率に優位な改善を見せなかったばかりか，出血リスクの増加との関連を示しました[58)59)]．
- またトロンボモジュリンやヘパリンも現時点では推奨はありません（トロンボモジュリンは海外の第Ⅲ相試験の結果待ち）．以前の SSCG2004 と 2008 で推奨された活性化組み換えプロテイン C は販売会社自ら試験を行い，効果がないことを申し出て販売中止になりました[60)]．
- 当初，効果が高いとして推奨されていた活性化組み換えプロテイン C の研究

が最初に発表されたのは2001年で[61]，販売中止を決定づけた研究が行われたのは2011年でした．この間に敗血症性ショックの治療において，救急・集中治療業界で起きたのは，EGDTの普及という革命でした．EGDTは初期輸液の大切さが初めて組み込まれたやり方でしたので，2001〜2011年の間に起きた大きな変化の1つに，初期消火活動（初期輸液）の普及があったのではないかと推測しています．

・これらのことをまとめると，低下した血小板数をなんとかしたい，DICをなんとかしたいと願うなら，初期輸液が肝心だということです．

> 血小板低下もDICも初期輸液次第

Reference

58) Allingstrup M, Wetterslev J, Ravn FB, et al. Antithrombin Ⅲ for critically ill patients. Cochrane Database Syst Rev. 2016 Feb

59) Warren BL, Eid A, Singer P, et al；KyberSept Trial Study Group.. Caring for the critically ill patient. High-dose antithrombin Ⅲ in severe sepsis：a randomized controlled trial. JAMA. 2001 Oct；286（15）：1869-78.

60) Ranieri VM, Thompson BT, Barie PS, et al；PROWESS-SHOCK Study Group.. Drotrecogin alfa（activated）in adults with septic shock. N Engl J Med. 2012 May；366（22）：2055-64.

61) Bernard GR, Vincent JL, Laterre PF, et al；Recombinant human protein C Worldwide Evaluation in Severe Sepsis（PROWESS）study group.. Efficacy and safety of recombinant human activated protein C for severe sepsis. N Engl J Med. 2001 Mar；344（10）：699-709.

ディープ・アプローチ

SSCG(Surviving Sepsis Campaign Guidelines)2016　孤立する日本

　Surviving Sepsis Campaign Guidelines というのは，死亡率の高い敗血症の認知を広め，敗血症治療の適正化を世界中に促すことを目的とし，25の国際的な機関から集められた55名の専門家によって構成されるコンセンサス会議によって生み出されたガイドラインです．2004年に初版が出されて以来，集中治療領域で最も注目を集めているガイドラインの1つでSSCGと略されます．

　このSSCGは，2016に改訂が行われSSCG2016として発表されました．実はこの中で日本は名指しで指摘をされました．

"A recent meta-analysis demonstrated a favorable effect on overall mortality with this technique. The composite effect, however, depends on a series of studies performed in a single country (Japan), predominantly by one group of investigators."

K. 血液浄化について（原文より）

　これはPMX（ポリミキシンB）を用いて，エンドトキシンを吸着する治療法である血液吸着療法について書かれたところですが，翻訳すると「最新のメタアナリシスでは，この技術（PMX）は死亡率全体によい影響を与えている[1]．しかし，それらに影響したものは1つのグループによって発表された単一の国家（日本）で行われた一連の研究を基にしたものです」となっています．

　原著であるメタアナリシスを読んでみると，わざわざ日本からと日本以外とで分けて解析しており（図），日本からの報告でRisk Ratioを計算すると0.50（95%CI 0.36-0.70）となっていて，非常に成績がよいことが分かります．一方，日本以外からの報告でRisk Ratioを計算すると，結果は0.86で良い成績が出ていますが，95%CI（95%信頼区間）を見てみると0.69-1.06となり1.00を割っているのが分かります．Risk Ratioが1.00以上と

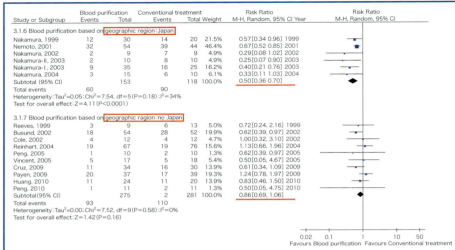

図　PMXメタアナリシスの日本からの報告と日本を除いた報告
geographic region：Japan と no Japan に分けて解析され，結果に大きな差が出ている
　　　　　　　　　　　　　　　　　　　　　(Crit Care Med. 2013 Sep；41（9）：2209-20.)

いうことはリスクが高いということになりますし，1.00を下回るということはリスクが低いことになります．95%CIが1.00をまたいでいるということは，どちらにも傾く可能性があり，統計的には有意差がないことになります．よって，このメタアナリシスでは結果が良いのは，日本からの研究に影響を受けたと結論づけているのです．

　日本発の治療法であるPMXは保険適応があるために，日本での研究ではPMXをしないという選択に倫理的な根拠が得られないため，RCTが組めず症例集積研究しかなされていないという背景もあります．

　それだけでなく，DICの治療薬と言われているアンチトロンビン製剤もトロンボモジュリンも日本でしか使われていない薬剤です．それら全てが，今回のSSCG2016で推奨を得られておらず，日本の敗血症治療は世界からまるで孤立したかのようになっています．

　これから質の高い研究が続々と報告されるのではないかと期待しますが，

それによっては今後推奨が得られるようになるかもしれません.

> **Deep Reference**
> 1) Zhou F, Peng Z, Murugan R, et al. Blood purification and mortality in sepsis : a meta-analysis of randomized trials. Crit Care Med. 2013 Sep ; 41 (9) : 2209-20.

SSCG2016 推奨のまとめ

推奨する	推奨度/エビデンスクオリティ	推奨しない	推奨度/エビデンスクオリティ
A．初期蘇生			
敗血症や敗血症性ショックはできる限り早く治療介入する	BPS（Best Practice Statement）	CVP単独での補液量の調節は正当化されない	
最初の3時間に30 mL/kg以上の補液	Strong/Low		
循環動態を評価しながら補液の追加を行う	BPS		
ショックの原因が判明するまで血行力学的な評価を続ける	BPS		
補液反応性を予測するために静的な変数より動的な変数を用いる	Weak/Low		
MAP>65 mmHgを目標にカテコラミンを使用	Strong/Moderate		
乳酸値を正常化させる	Weak/Low		
B．敗血症のスクリーニングと診療パフォーマンスの向上			
重篤であったりハイリスクな敗血症に対するスクリーニングのための改善プログラムを病院として持つ	BPS		
C．診断			
敗血症や敗血症性ショックを疑う患者には抗生物質の投与前に適切な部位から培養検体を採取しておくが，そのために抗生物質の投与が遅れてはならない	BPS		

D．抗生物質

推奨する	推奨度/エビデンスクオリティ	推奨しない	推奨度/エビデンスクオリティ
敗血症や敗血症性ショックに対しては（できるだけ早く）1時間以内に抗生物質を投与する	Strong/Moderate	重症膵炎や熱傷などの非感染症への抗生物質予防投与を推奨しない	BPS
敗血症では考慮される起因菌をカバーできる広域抗生物質を用いる	Strong/Moderate	ショックのない菌血症や敗血症に対して抗生物質の併用療法をルーチンに使用することを推奨しない	Weak/Low
病原体が同定され感受性が判明次第De-escalationする	BPS	好中球減少症でルーチンに併用療法を行うのを推奨しない	Strong/Moderate
PK/PDをもとにした投与方法の最適化	BPS	プロカルシトニンを感染症の診断に用いるのを推奨しない	Weak/Low
敗血症性ショックの初期管理に異なるクラスの抗生物質2剤併用をエンピリックに使用	Weak/Low		
抗生物質の併用療法が初期に行われた場合，臨床状態の改善や起因菌が特定され次第De-escalationする	BPS		
敗血症や敗血症性ショックの治療期間は7-10日間	Weak/Low		
免疫不全や好中球減少症，黄色ブドウ球菌・真菌感染などでは治療期間を延長させる	Weak/Low		
臨床状態の改善の著しい一部の感染症（尿路，腹腔内など）は治療期間を短縮する	Weak/Low		
経過中にDe-escalation可能かどうか毎日評価する	BPS		
抗生物質の投与期間を短縮するためにプロカルシトニンを測定する	Weak/Low		

推奨する	推奨度/ エビデンスクオリティ	推奨しない	推奨度/ エビデンスクオリティ
E．ソースコントロール			
解剖学的に特有な感染源（組織壊死や膿瘍，腸管穿孔，閉塞や膿瘍の関連した胆嚢胆管炎や腎盂腎炎，壊死性軟部組織感染，腹腔内感染，化膿性関節炎，デバイス感染など）は速やかに除去する	BPS		
感染源となっている可能性のある血管内アクセスデバイスは他のルートが確保できたら速やかに除去する	BPS		
F．補液治療			
血行動態が改善するまで輸液チャレンジを行う	BPS	補液にHES製剤を用いることを推奨しない	Strong/High
敗血症や敗血症性ショックでは初期輸液に晶質液を使用する	Strong/Moderate		
敗血症や敗血症性ショックの補液には体液バランスと同じ晶質液か生理食塩水を用いる	Weak/Low		
十分量の晶質液での初期輸液に加えてアルブミンを使用する	Weak/Low		
敗血症や敗血症性ショックでの蘇生に用いるのはゼラチン輸液ではなく晶質液	Weak/Low		
G．カテコラミン			
カテコラミンはノルアドレナリンを第一選択	Strong/Moderate	腎保護のためにドーパミンを使用することを推奨しない	Strong/High
ノルアドレナリンの使用量を減らすためのバソプレシン（またはエピネフリン）の使用	Weak/Moderate		
ノルアドレナリンの代わりにドーパミンを使用するのは頻脈や徐脈がある場合	Weak/Low		

推奨する	推奨度/エビデンスクオリティ	推奨しない	推奨度/エビデンスクオリティ
十分な補液とカテコラミンの使用に反応が乏しい場合にドブタミンを使用	Weak/Low		
カテコラミンを使用する場合に動脈圧ラインを使用	Weak/Very Low		
H．コルチコステロイド			
循環動態が安定しない場合にヒドロコルチゾン200 mg/day	Weak/Low	敗血症性ショックの治療としてステロイドを使用することを推奨しない	
I．血液製剤			
輸血はHb7.0 g/dL未満の時にRBC（赤血球製剤）を使用	Strong/High	敗血症による貧血治療にエリスロポエチンは推奨しない	Strong/Moderate
侵襲的な処置が必要な時10,000/mm^{3}未満なら血小板輸血をする．また活動性の出血・手術・侵襲的処置がある場合は50,000/mm^{3}未満で血小板輸血	Weak/Very Low	出血や侵襲性の高い処置がない時に凝固異常是正のためのFFP（新鮮凍結血漿）投与は推奨しない	Weak/Low
J．免疫グロブリン			
		免疫グロブリンの使用は推奨しない	Weak/Low
K．血液浄化療法			
		血液浄化療法（CPFA/PMX）は行わない	
L．抗凝固療法			
		ATIII製剤の使用は推奨しない	Strong/Moderate
		敗血症や敗血症性ショックの治療のためのトロンボモジュリンやヘパリンの使用を推奨しない	
M．機械的換気			
ARDSであれば6 mL/kgの1回換気量	Strong/High	ARDSに高頻度振動換気法（HFOV）を使用するのを推奨しない	Strong/Moderate
ARDSではプラトー圧の上限を30 cmH$_2$Oとする	Strong/Moderate	ARDSにNIVは推奨しない	

推奨する	推奨度/エビデンスクオリティ	推奨しない	推奨度/エビデンスクオリティ
中等度から重度のARDSでは高いPEEP（>5 cmH$_2$O）を使用	Weak/Moderate	気管支痙攣のないARDSにβ2アゴニストを使用するのを推奨しない	Strong/Moderate
重度のARDSではリクルートメント手技を行う	Weak/Moderate	ARDSに肺動脈カテーテルをルーチンで使用するのを推奨しない	Strong/High
ARDSやP/F比<150では腹臥位で管理	Strong/Moderate		
ARDSやP/F比<150では筋弛緩薬を48時間以内で使用	Weak/Moderate		
組織循環が悪くなければARDSでは維持的に体液管理をする	Strong/Moderate		
ARDSでは低い1回換気量（4-6 mL/kg）で管理する	Weak/Low		
VAP（人工呼吸器関連肺炎）や誤嚥の予防に挿管管理中は30-40°頭部挙上する	Strong/Low		
ウィーニングに入る前に自発呼吸テストを行う	Strong/High		
ウィーニングには標準化されたプロトコールを使用する	Strong/Moderate		
N．鎮静・麻酔			
機械換気中の鎮静時間を最小限に抑える	BPS		
O．血糖管理			
血糖値が2回連続180 mg/dLを越えてくるようであれば上限血糖値を180 mg/dLに設定してインスリンによるプロトコル化した血糖コントロールを行う	Strong/High		
インスリン量と血糖値が安定するまで血糖測定を1-2時間ごとに行い，安定したら4時間ごとに行う	BPS		

推奨する	推奨度/エビデンスクオリティ	推奨しない	推奨度/エビデンスクオリティ
末梢（指先や耳）からの血糖測定は正確ではないため慎重に解釈する	BPS		
動脈圧ラインが留置されている場合は，そこからの血糖測定を行う	Weak/Low		
P．腎代替療法			
敗血症のAKI（急性腎障害）にCRRTかRRTを使用	Weak/Moderate	クレアチニンの増加や乏尿を理由にRRTを導入することを推奨しない	Weak/Low
循環動態の不安定な敗血症患者に体液管理をするためにCRRTを使用	Weak/Low		
Q．重炭酸			
乳酸アシドーシスでpH≧7.15であれば血行動態改善のため，あるいはカテコラミン使用を減らすために重炭酸（メイロン®）を使用	Weak/Moderate		
R．静脈血栓予防			
薬剤に禁忌がない限り，深部静脈血栓症予防に未分画ヘパリンか低分子量ヘパリンを使用	Strong/Moderate		
深部静脈血栓症予防には低分子量ヘパリンより未分画ヘパリンを推奨する	Strong/Moderate		
可能であるなら薬剤に追加して機械的予防法を行う	Weak/Low		
深部静脈血栓症予防に薬剤が使えない場合は機械的予防法を選択する	Weak/Low		
S．ストレス潰瘍予防			
消化管出血のリスクがある患者の敗血症または敗血症性ショックにはストレス潰瘍予防をする	Strong/Low		
ストレス潰瘍予防にはPPIかH₂受容体拮抗薬を使用	Weak/Low		

推奨する	推奨度/ エビデンスクオリティ	推奨しない	推奨度/ エビデンスクオリティ
消化管出血のリスクのない患者にもストレス潰瘍予防を行う	BPS		
T．栄養			
腸内栄養の可能な重篤な敗血症または敗血症性ショックに対して末梢からのブドウ糖投与だけを使用するよりは早期の経腸栄養を推奨する	Weak/Low	敗血症や敗血症性ショックでは早期の非経口または経腸栄養を推奨しない	Strong/Moderate
最初から腸内栄養ができた場合は患者の状態に合わせて食事の段階を勧めていく	Weak/Moderate	敗血症や敗血症性ショックで重篤な患者への最初の7日間に非経口栄養単独または経腸栄養との組み合わせ法は推奨しない	Strong/Moderate
食事ができず誤嚥のリスクの高い人は胃内容残存量を測定する	Weak/Very Low	オメガ3脂肪酸を免疫補助剤として使用することを推奨しない	Strong/Low
食事ができず重篤な敗血症や敗血症性ショックでは腸蠕動促進薬を使用する	Weak/Low	胃内容残存量の測定は推奨しない	Weak/Low
食事ができず誤嚥のリスクが高い患者には後幽門栄養チューブを使用する	Weak/Low	セレンの経静脈投与は推奨しない	Strong/Moderate
		アルギニンの投与は推奨しない	Weak/Low
		グルタミンの投与は推奨しない	Strong/Moderate
		カルニチンの使用は全く推奨しない	
U．ケアの目標			
ケアと予後の目標を患者や家族と話し合う	BPS		
緩和ケアの原則に基づいてケアの目標を治療と終末期ケアの計画に組み込む	Strong/Moderate		
ケアの目標（蘇生，侵襲的処置，文化的精神的な支援など）はICU入室後72時間以内の可能な限り早い時期に決める	Weak/Low		

（Crit Care Med. 2017 Mar：45（3）：486-552.)

単純性膀胱炎か否か

- ER診療では，まずは単純性膀胱炎かどうかを判断します．一般的には単純性膀胱炎に発熱はありません．尿路感染症になりやすい女性で，発熱がなく膀胱刺激症状のみであるなら単純性膀胱炎と判断します．
- 膀胱刺激症状は排尿時痛，頻尿，尿意切迫感です[9]．肉眼的血尿を主訴に来院することもよくあり，他の膀胱刺激症状がないかを重ねて聴きます．単純性膀胱炎であれば尿定性検査は行っても行わなくても，患者の治療方針を決めるのに役立ちません．
- 単純性膀胱炎ではないと判断したら，尿定性検査を行います．
- 膀胱刺激症状があっても陰部掻痒感や帯下の増加，性交時痛がある場合には性感染症を考えます[9]．
- 尿定性検査用の検体は中間尿で採取しても，陰部を洗浄して採取しても汚染率は変わらないため，中間尿で採取します[62]．カテーテル尿との比較では中間尿の汚染率は8%程度でした[63]．

尿検査は中間尿でOK！

- 尿定性検査の価値は膿尿かどうかの評価にあります．亜硝酸塩（＋）であるなら膿尿の可能性が高く，尿路症状を伴っていれば尿路感染症があると考えます（**表4**，244頁参照）．一方，白血球や亜硝酸塩が（−）でも膿尿を否定することはできないのがやっかいなところです[64]．
- 尿路症状があるのに，尿定性検査で想定していたような結果が出ないのであれば，グラム染色を行います．亜硝酸塩もWBCもどちらも（−）で尿路症

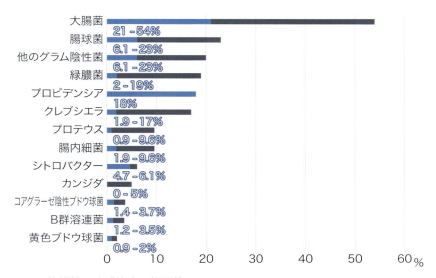

図5　複雑性尿路感染症の起因菌

(N Engl J Med. 2003 Jul；349（3）259-66 より筆者作成)

状がハッキリしないのであれば，他の原因を考えます．

- 尿路症状が強く，尿中 WBC（−）かつ亜硝酸塩（−）である場合は腎結核を鑑別に考えておきます．腎結核はどちらも（−）になるのが特徴です．
- グラム染色ではグラム陰性桿菌（GNR：Gram Negative Rod）がほとんどで，グラム陽性球菌は一部です．尿路感染症のほとんどはこの2種類であると，まずは覚えておきます．
- 尿路感染症を起こすグラム陰性桿菌のほとんどは大腸菌（E. coli）で，その次がクレブシエラ（Klebsiella spp.）です．稀にプロテウス（Proteus mirabilis）や緑膿菌（Pseudomonas aeruginosa）があり，複雑性尿路感染症では後者の頻度が上がります（**図5，図6**）[65]．
- 尿路感染症を起こすグラム陽性球菌は，腸球菌（Enterococcus faecalis）とブドウ球菌（Staphylococcus saprophyticus）です（**図6**）．腸球菌にはセフェム系の抗生物質が効かないため，覚えておく必要があります．
- 尿 pH＞8.0 のアルカリ尿で結晶成分が目立つ場合にはプロテウスを考えます．プロテウスはウレアーゼによって尿を分解しアンモニアを産生するた

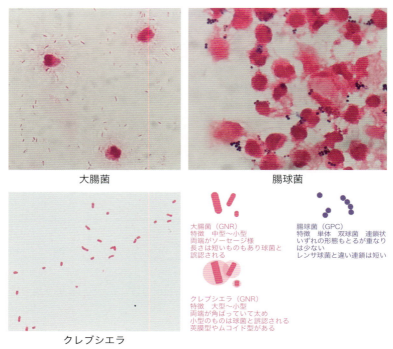

図6　尿グラム染色像と菌の特徴（画像提供：名古屋掖済会病院　柳内愛氏）

め，尿がアルカリ化することによって結晶が析出し，腎結石を起こしやすいとされています[66]．
・蛋白やビリルビンを見ても診断には役に立ちません[11]．

> **アルカリ尿の尿路感染症はプロテウスを疑う**

・グラム染色を行い1,000倍で検鏡し，菌が1視野に1つ見つかれば，尿培養における 10^5 cfu 以上と同等と考えられます[67]．すなわち膿尿です．グラム染色は菌量の予想も可能です．
・グラム染色で菌が見えたのであれば，尿路感染症疑いとして精査を行います．一方，この段階で菌が見えないのであれば尿路感染症にこだわらず，前立腺炎など他の原因を考えるべきです．

Reference

62) Lifshitz E, Kramer L. Outpatient urine culture : does collection technique matter? Arch Intern Med. 2000 Sep ; 160 (16) : 2537-40.

63) Hooton TM, Roberts PL, Cox ME, et al. Voided midstream urine culture and acute cystitis in premenopausal women. N Engl J Med. 2013 Nov ; 369 (20) : 1883-91.

64) Wilson ML, Gaido L. Laboratory diagnosis of urinary tract infections in adult patients. Clin Infect Dis. 2004 Apr ; 38 (8) : 1150-8.

65) Fihn SD. Clinical practice. Acute uncomplicated urinary tract infection in women. N Engl J Med. 2003 Jul ; 349 (3) : 259-66.

66) Coker C, Poore CA, Li X, et al. Pathogenesis of Proteus mirabilis urinary tract infection. Microbes Infect. 2000 Oct ; 2 (12) : 1497-505.

67) Stamm WE, Hooton TM. Management of urinary tract infections in adults. N Engl J Med. 1993 Oct ; 329 (18) : 1328-34.

尿路感染症精査のストラテジー

- ▶エコー
  - 水腎症
    - あり → CTで尿路閉塞の原因精査
    - なし → 入院適否の判断

- ▶CT（単純か造影か）
  - 尿閉からの逆行性UTI → 導尿
  - 腎盂腎炎／AFBN／腎膿瘍
  - 閉塞性腎盂腎炎 → ドレナージ
  - 気腫性腎盂腎炎 → ドレナージ or 腎摘術

C：臨床症状が軽い
O：内服可能
M：バイタルがよい
S：静注が必要ない

No → 入院 ・血液培養 ・尿培養
→ 外来通院

尿路感染症精査のストラテジー

- 精査のストラテジーの要は水腎症があるかないかです．水腎症の有無はエコーで比較的容易に調べることができます．ベッドサイドエコーでの水腎症に対する感度は78.4％（95％CI 70.2-85.3）と報告されています[68]．
- 水腎症のエコー所見では腎盂の拡張が見られますが（**図7a**）[69]，腎静脈と見分けがつかないことがあるため，ドップラーを利用することでその見分けができます．
- エコーでは尿管内に結石を認めることもありますが（**図7b**），ほとんどのケースではなぜ水腎となっているのか分からないため，水腎症を見たらCTを撮影して閉塞機転を確かめにいきます．
- 尿路感染症があり水腎症があれば，少なくともこの時点で複雑性尿路感染症となります．女性の患者で水腎症所見を認めなければ，単純性腎盂腎炎（あるいは尿路感染症）として，入院の適否を検討します．
- 入院の適否はCOMSを用います（**表10**）．COMSはもともと抗生物質のオーラルスイッチ（静脈投与から経口投与へ変更すること）の指標として，ノッ

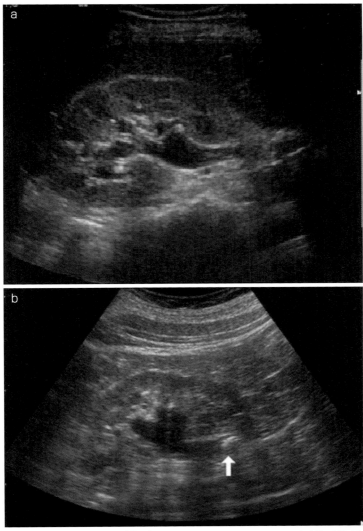

図7 水腎症のエコー所見（Insights Imaging. 2015 Aug；6（4）441-7.）
a）拡張した腎盂　b）拡張した腎盂の所見と尿路に結石（⇧）を認める

表10 COMS

	オーラルスイッチの要件	外来通院可能かの要件
Clinical improvement observed	臨床症状が軽快している	▶臨床症状が軽い
Oral route is not compromised	経口投与に問題がない（嘔吐，吸収障害，嚥下，意識障害，重度の下痢）	▶内服が可能である
Makers showing a trend towards normal	メルクマールとなる所見が改善している（24時間以上熱がない，HR＜90/min，RR＜20/min，BP安定，4,000＜WBC＜12,000/μL）	▶バイタルサインがよい
Specific indication/deep seated infection	特定の適応疾患や深部の感染症がある（膿瘍やドレナージを要する）	▶静注が必要ない

ティンガム大学病院が提唱したものですが，外来で経口抗生物質を使用するか，入院して経静脈投与にするかの判断にも使用することができます．

- 複雑性でないケースにおいては，造影CTをルーチンに撮影する必要はありません[70]．しかし，腎盂腎炎にしては経過がおかしい（既に抗生物質投与がされているにも関わらず悪化傾向，調べられていない血糖異常がある，免疫不全を疑う）場合は撮影します．
- 尿閉が分かれば，尿閉による逆行性水腎症に感染が重なっていると考え，ソースコントロールに尿閉の解除を試みます．
- 腎盂腎炎では造影CT検査を行うことで，腎臓内にクサビ形の陰影欠失（造影不良域）を認めたり，腎周囲の毛羽立ち（腎筋膜やBridging Septumの肥厚）が見えることがあります．
- 造影不良効果は，炎症が腎杯から腎実質へと拡大した時に浮腫性変化により血管が圧排され虚血が生じ，長時間虚血が持続すると組織壊死をもたらす過程を見ているものと考えられており，完全に組織壊死に至ると腎膿瘍となります．
- そのため，腎盂腎炎は放置するとAFBN（Acute Focal Bacterial Nephritis：急性巣状性細菌性腎炎）になり，腎膿瘍へと進行していく過程をとります[13]．造影不良域は腎盂腎炎（**図8a**）とAFBN（**図8b**），腎膿瘍（**図8c**）のいずれでも見ることができますが（**表11**），造影不良域がないからといって，（特に初期段階の）腎盂腎炎を否定することはできません．

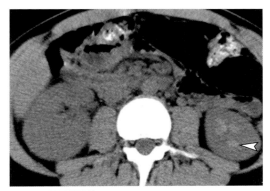

図 8a　腎盂腎炎
単純 CT であるが腎錐体が消失し（▷）右腎が腫大している

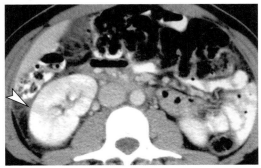

図 8b　AFBN
クサビ状で辺縁不明確な造影不良域がある（▷）

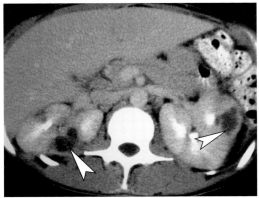

図 8c　腎膿瘍（AJR Am J Roentgenol. 1982 Jan；138（1）：51-4.）
辺縁が明瞭な造影効果不良域がある（▷）

表11　腎炎のCT画像パターン

	CT画像パターン
急性腎盂腎炎	腎実質の造影効果不良があろうがなかろうが腎腫大がある
AFBN	1）線上またはクサビ状の造影効果不良域がある 2）辺縁が不明確な造影効果不良域，もしくは円状の輪郭を持った造影効果不良域がある
腎膿瘍	嚢胞ではない造影効果不良域が明確で，しばしば腎周囲に線維性の被膜を認める

（Am J Med. 1992 Sep；93（3）：289-98.）

- また造影不良域があったからといって，腎盂腎炎やAFBNなどの尿路感染症だとも言えません．よく似た所見で有名な，腎梗塞のCortical Rim Signは造影効果のあるところと造影効果不良域の差分を見た所見です[14]．

> **腎臓の造影効果不良域は腎盂腎炎だけでなく腎梗塞にもある**

- 閉塞性腎盂腎炎は，そのままでは自然ドレナージは難しいため，ドレナージのためのDJ（double-J）カテーテルの挿入など泌尿器科医による専門治療が必要となります[71]．悪化すれば敗血症性ショックのリスクが高いため，夜間でも泌尿器科医をコールすべきです．
- 気腫性腎盂腎炎は糖尿病患者に多いものですが，腎膿瘍の外側に見られるガス像が特徴です．腎周囲膿瘍とともに死亡率が高く，こちらもドレナージが必要となります[71]．そのため，泌尿器科医コールをして対応すべきです．

Reference

68) Riddell J, Case A, Wopat R, et al. Sensitivity of emergency bedside ultrasound to detect hydronephrosis in patients with computed tomography-proven stones. West J Emerg Med. 2014 Feb；15（1）：96-100.

69) Nicolau C, Claudon M, Derchi LE, et al. Imaging patients with renal colic-consider ultrasound first. Insights Imaging. 2015 Aug；6（4）：441-7.

70) Craig WD, Wagner BJ, Travis MD. Pyelonephritis：radiologic-pathologic review. Radiographics. 2008 Jan-Feb；28（1）：255-77；quiz 327-8.

71) 青木　眞（2015）．レジデントのための感染症診療マニュアル　第3版．医学書院

ディープ・アプローチ

腎周囲の Bridging Septum の意味と落とし穴

熱源不明の発熱患者の腹部 CT で腎周囲に"毛羽立ち"を見つけた時「おお！尿路感染症だったのか！と思ったことのある人も少なくないかと思います．この通称"毛羽立ち"は Bridging Septum という呼び名がついています．Bridging Septum を報告したのは 1986 年頃の Kunin[1] の報告が最も古いと思われます．

Bridging は架け橋，Septum（複数形は Septa）は隔壁という意味ですから，何かと何かをまたぐような隔壁が Bridging Septum となります．腎臓の周囲は Gerota 筋膜で覆われ，Gerota 筋膜は前腎筋膜と後腎筋膜に分かれます．この腎筋膜と腎被膜の間は脂肪組織で埋められていますが，その脂肪組織の中を線維状の架橋構造が走っています．これが Bridging Septum の正体です．

通常，Bridging Septum が CT で写ることはありません．多くの場合，腎盂腎炎や AFBN のような炎症が起きた時に，腎臓から波及した炎症が Bridging Septum に至ることで肥厚し，画像として見ることができます．

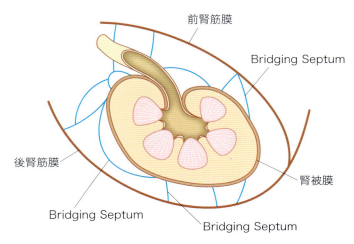

腎周囲の構造と Bridging Septum

CHAPTER 2　ジェネラルケース

ディープ・アプローチ

　しかし，気をつけなければならないのは **Bridging Septum は炎症だけでなく，腫瘍や被膜出血，腎梗塞**でも見つけることができる点です[1]．これらの疾患と尿路感染症とでは治療が全く違うばかりか，場合によっては生命を脅かすことさえあります．発熱がなく，腰背部痛の患者でBridging Septumだけを画像で発見した場合，造影CTを追加して腎梗塞や腎腫瘍，腎出血を否定するという姿勢も必要です．

Deep Reference

1) Kunin M. Bridging septa of the perinephric space : anatomic, pathologic, and diagnostic considerations. Radiology. 1986 Feb ; 158 (2) : 361-5.

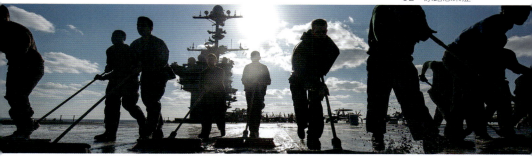

尿路感染症の治療

基本的に尿路感染症の原因としては *E. coli* が最多です．抗生物質の投与については病院ごとのアンチバイオグラムを参考にします．

<u>単純性膀胱炎</u>：3日間の短期間療法と通常期間（5～7日間）のやり方があり，妊婦や耐性菌による尿路感染の既往がある場合，抗生物質使用歴がある場合など，宿主因子に問題がある場合には通常期間で投与します（**表12**）．
・多量の水分摂取により，膀胱からウォッシュアウトを図るという俗説がありますが Evidence はありません．

<u>(単純性) 腎盂腎炎</u>：重症感や COMS に抵触するなら入院となりますが，複雑性でなければ外来でも治療できます．抗生物質の初期選択に関してはグラム染色像を参考にします．治療開始後もグラム染色を確認することで菌体の減少や消失により治療効果を確認することができ有用です．

表12　膀胱炎の抗生物質（経口）の例

抗生物質	投与法	期間
①ST 合剤（バクタ®）※妊娠中は避ける	1回2錠	3日間
②セファクロル or セファレキシン（ケフラール® or ケフレックス®）	1回 250 mg を 8 時間ごと	3日間
③アモキシシリン/クラブラン酸（オーグメンチン配合錠 250RS®など）	1回 375 mg 1錠を 12 時間ごと	3日間
④レボフロキサシン（クラビット®など）※妊娠中は避ける	1回 500 mg 1錠を 24 時間ごと	3日間

- 治療効果判定は臨床症状（腰痛やCVA叩打痛）の改善が第1で，次にグラム染色による菌体消失の確認で行います．
- **治療開始後2-3日は解熱せず，治療に反応して発熱することがあります**．平熱でショックだった患者に治療して熱が出だしたら，「治療に反応しているな」と喜ぶべきです．尿培養や血液培養の結果が判明次第 De-escalation します．

治療効果判定は臨床症状の改善が第一

- 血液培養と尿培養で同じ菌が生えてくれば，尿路感染症の起因菌と考えます．尿培養で複数の菌が生えた場合は，血液培養の結果で起因菌を考えます．
- 帰宅させた患者の血液培養で黄色ブドウ球菌が疑われた場合は感染性心内膜炎による菌血症であることがあるため，速やかに患者を呼び出し，入院治療を勧めます．
- 数日以上，臨床症状が改善しない場合は腎膿瘍であることがあり，CTなどで原因精査をします．
- 難治例では尿培養を繰り返し行います．少なくとも治療終了時点と，4～6週間後のフォローのタイミングで尿培養を確認します．
- 帰宅希望が強くどうしても入院できない場合は妥協点としてセフトリアキソンを外来で点滴し，毎日外来に通院させることもできます．
- 解熱後1～2日経過し，状態が安定しているなら COMS に従い，オーラルスイッチを検討します（**表13, 表14**）．**経静脈的に治療を完遂すべきか，オーラルスイッチしたほうがよいかについては Evidence はありません**[72]．複雑性尿路感染症や膿瘍性疾患だと，経静脈的に治療をしたほうがよいような気もしますが，実際に比較した研究ではどちらも治療効果に差はありません．内服によって，バイオアベイラビリティ（生物学的利用能）が低下しないと

表13 腎盂腎炎の抗生物質（経口）の例

抗生物質	投与法	期間
①ST合剤（バクタ®）※妊娠中は避ける	1回4錠を12時間ごと	14日間
②レボフロキサシン（クラビット®など）　※妊娠中は避ける	1回500 mg 1錠を24時間ごと	7～10日間

表 14　腎盂腎炎の抗生物質（静注）

抗生物質	投与法	期間
①セフトリアキソン（ロセフィン®など）	1 回 1～2 g を 12 時間ごと	毎日 De-escalation を検討する
②セフォタキシム（セフォタックス®など）	1 回 1～2 g を 4～6 時間ごと	毎日 De-escalation を検討する
緑膿菌感染，腸球菌が考えられる場合		
ピペラシリン/タゾバクタム（ゾシン®など）	1 回 4.5 g を 6～8 時間ごと	毎日 De-escalation を検討する
地域の耐性が高い場合		
メロペネム（メロペン®など）	1 回 1～2 g を 8 時間ごと	毎日 De-escalation を検討する
重症感が強いまたはショックの場合		
①メロペネム（メロペン®など）	1 回 1～2 g を 8 時間ごと	毎日 De-escalation を検討する
②上記βラクタム系＋ゲンタマイシン（ゲンタシン®）	上記βラクタム系＋ゲンタマイシン 1 日 1 回 5～6 mg/kg	ゲンタマイシンは TDM を要する

TDM：Therapeutic Drug Monitoring

予想される時や，重症敗血症，細菌性髄膜炎以外では，オーラルスイッチが可能だと考えられます．
・単純性腎盂腎炎でも ESBL 産生菌の保菌者や起因菌であることが近年増加傾向にあるため，治療に難渋したり，繰り返し再発したりすることがあります．地域の耐性率をアンチバイオグラムを参照しながら検討しなければなりません．
・ショック状態であるなら，迷うことなく広域スペクトラムの抗生物質を使用します．死ぬ可能性が高い状況では絶対に外してはいけないためです．培養結果と照合しつつ，狭域スペクトラムの抗生物質に De-escalation します[21]．

複雑性尿路感染症：男性，尿路への留置物がある人，尿路に閉塞機転がある人（結石，腫瘍，前立腺肥大，神経因性膀胱，後腹膜線維症など），解剖学的異常がある人，DM（糖尿病）や HIV/AIDS の既往がある人，ステロイドや免疫抑制剤を使用している人は複雑性尿路感染症として分けて考えます．複雑性尿路感染症は単純性尿路感染症（膀胱炎・腎盂腎炎）と比較して，治療に抵抗性であることがあるため強力な治療を要します．

- 単純性尿路感染症と起因菌の構成が変わり，緑膿菌や ESBL 産生菌の割合が増加し，治療に難渋することがあります．
- ESBL とは Extended Spectrum of Beta Lactamase の略で，翻訳すると β ラクタマーゼ耐性の広がったという意味です．ESBL を産生する菌のことを ESBL 産生菌と呼びますが，ESBL 産生菌には第 3 世代セフェム系などの多くの抗生物質が効きません．
- さらに恐ろしいことに ESBL 産生菌は感受性試験でウソをつきます．例えばクレブシエラは通常 PIPC（ピペラシリン）の感受性が「S」でないといけないのですが，ESBL では「I」となることがあります．PIPC の感受性が「I」となっている感受性試験一覧表の中で，CTX の感受性が「S」となっていたら，これはウソです．本当は「R」でないといけないのですが，ESBL は感受性試験をだましてしまい，ウソをつきます．
- ESBL 産生菌が問題なのはこれだけではありません．厄介なことに，尿路感染症の起因菌として，代表的な大腸菌もクレブシエラもプロテウスも ESBL 産生菌であることがあるのです．これらの菌は，高齢者だけでなく若年者の膀胱炎や単純生尿路感染症の原因菌です．これは大変恐ろしいことです．
- 徐々に ESBL 産生菌の検出率は増えてきており，単純性腎盂腎炎の治療に失敗することだってあるのです．これが尿路感染症診療の第 3 の刺客である，治療を失敗に導く隠れた伏兵です．

隠れた伏兵 ESBL 産生菌に注意すべし

- むやみに広域スペクトラムの抗生物質を使用することは避けるべきですが，過去に耐性菌による尿路感染症を繰り返している場合には，広域スペクトラムの抗生物質を検討します．
- 起因菌の判定はグラム染色を必ず行い，その結果を基に治療を開始します．治療開始翌日，または 2 日後にグラム染色を行い，臨床症状（腰痛や CVA 叩打痛）の改善とともに治療効果判定を行います．
- グラム陽性球菌が見えた場合には，腸球菌か黄色ブドウ球菌かが重要です．腸球菌は，尿路内にカテーテルなど異物がある場合には感染を起こし得ますが，ない場合に起因菌となることは稀です[71]．患者のステータスがよい場合は起因菌ではないと考えます．

表15　Huangの分類と治療

分類		治療
Class 1	ガスが腎盂・腎杯内に留まる	内科的治療＋経皮ドレナージ▶コントロール不良なら腎摘出
Class 2	ガスが腎実質内に留まり腎実質外へ広がらない	内科的治療＋経皮ドレナージ▶コントロール不良なら腎摘出
Class 3A	ガス及び膿が腎周囲（腎筋膜内）に進展	Risk※ 0-1までなら内科的治療＋ドレナージ▶コントロール不良なら腎摘出
Class 3B	ガス及び膿が腎周囲腔（腎筋膜外）にまで進展	Risk 2以上なら腎摘出
Class 4	両側または単腎に発症	内科的治療＋経皮ドレナージ▶コントロール不良なら腎摘出

※ DM，血小板減少，AKI，意識障害，ショック

（Arch Intern Med. 2000 Mar：160（6）：797-805.）

- 黄色ブドウ球菌は尿路内にカテーテルなどの異物がない場合に認められ，血液培養で黄色ブドウ球菌が検出された場合には，感染性心内膜炎や他の感染源から流れ出たものと考えます．血液培養から検出されず，患者の全身状態がよければ放置してもよいです[71]．
- カテーテル関連尿路感染症（CAUTI：Catheter Associated Urinary Tract Infection）は，尿路に留置されているカテーテル以外に感染源がない場合に診断します[73]．カテーテルは必要があるから入っているのですが，ときおり必要もなく留置されていることがあり，なぜ入っているのか確認して不要なら抜去します．
- 間欠自己導尿は，持続留置よりもCAUTIを防ぐのに有効です[71]．
- 治療薬は単純性腎盂腎炎の場合に準拠します（**表14** 参照）．
- 閉塞性腎盂腎炎のような閉塞機転がある場合には，閉塞機転解除のために泌尿器科にコンサルトし適切な処置を依頼します．
- 気腫性腎盂腎炎はDM患者や何らかの免疫不全患者に多く，腎盂や腎実質にガスが貯留するものです．起因菌としては大腸菌やクレブシエラが多く，尿中の糖を分解することによってガスを産生します．
- 気腫性腎盂腎炎にはHuangの分類がありClassによって治療が変わってきます（**表15**）[74]．
- 複雑性尿路感染症は治療抵抗性であるため，治療期間が長くなることがあり

ます．治療経過中に解熱期間が48時間を超えていたのに，再度微熱が出始めたり，腰痛など他の症状が出現するようであれば血行性に別の場所に感染を起こしている可能性があります．
- 頻度の高いものとして，椎体椎間板炎があります．椎体椎間板炎になると治療期間が6週間～3カ月と非常に長期になるだけでなく，合併症として硬膜外膿瘍（17％）や傍脊柱筋膿瘍（26％），椎間板損傷（5％）があったり，死亡率が6％であったり，初期の画像検査（X線，MRI）で検出されないなど非常にやっかいな疾患の一つです[75]．
- 他にも治療に難渋する場合には腸腰筋膿瘍や感染性心内膜炎などの合併が考えられ，治療経過中も恐る恐る慎重に診ていかなければなりません．

尿路感染症は治療中も恐る恐る診ていく

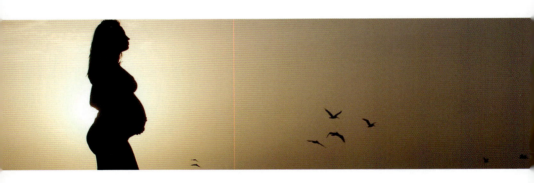

妊婦の無症候性細菌尿

- 通常，無症候性細菌尿は治療対象となりません[71]．
- しかし，例外的に治療対象となるのが妊婦，関連する先天性奇形のある小児，泌尿器科関連の術前です．
- 妊婦は比較的 ER への受診する機会もあり，診療中に無症候性細菌尿を見つけることがあります．
- 妊婦の無症候性細菌尿は4～7％とある程度の頻度があり，早産を合併するこ

表 16　妊婦の無症候性細菌尿の治療

抗生物質	投与法	期間
①セファクロル or セファレキシン（ケフラール® or ケフレックス®）	1 回 250 mg を 8 時間ごと	3〜7 日間
②アモキシシリン（サワシリン®など）	1 回 250 mg 1 錠を 6〜8 時間ごと	3〜7 日間
③アモキシシリン/クラブラン酸（オーグメンチン配合錠 250RS®など）	1 回 375 mg 1 錠を 6〜8 時間ごと	3〜7 日間

とが知られているため治療対象となります[71].

・治療にはST合剤やニューキノロン系が使用できない点に注意が必要です(**表16**).

妊婦の無症候性細菌尿は治療対象

Reference

72) Li HK, Agweyu A, English M, et al. An unsupported preference for intravenous antibiotics. PLoS Med. 2015 May；12（5）：e1001825.

73) Conway LJ, Larson EL. Guidelines to prevent catheter-associated urinary tract infection：1980 to 2010. Heart Lung. 2012 May；41（3）：271-83.

74) Huang JJ, Tseng CC. Emphysematous pyelonephritis：clinicoradiological classification, management, prognosis, and pathogenesis. Arch Intern Med. 2000 Mar；160（6）：797-805.

75) Zimmerli W. Clinical practice. Vertebral osteomyelitis. N Engl J Med. 2010 Mar；362（11）：1022-9.

ディープ・アプローチ

パープルバッグ症候群

　尿バッグが変色して全体が紫色になっているのを見たことがあるでしょうか．その色からパープルバッグ症候群（Purple Urine Bag Syndrome）と言われるものです．長期に膀胱留置カテーテルを行っていると，8-17％で尿バッグが紫色に変色することがあります[1]．

　紫色の尿バッグを見ると，この患者に便秘と尿路感染症があるなと分かります．便秘があると，腸内細菌の持つトリプトファナーゼにより食事に含まれるトリプトファンの分解が促進されます．分解されたトリプトファンはインドール，ピルビン酸，アンモニアになります．インドールは門脈系に入ると肝臓で代謝を受け，インドール硫酸になります．インドール硫酸が尿中に

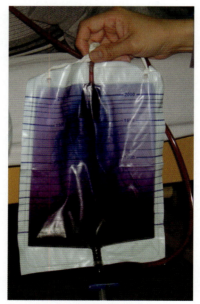

図　パープルバッグ症候群の尿バッグ
尿バッグ内が紫色になりチューブ内も変色している
（Clin Interv Aging. 2008；3（4）：729-34.）

排泄され，尿中に大腸菌やプロテウスが感染を起こしていると，これらの菌により，インドール硫酸がインディゴとインジルビンに分解されます[2]．インディゴは，インディゴブルーで有名な青色をしています．インディゴブルーは，ジーンズを染めるのに使われる染料です．インジルビンはインディゴの異性体で赤色をしています．

　インディゴとインジルビンが混ざると紫色が発色されます．冠位十二階の最高位は深紫（こきむらさき）と言われ，化合物としてはインディゴとインジルビンが混ざった色になります．年配の方が，このパープルバッグを持参されると，尿路感染症の治療をせねばという気持ちとともに，最高位の高貴な尿バッグを持った方に敬意を表しなければならないのかもしれません．

Deep Reference

1) Kang KH, Jeong KH, Baik SK, et al. Purple urine bag syndrome：case report and literature review. Clin Nephrol. 2011 Jun；75（6）：557-9.
2) Lin CH, Huang HT, Chien CC, et al. Purple urine bag syndrome in nursing homes：ten elderly case reports and a literature review. Clin Interv Aging. 2008；3（4）：729-34.

ジェネラルケース
General Case
蜂窩織炎
Acute Cellulitis

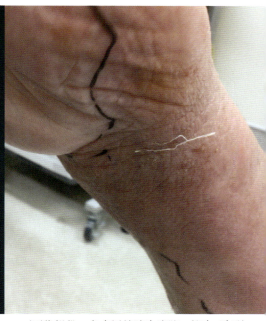

（画像提供：名古屋掖済会病院　柳内　愛氏）

　蜂窩織炎は感染症の中でも比較的ありふれたものです．糖尿病性足壊疽に合併したものや，術後創部感染，動物咬傷の後など，何かしらの後に続いて発症するため，病態が単純でないことがあります．また，時々ERに現れるものの中でも，最重症疾患の一つである壊死性筋膜炎やフルニエ壊疽と蜂窩織炎は似た病態を持っており，これらを鑑別しながら的確な対応も迫られます．

　単純な蜂窩織炎であれば皮膚科の領域になりますが，ケースによっては整形外科，外科，泌尿器科，麻酔科，集中治療科など複数の診療科と協力して臨まねばなりません．複数の診療科が一人の患者に関わることになると，必ずその中心となってネゴシエーションをするハブ役が必要になります．複数診療科とのネゴシエーションをしながら最適な診療方針を立てるのは高い総合力が要求されます．本項は蜂窩織炎＝セファゾリン投与と思っている方のためのディープアプローチです．

蜂窩織炎は複数診療科との連携が必要なことがある疾患

蜂窩織炎診療のプロセス

```
         除外すべき         入院適応
         鑑別疾患
   ┌─────┐      ┌─────┐      ┌─────┐
   │ 診断 │──────│ 方針 │──────│ 治療 │────▶
   └─────┘      └─────┘      └─────┘
                                危険なサイン
              合併症としての
              蜂窩織炎         必要な検査
              特徴的な所見
```

蜂窩織炎診療のプロセス

- 蜂窩織炎の診療は大きく診断・方針決定・治療の3つに分けることができます．
- 蜂窩織炎は皮膚表面の所見だけで，ある程度診断ができます．まずは特徴的な所見をしっかりと覚えて，蜂窩織炎が診断できるようにならねばなりません．
- その次に除外しておきたい鑑別疾患と，蜂窩織炎によく似た疾患を知っておく必要があります．ここが次の方針決定に大きな影響を与えることになります．
- また合併症としての蜂窩織炎もあり，それぞれの特徴を押さえておきましょう．
- 方針決定の助けとなる検査，そして入院適応の有無について要点をまとめおきましょう．特に危険なサインが含まれている場合は，マネジメントレベルを1段階上げて対応しなければなりません．
- 最後に治療について知識の整理をしておきましょう．

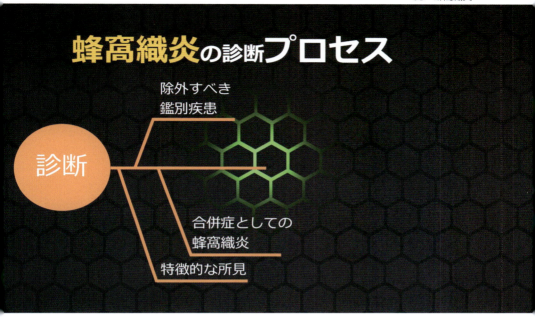

特徴的な所見

- 蜂窩織炎は最も一般的な皮膚及び軟部組織感染症の一つです[1)2)]．
- しかし，誤診が多いのもまた事実で，ERで蜂窩織炎と診断されたうちの30.5％が誤診であったとも報告されています[3)]．実際に若手医師（PGY 1〜15）にアンケートを取ってみると，蜂窩織炎の診断が難しいと答えたのは25％に留まりました．75％がそれほど難しくないと考えているようですが（**図1**），まずは蜂窩織炎の診断は意外と難しいものなんだな，と思うことが第一歩です．

ERで診断された蜂窩織炎には誤診が多い

- 一般的に蜂窩織炎は皮膚の見た目で判断されます．その所見とは発赤，腫脹，熱感，疼痛で，およそこの順番で症状が出現します．最初の頃は発赤のあたりが痛痒い程度ですが，徐々に腫脹と熱感を持ち，痛痒さが疼痛になってきます．
- この所見はケルスス（Celsus）の4徴と言われるものと同じで，いわゆる炎

蜂窩織炎の診断は比較的簡単である（直感的にお答えください）
（20件の回答）

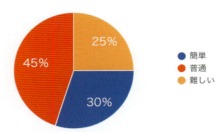

図1　蜂窩織炎の診断に関する自施設アンケート結果（回答率45.5％）

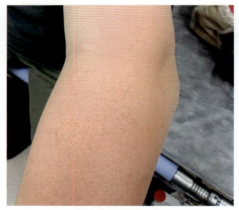

図2　オレンジの皮様所見（画像提供：名古屋掖済会病院　平田智也氏）
毛包周囲に蜂窩織炎があるとオレンジの皮（peau d'orange）のような所見を示す

症の所見です．
- 蜂窩織炎によく似た病態として丹毒がありますが，丹毒との見た目の大きな違いは**発赤範囲が境界不明瞭**なところにあります[4]．
- 毛包のあるところで炎症が起きると，オレンジの皮様所見が出ることがあります[4)5)]．オレンジの皮様所見は，より表面に近いところで炎症が起きる丹毒で見られる所見ですが，蜂窩織炎でも見ることができます（**図2**）．

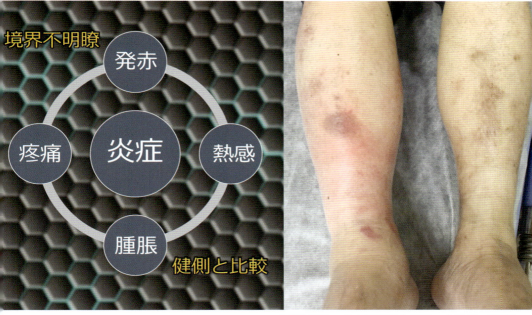

(画像提供：名古屋掖済会病院　小川健一朗氏)

蜂窩織炎はケルススの4徴＋境界不明瞭で疑う

- 丹毒との症状の違いは，丹毒のほうがより急激に発症し，発熱に悪寒・戦慄を伴い，疼痛が強く，境界明瞭な点です．蜂窩織炎は通常は数日の経過の後に来院します．それほど痛みが強くないためと考えられます．丹毒は境界が明瞭で赤みが強いため，一度見たらそれと分かるほどハッキリクッキリしています．
- 蜂窩織炎は多くの場合は片側性ですので[6]，腫脹は健側と患側を比較するとよく分かります．下腿などの腫脹部分は皮膚が緊張することで表面に光沢が出て，見た目は浮腫様です．
- 蜂窩織炎の診断がややこしいのは発熱がないタイミングが存在することです．発熱の頻度も22.6％-77.3％と報告によってバラツキがあるように[7][8]，特に発症初期の頃には発熱がありません．
- 蜂窩織炎の稀な皮膚所見として水疱や斑状出血があります．
- 蜂窩織炎に似た所見を持っているのは，表1に挙げるものです．多くは片側性のもので，両側性であれば蜂窩織炎らしくないと考えますが，両側性の蜂

表1　蜂窩織炎に似た所見の疾患

蜂窩織炎の鑑別疾患
虫刺症
痛風（偽痛風）
接触性皮膚炎
薬物反応（ワクチン接種後反応）
血管炎
DVT
脂肪織炎
熱性紅斑

窩織炎もあるといえばあるため，そのことは頭の片隅に入れておきます．
- 蜂窩織炎と誤診されたもののうち60.8％が血管病変（DVTなど）であったと報告されています[3]．DVTは片側下腿の腫脹を特徴とするだけでなく，一般的には紫～青白い色をしていると思われがちですが，紅斑を伴ったり，熱感があることもあり，注意深く病歴を聴取しなければなりません．
- 熱性紅斑とは，ストーブなどに近づきすぎて，赤外線を局所に長時間浴びることで生じる皮膚変化のことです．これもケルススの4徴が出るため，蜂窩織炎と誤診されやすいものです．
- 「境界不明瞭な発赤にケルススの4徴があり，発熱があれば蜂窩織炎」というだけなら簡単なのですが，必ずしも全てがそろわないことと，全てがそろっても違う疾患の可能性があるというのが蜂窩織炎誤診率の高さの要因なのだと考えられます．

誤診された蜂窩織炎の正体にDVTが隠れている

- 誤診の多い蜂窩織炎では皮膚所見だけに頼らず，蜂窩織炎らしい病歴にも注目します．通常は数日の経過をたどることが多いですが，あまりに急激な経過をたどる場合は要注意です．
- リンパ浮腫の存在，下腿潰瘍の既往や存在，創傷の存在などが高リスクであると分かっており（**表2**）[6]，これらの既往や外傷の有無などをチェックする必要があります．
- アルコール乱用や喫煙などが蜂窩織炎のリスクを上昇させないのは意外な点

表2 蜂窩織炎のリスク因子

リスク因子	オッズ比（95%CI）
一般的なリスク因子	
肥満	2.5（1.6-3.9）
着座姿勢	1.0（0.5-2.0）
糖尿病	1.7（0.8-3.5）
アルコール乱用	0.9（0.4-2.0）
喫煙	0.6（0.3-1.2）
局所のリスク因子	
下腿浮腫	3.6（2.2-6.0）
静脈瘤	1.5（0.9-2.5）
既往歴：	
静脈炎	4.1（1.4-11.6）
下腿潰瘍	8.3（3.2-21.6）
下腿手術	2.7（1.6-4.6）
神経学的障害	2.1（0.9-5.0）
放射線療法後	1.7（0.5-5.8）
リンパ浮腫	57.7（16.9-197）
末梢動脈拍動の消失	2.8（1.5-4.9）
下腿潰瘍	20.6（6.7-63.0）
創傷	6.8（4.0-11.7）
褥瘡	6.0（1.4-26.0）
下腿のひどい皮膚炎	3.6（1.4-9.2）
足趾間擦症	6.6（4.2-10.5）

（Clin Evid. 2006 Jun；(15)：2207-11.）

かもしれません．
・Morris[9)]は，蜂窩織炎の77％はどこからバイ菌が侵入したかが分かる（エントリーがある）とし，そのうち50％は白癬菌（水虫）などの真菌感染がすでにあった場所に蜂窩織炎が生じていると報告しています．そのためエントリーがないか（多くは発赤の中央付近にあるが，虫刺症でも点状創があり判断に悩む），足白癬や爪白癬などがないかもチェックしておくと診断の支えになります．

Reference

1) Stevens DL, Bisno AL, Chambers HF, et al. Practice guidelines for the diagnosis and management of skin and soft tissue infections : 2014 update by the Infectious Diseases Society of America. Clin Infect Dis. 2014 Jul ; 59 (2) : e10-52.

2) Liu C, Bayer A, Cosgrove SE, et al. Clinical practice guidelines by the infectious diseases society of america for the treatment of methicillin-resistant Staphylococcus aureus infections in adults and children. Clin Infect Dis. 2011 Feb ; 52 (3) : e18-55.

3) Weng QY, Raff AB, Cohen JM, et al. Costs and Consequences Associated With Misdiagnosed Lower Extremity Cellulitis. JAMA Dermatol. 2016 Nov. doi : 10.1001/jamadermatol. 2016.3816.

4) Swartz MN. Clinical practice. Cellulitis. N Engl J Med. 2004 Feb ; 350 (9) : 904-12.

5) Raff AB, Kroshinsky D. Cellulitis : A Review. JAMA. 2016 Jul ; 316 (3) : 325-37.

6) Dupuy A, Benchikhi H, Roujeau JC, et al. Risk factors for erysipelas of the leg (cellulitis) : case-control study. BMJ. 1999 Jun ; 318 (7198) : 1591-4.

7) Kulthanan K, Rongrungruang Y, Siriporn A, et al. Clinical and microbiologic findings in cellulitis in Thai patients. J Med Assoc Thai. 1999 Jun ; 82 (6) : 587-92.

8) Koutkia P, Mylonakis E, Boyce J. Cellulitis : evaluation of possible predisposing factors in hospitalized patients. Diagn Microbiol Infect Dis. 1999 Aug ; 34 (4) : 325-7.

9) Morris A. Cellulitis and erysipelas. Clin Evid. 2006 Jun ; (15) : 2207-11.

ディープ・アプローチ

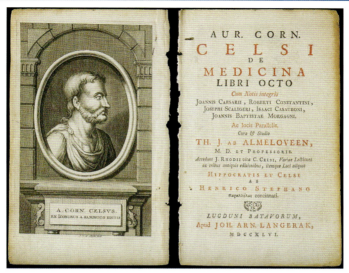

De Medicina（https://commons.wikimedia.org/wiki/File:Aurelius_Cornelius_Celsus._Letterpress_Wellcome_V0001046.jpg）

ケルススの4徴

炎症の4徴（発赤，腫脹，熱感，疼痛）はケルススの4徴とも言われます．高名な医師によって提唱されたものかと思いきや，ケルススは紀元前1世紀ごろのローマの作家で，医師ではありませんでした．彼は農学や用兵術など当時の学問全般を網羅的に取り上げた百科事典を記しましたが，その中に「De Medicina（医学論）」[1]全8巻を残しています．第1巻は医学の歴史，第2巻は病態生理，第3巻は疾患各論，第4巻は今日でいう身体解剖学，第5巻と第6巻は薬理学，第7巻は外科学，第8巻は整形外科学となっています．実はこの「De Medicina（医学論）」しか百科事典は現存しておらず，全貌は不明なのですが，ケルススはこの中でヒポクラテスが悪性腫瘍をcarcinosと呼んだのをcancerと訳したことでも知られています．

ディープ・アプローチ

　ケルススの4徴については「De Medicina（医学論）」の第3巻の一節に"rubor et tumor cum calore et dolore"すなわち発赤，腫脹，熱感，疼痛と記しており，2000年が経過した今も使われています．このケルススの4徴は非常に便利で，皮膚表面に症状を出す蜂窩織炎や丹毒だけでなく，他の疾患でもその一端を垣間見ることがあり理解に役立ちます．例えば前立腺炎では直腸診をすると腫脹した前立腺が触れるだけでなく熱感があり，触ると激しい疼痛があります[2]．腸炎ではCTなどで腸管壁の肥厚（腫脹）を見ることがあり，炎症が起きているのだから，そうだよねと納得させられます．

　しかし，必ずしもこれらの症状が出ない炎症もあり，遅発性筋肉痛の炎症では局所的な疼痛はあるものの腫脹や発赤がなかったり，腱炎では疼痛のみ，骨髄炎では骨が目に見えて腫脹することはありません．そういった理由からか，ケルススから200年後にガレノスはケルススの4徴に加えて，ダメージに対する反応として機能障害を加え，19世紀にウィルヒョーが炎症の5徴を示しました[3]．機能障害はその原因として疼痛や，筋反射の抑制，組織破壊によるものがあるとしていますが，いずれにしても曖昧さの残る定義です．今日では，炎症の定義はサイトカインなど種々のメディエーターカスケードの表れとして認識されていますが[4]，ERでは，五感で感じられるものが最初に知覚され，採血結果などケミカルメディエーターの乱舞の名残は後から分かってくるため，2000年前に遡ってケルススの4徴に頼らざるを得ないのです．

Deep Reference

1) Celsus. De Medicina. praef ; iii : 4

2) Videčnik Zorman J, Matičič M, Jeverica S, et al. Diagnosis and treatment of bacterial prostatitis. Acta Dermatovenerol Alp Pannonica Adriat. 2015 ; 24（2）: 25-9.

3) Benaroyo L. How do we define inflammation?. Praxis (Bern 1994). 1994 Nov ; 83（48）: 1343-7.

4) Scott A, Khan KM, Cook JL, et al. What is "inflammation"? Are we ready to move beyond Celsus? Br J Sports Med. 2004 Jun ; 38（3）: 248-9.

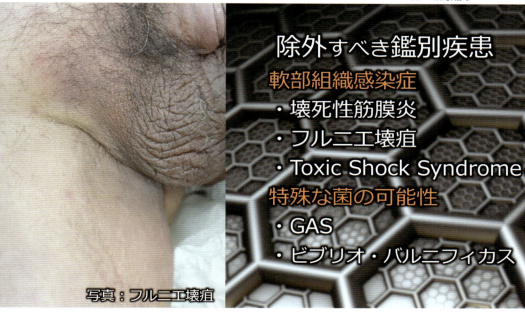

除外すべき鑑別疾患

- 蜂窩織炎の鑑別すべき疾患の中で，まず除外したいのは軟部組織感染症である壊死性筋膜炎やフルニエ壊疽のような皮下膿瘍を伴った，あるいは皮下膿瘍に関連する疾患群です．これらは死亡率が高く壊死性蜂窩織炎とも言えるもので，表面からの所見では蜂窩織炎と区別ができないことがあります．
- すなわち，病態として重要なのは壊死組織（膿瘍）があるかないかであり，処置としてはデブリードマンが必要か否かということになります．
- 壊死性筋膜炎は Type 1 と Type 2 に分けます．Type 1 は偏性嫌気性菌と通性嫌気性菌による複数菌感染です．Type 2 は GAS（Group A Streptococci：A 群溶連菌）などによる単独感染です．GAS によるものか，そうでないかで分類します[4]．
- Type 1 は，レンサ球菌や腸内細菌科の細菌と組み合わせて嫌気性菌（バクテロイデスやクロストリジウム，ペプトストレプトコッカス）が感染しています．急速に拡大する深部筋膜感染です．頭頸部の壊死性筋膜炎は口腔内からのフゾバクテリウム，嫌気性レンサ球菌，バクテロイデス，スピロヘータが

原因となっています.
- 会陰部の壊死性筋膜炎はフルニエ壊疽とも呼ばれ,Type 1 に分類されています[10].起因菌としては大腸菌やクレブシエラ,腸球菌などに加えてバクテロイデスのような嫌気性菌が感染しています[11].
- フルニエ壊疽の難しいところは会陰部だけの,ほんのちょっとした発赤だけの場合や,皮膚所見が全くないことが 20% もあるところです[12].
- したがって,皮膚所見のわりに全身状態が悪かったり痛みが強い場合には,会陰部から肛門部,殿部など背部をしっかりと観察し,圧痛などのケルススの 4 徴所見を収集し,すみやかに検査に進む必要があります.
- Type 1 の壊死性筋膜炎は激しい痛みや腫脹,圧痛,捻髪音があり,皮膚所見では水疱や壊死を伴います.所見上重要なのは捻髪音があることです[4].
- Type 2 は GAS やビブリオ・バルニフィカスによる単独感染です.約 50% で TSS(Toxic Shock Syndrome)となっており[13]〜[15],いわゆる「人食いバクテリア」である GAS 感染ですと,今朝は足の一部分だけの病変だったのに数時間後には下肢全体が紫色になっているというほど,急激な進行をします.捻髪音がないのが Type 2 の特徴です[4].
- 進行の早い蜂窩織炎を見たら GAS による壊死性筋膜炎を疑う.これだけは忘れないでください.

蜂窩織炎を見たら他の軟部組織感染症でないか注意する

- またビブリオ・バルニフィカスによる感染では,水疱を伴った蜂窩織炎様の見た目に加えて,水疱から出血し出血性水疱性皮膚病変(**図 3**)となることがあります[16].見た目のインパクトがあり軽症だとは誰も思いませんが,この所見を見たらビブリオ・バルニフィカス感染を疑うことは重要です.
- どうしても診断がつかない壊死性筋膜炎疑いでは,フィンガー・テストという診断テクニックがあります.壊死性筋膜炎が疑われる部位を 2 cm ほど局所麻酔後に切開します.この際,深部筋膜まで達するように切開し,指でその筋膜を触ります.触っただけで,出血なく組織が破れ混濁した液体が出てくるなら壊死性筋膜炎と診断できるというテクニックです[17].
- 蜂窩織炎の診断では経過スピードによって起因菌を推測する方法もあります.
  ➤ 数日〜1 週間単位 ▶ ブドウ球菌

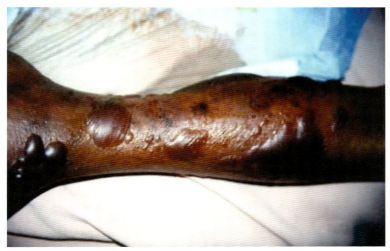

図3　ビブリオ・バルニフィカスによる出血性水疱性皮膚病変

➢ 数時間〜1日単位▶溶連菌の可能性
・軟部組織感染症で画像上ガスを認めるものはガス壊疽と言われます．ガス壊疽はほとんどがクロストリジウム（*Clostridium perfringens*）感染です．ガス壊疽はデブリードマンが必要な Surgical Emergency（外科的救急）です．

蜂窩織炎＋ガス＝Surgical Emergency！

Reference

10) Singh A, Ahmed K, Aydin A, et al. Fournier's gangrene. A clinical review. Arch Ital Urol Androl. 2016 Oct ; 88（3）: 157-64.

11) Eke N. Fournier's gangrene : a review of 1726 cases. Br J Surg. 2000 Jun ; 87（6）: 718-28.

12) Usatine RP, Sandy N. Dermatologic emergencies. Am Fam Physician. 2010 Oct ; 82（7）: 773-80.

13) Darenberg J, Luca-Harari B, Jasir A, et al. Molecular and clinical characteristics of invasive group A streptococcal infection in Sweden. Clin Infect Dis. 2007 Aug ; 45（4）: 450-8.

14) Chelsom J, Halstensen A, Haga T, et al. Necrotising fasciitis due to group A streptococci in western Norway : incidence and clinical features. Lancet. 1994 Oct ; 344 (8930) : 1111-5.

15) Kaul R, McGeer A, Low DE, et al. Population-based surveillance for group A streptococcal necrotizing fasciitis : Clinical features, prognostic indicators, and microbiologic analysis of seventy-seven cases. Ontario Group A Streptococcal Study. Am J Med. 1997 Jul ; 103 (1) : 18-24.

16) Liu JW, Lee IK, Tang HJ, et al. Prognostic factors and antibiotics in Vibrio vulnificus septicemia. Arch Intern Med. 2006 Oct ; 166 (19) : 2117-23. Erratum in : Arch Intern Med. 2007 Jan ; 167 (2) : 194.

17) Andreasen TJ, Green SD, Childers BJ. Massive infectious soft-tissue injury : diagnosis and management of necrotizing fasciitis and purpura fulminans. Plast Reconstr Surg. 2001 Apr ; 107 (4) : 1025-35.

ディープ・アプローチ

ビブリオ・バルニフィカス感染症

　ビブリオ・バルニフィカスはグラム陰性の桿菌で創部から侵入し，深刻な敗血症や下痢症を引き起こします[1]〜[3]．比較的温かい海水にいますが，塩分が比較的低いところを好むようで，河口付近に生息すると言われています[4]．一方，河口付近に住む牡蠣は，人間の排泄物を含んだ下水が混じった川の水を，河口付近で浄化するフィルターの役目をしています．そのフィルターにビブリオ・バルニフィカスがトラップされるためか，生牡蠣とビブリオ・バルニフィカス感染との関連が多くの文献で示唆されています．

　特に肝硬変の患者が生牡蠣を食べることで感染したり，海水中（特に河口付近）での外傷で壊死性筋膜炎を引き起こすことが臨床上は重要で[5]，牡蠣の摂取に至っては，ビブリオ感染による敗血症の90％以上が，発症前に牡蠣を食べていたという報告があるほどです[6]．

　ビブリオ・バルニフィカスによる感染のリスクとしては，アルコール性肝硬変，慢性肝炎，アルコール乱用，遺伝性ヘモクロマトーシス，糖尿病，関節リウマチ，サラセミア，慢性腎不全，リンパ腫など肝臓で合成されるトランスフェリンや鉄と関連した疾患があります[2][7][8]．肝障害のありそうな一群がリスクとして挙がるのは，なんとなく免疫力の低下（？）という曖昧な概念にトラップされて理解してしまいそうですが，遺伝性ヘモクロマトーシスやサラセミア，慢性腎不全などの疾患群はなぜリスクとなっているのでしょう．

　ビブリオ・バルニフィカスの増殖は鉄（トランスフェリン）と関連していることが分かっており[9]，鉄のトランスフェリン飽和度が70％を超えると増殖速度が高まります．増殖速度が高まると，理論上は24時間でトラック1杯分を超えるとも言われます．それほど増殖力と鉄の関係が強いと分かると，遺伝性ヘモクロマトーシスやサラセミア，慢性腎不全などの貧血性疾患群との関連も理解ができます．

CHAPTER 2　ジェネラルケース

ディープ・アプローチ

Deep Reference

1) Morris JG Jr, Black RE. Cholera and other vibrioses in the United States. N Engl J Med. 1985 Feb；312（6）：343-50.

2) Blake PA, Merson MH, Weaver RE, et al. Disease caused by a marine Vibrio. Clinical characteristics and epidemiology. N Engl J Med. 1979 Jan；300（1）：1-5.

3) Daniels NA. Vibrio vulnificus oysters：pearls and perils. Clin Infect Dis. 2011 Mar；52（6）：788-92.

4) Griffitt KJ, Grimes DJ. Abundance and distribution of Vibrio cholerae, V. parahaemolyticus, and V. vulnificus following a major freshwater intrusion into the Mississippi Sound. Microb Ecol. 2013 Apr；65（3）：578-83.

5) Hau V, Ho CO. Necrotising fasciitis caused by Vibrio vulnificus in the lower limb following exposure to seafood on the hand. Hong Kong Med J. 2011 Aug；17（4）：335-7.

6) Jones MK, Oliver JD. Vibrio vulnificus：disease and pathogenesis. Infect Immun. 2009 May；77（5）：1723-33.

7) Dechet AM, Yu PA, Koram N, et al. Nonfoodborne Vibrio infections：an important cause of morbidity and mortality in the United States, 1997-2006. Clin Infect Dis. 2008 Apr；46（7）：970-6.

8) Tacket CO, Brenner F, Blake PA. Clinical features and an epidemiological study of Vibrio vulnificus infections. J Infect Dis. 1984 Apr；149（4）：558-61.

9) Brennt CE, Wright AC, Dutta SK, et al. Growth of Vibrio vulnificus in serum from alcoholics：association with high transferrin iron saturation. J Infect Dis. 1991 Nov；164（5）：1030-2.

合併症としての蜂窩織炎

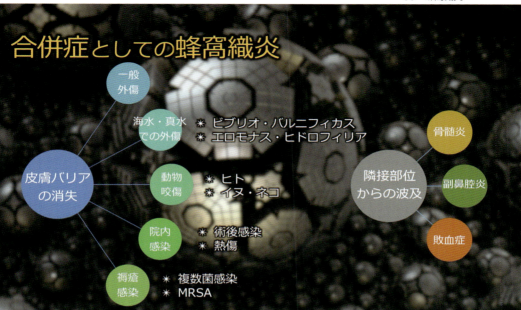

合併症としての蜂窩織炎

- 蜂窩織炎は皮膚バリアがなくなってしまったところから病原体が侵入することによって成立します．そのため外傷の合併症として蜂窩織炎になることがあります．
- 外傷の種類によって，起因菌や対応が異なってきますので，本書では蜂窩織炎を引き起こす外傷を一般外傷，海水・真水での外傷，動物・ヒト咬傷，院内感染（術後，熱傷），褥瘡感染に分類します．

○一般外傷

- 通常の蜂窩織炎に準じて対応します．起因菌は皮膚の常在菌であるグラム陽性球菌（レンサ球菌やブドウ球菌）がほとんどです．抗生物質もそのことを念頭に選択します．

○海水・真水での外傷

- 暴露された水が海水ならビブリオ・バルニフィカス，真水（淡水）ならエロ

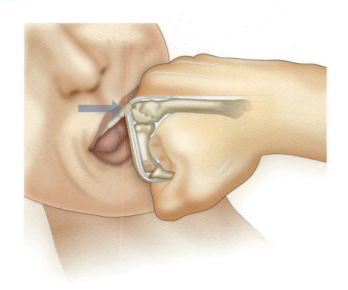

図4 ファイト・バイトの受傷メカニズム

モナス・ヒドロフィリア感染を考えます[4]．食肉加工業や魚屋で鮮魚を扱う人の蜂窩織炎は *Erysipelothrix rhusiopathiae* 感染を，プールや水族館の水に暴露された蜂窩織炎は *Mycobacterium marinum* 感染を考えます．

○動物・ヒト咬傷
- 口腔内常在菌が起因菌となりますが，動物の種類によって，その傾向が違います．最も注意を要するのはヒトです．頻度はイヌ，ネコ，ヒトの順に多く[18]，幼児にヒト咬傷があった場合，ほとんどは子ども同士の遊びの結果ですが，噛み跡が上顎犬歯間距離（左右の犬歯の距離）で 2.5 cm を超えている時は成人による噛み跡であり，虐待を疑います[19]．

> 噛み跡の犬歯間距離 2.5 cm 以上は虐待を疑う

- また第3・第4中手指節間周囲にある外傷は，ファイト・バイト（Fight Bite）と呼ばれるものです．握りこぶしで相手の顔を殴った時に歯に当たって受傷すると，ここに傷ができます（**図4**）．これもヒト咬傷の一つです．
- ファイト・バイトは皮膚を傷つけたり，伸筋腱を損傷するだけではありませ

ん．筋や腱など，それぞれの組織の隙間に菌が入り感染を起こすことがあります．いわゆる深部の感染症で，皮膚表面では蜂窩織炎となりますが，骨折を伴っていると骨髄炎になることもあります[20)21)]．そのため専門科（整形外科や皮膚科，形成外科）による特別なアプローチが必要となるため，紹介をしなければなりません．

ファイト・バイトは専門外来に紹介

○院内感染（術後，熱傷）
- 術後感染は院内感染の38％を占めるとも言われます[22)23)]．ERに術後感染を疑う患者が来院した場合，担当医が院内にいる場合は積極的にCallして，治療方針まで一緒に決めるか，方針決定の主導権を握ってもらいましょう．外科医であれば自分がした手術の責任を最後まで持ちたいと思うはずですし，創部感染を他の医師に診てもらいたくないと考えるかもしれません．バイタルサインが許す限り，ER診療ではそういった配慮も大切です．
- 熱傷では熱傷の程度に関わらず蜂窩織炎となり得ます．熱傷部位は治癒に時間がかかるため，皮膚バリアが欠損した状態が長期間となり，病原菌の侵入を許します．また，いつ蜂窩織炎になったかによって起因菌の傾向が異なっていることが知られています（**表3**）[24)]．

表3　熱傷の時期と起因菌

時期	起因菌の傾向
早期	皮膚の常在菌（レンサ球菌，ブドウ球菌）
2-4日後	グラム陰性菌
グラム陰性菌が支配的になって5日以降	緑膿菌，アシネトバクター，大腸菌，クレブシエラ，エンテロバクター・クロアカ
グラム陰性菌をカバーする抗生物質投与後	カンジダなどの真菌や酵母
最終局面	MRSA，VRE，多剤耐性緑膿菌，多剤耐性アシネトバクター，真菌

（World J Surg. 1998 Feb；22（2）：135-45）

熱傷からの蜂窩織炎は受傷時期によって起因菌が変わる

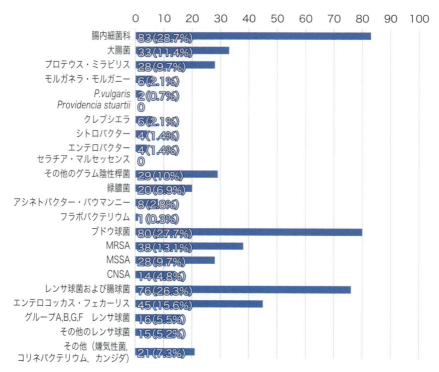

図5 褥瘡感染の起因菌 (Spinal Cord. 2004 Apr; 42 (4): 230-4.)

○褥瘡感染

- 褥瘡の深さによって起因菌が変わることはありません．**褥瘡感染は単一の菌によるものではなく，複数の微生物が関与しています**（**図5**）[25]．
- 比較的MRSA感染が多く，起因菌特定のために創部からの培養提出をします．
- 褥瘡感染では，発熱や白血球の増加といった所見がないことがよくあります[26]．しかし，脳血管障害や認知症，精神疾患で身動きが取れない人が褥瘡になりやすいという背景があるため，食事が摂れておらず脱水や低Na血症，腎前性腎不全を合併していたり，排泄の管理が十分にできていないと糞便で汚染されていたりと，褥瘡感染は菌血症を起こしてしまいやすく，死亡率が高い（29-50％）のがやっかいです[27]〜[29]．

褥瘡感染は敗血症による死亡率が高い

○隣接部位からの波及

- また蜂窩織炎は隣接部位から波及して現れることもあります．例えば糖尿病性足壊疽の人は骨髄炎になっていることがありますが，その逆に骨髄炎から波及して蜂窩織炎になることもあります[4]．
- 副鼻腔炎のように上顎洞内に膿の貯留があり，そこから波及して頬部に蜂窩織炎や丹毒が出現することもあります．このような場合は，皮膚の見た目にも所見がありますが，副鼻腔炎症状に加えて著明な圧痛を伴います．
- 他に隣接臓器からの波及としては，左下腿の皮下気腫を伴う蜂窩織炎は慢性の大腸憩室膿瘍のことがあります[4]．
- 蜂窩織炎から敗血症となるだけでなく，敗血症から蜂窩織炎になることもあります．特に糖尿病やアルコール乱用者，SLE（全身性エリテマトーデス），ネフローゼ，血液悪性疾患では，肺炎球菌性の蜂窩織炎となることがあります[30]．
- 稀なものとして髄膜炎菌性の蜂窩織炎では，小児には眼窩周囲に，成人では四肢に蜂窩織炎を起こすことがあります[31]．小児の眼窩周囲の蜂窩織炎には注意が必要です．
- 患者の基礎疾患によって特徴的な蜂窩織炎の合併があります．免疫不全状態の患者は血行性に蜂窩織炎となることが知られています．好中球減少症患者は緑膿菌による敗血症に引き続き蜂窩織炎になります．HIV患者は男性同性愛者の肛門から検出されることがある同定困難菌の一つ *Helicobacter cinaedi* による敗血症や，その他クリプトコッカス，フザリウム，プロテウス，シュードモナス属などによる敗血症に続発する蜂窩織炎を起こすことがあります[4]．

小児の眼窩周囲の蜂窩織炎は髄膜炎菌を疑う

Reference

18) Aziz H, Rhee P, Pandit V, et al. The current concepts in management of animal(dog, cat, snake, scorpion)and human bite wounds. J Trauma Acute Care Surg. 2015 Mar；78（3）：641-8.

19) Tsokos M. Diagnostic criteria for cutaneous injuries in child abuse : classification, findings, and interpretation. Forensic Sci Med Pathol. 2015 Jun ; 11 (2) : 235-42.

20) Moran GJ, Talan DA. Hand infections. Emerg Med Clin North Am. 1993 Aug ; 11 (3) : 601-19.

21) Phair IC, Quinton DN. Clenched fist human bite injuries. J Hand Surg Br. 1989 Feb ; 14 (1) : 86-7.

22) Horan TC, Gaynes RP, Martone WJ, et al. CDC definitions of nosocomial surgical site infections, 1992 : a modification of CDC definitions of surgical wound infections. Infect Control Hosp Epidemiol. 1992 Oct ; 13 (10) : 606-8.

23) Consensus paper on the surveillance of surgical wound infections. The Society for Hospital Epidemiology of America ; The Association for Practitioners in Infection Control ; The Centers for Disease Control ; The Surgical Infection Society. Infect Control Hosp Epidemiol. 1992 Oct ; 13 (10) : 599-605.

24) Pruitt BA Jr, McManus AT, Kim SH, et al. Burn wound infections : current status. World J Surg. 1998 Feb ; 22 (2) : 135-45.

25) Heym B, Rimareix F, Lortat-Jacob A, et al. Bacteriological investigation of infected pressure ulcers in spinal cord-injured patients and impact on antibiotic therapy. Spinal Cord. 2004 Apr ; 42 (4) : 230-4.

26) Brown NK, Thompson DJ. Nontreatment of fever in extended-care facilities. N Engl J Med. 1979 May ; 300 (22) : 1246-50.

27) Wall BM, Mangold T, Huch KM, et al. Bacteremia in the chronic spinal cord injury population : risk factors for mortality. J Spinal Cord Med. 2003 Fall ; 26 (3) : 248-53.

28) Galpin JE, Chow AW, Bayer AS, et al. Sepsis associated with decubitus ulcers. Am J Med. 1976 Sep ; 61 (3) : 346-50.

29) Bryan CS, Dew CE, Reynolds KL. Bacteremia associated with decubitus ulcers. Arch Intern Med. 1983 Nov ; 143 (11) : 2093-5.

30) Parada JP, Maslow JN. Clinical syndromes associated with adult pneumococcal cellulitis. Scand J Infect Dis. 2000 ; 32 (2) : 133-6.

31) Porras MC, Martínez VC, Ruiz IM, et al. Acute cellulitis : an unusual manifestation of meningococcal disease. Scand J Infect Dis. 2001 ; 33 (1) : 56-9.

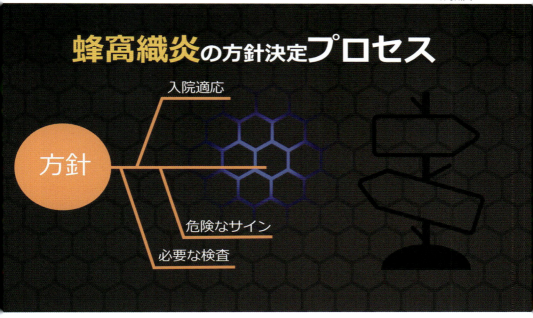

必要な検査

- 蜂窩織炎を診断するための特異的な血液検査はありません．WBCも好中球の左方移動も，CRPも蜂窩織炎の重症度を反映しません．WBCの低い蜂窩織炎もあれば，CRPのまだ上昇していない蜂窩織炎もあるという認識が大切です．
- 蜂窩織炎を疑うケースで，CKが著しく上昇しているのであれば，壊死性筋膜炎が隠れていないか丁寧に探します（筋膜が主体の壊死性筋膜炎は，必ずしもCKが上昇するとは限らないとも言われています）．
- 蜂窩織炎の血液培養陽性率は約5％で実はそれほど高くありません[32)33)]．
- 血液培養を行う必要があるのは悪寒・戦慄があり，菌血症を疑う時，あるいは海水や真水による外傷で感染が疑われる時，頬部または眼窩周囲の蜂窩織炎である時，Sick感の強い時です[34)]．診断が確定できず，自分の判断に疑問が残されている時には血液培養を採取しておきましょう．
- 創部がある場合には創部からの排出液を培養に提出しますが，全く創部がなく皮膚をこするだけになるのであれば，検査として意味がありませんので提

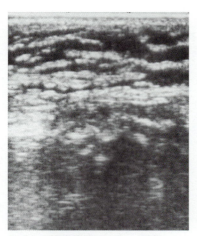

図6A 蜂窩織炎のエコー画像
高輝度の脂肪組織の周囲に低輝度の液体が見える

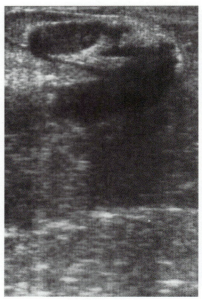

図6B 皮下膿瘍のエコー画像（Arch Intern Med. 1986 Feb；146（2）：295-7.）
皮下に一塊となった低輝度の陰影（膿瘍）が見える

出不要です[35]．
- 診断を確定させたい時や検体が得られるのであれば，皮膚生検やデブリードマンなどで組織を採取します．組織培養であれば20-30％の陽性率があるためです[36)～38]．
- 蜂窩織炎の診断に有用なのは実はエコーです（**図6**）．エコーで蜂窩織炎そのものを診断できるだけでなく，皮下の膿瘍を検出できれば，重篤な疾患である壊死性筋膜炎やフルニエ壊疽など，膿瘍形成をする軟部組織感染症との鑑別に多いに役立ちます（感度96.2％，特異度82.9％，陽性尤度比5.63，陰性尤度比0.05）[39]．

蜂窩織炎の診断にはエコーが有用

- 皮下膿瘍を疑う場合や皮下気腫を触知する場合には，X線やCTなどの画像検査も行い壊死性筋膜炎を探しにいくべきです．ガスの有無を見つけるのに最も適しているのは単純CTです[40]．一方で，皮下の膿瘍腔の広がりや炎症範囲を見るのに有用なのは造影CTです．そのため，CTを撮影するのであれば単純CTと造影CTの両方を撮影します．
- ガスの存在は壊死性筋膜炎に特異的な所見に違いありませんが，ガスがないからといって，100％壊死性筋膜炎を否定できない点に注意が必要です[42]．
- また画像診断に時間をかけて，軟部組織の切開排膿を遅らせてはいけません[4]．

軟部組織感染症の切開排膿を遅らせてよい理由はない

- 糖尿病性足壊疽に伴う蜂窩織炎の場合には患側のX線写真を撮影して骨融解像を確認するとともに，ガス産生がなされていないかを確認します．ガスを見つけた場合には，その上位の関節までX線撮影の範囲を拡大しておきましょう．
- 骨髄炎を起こしている場合にはX線写真では骨皮質のびらん，骨膜反応，骨硬化像があります[43]．どうしても，画像上の診断を確定させたい場合にはMRIを撮影するという方法もあります．
- 骨髄炎の診断のゴールドスタンダードは骨生検になるため，必要に応じて整形外科に相談します．
- 関節付近にできた蜂窩織炎は化膿性関節炎などとの鑑別が重要になってきますが，関節付近に蜂窩織炎がある場合は，やむを得ない場合を除いて関節穿刺は避けます．その場合，蜂窩織炎は炎症のフォーカスが皮下にあるため，関節の他動によって疼痛が生じたり増強したりしないのが化膿性関節炎との鑑別ポイントになります．

Reference

32) Perl B, Gottehrer NP, Raveh D, et al. Cost-effectiveness of blood cultures for adult patients with cellulitis. Clin Infect Dis. 1999 Dec；29（6）：1483-8.
33) Gunderson CG, Martinello RA. A systematic review of bacteremias in cellulitis and erysipelas. J Infect. 2012 Feb；64（2）：148-55.

34) Swartz MN. Clinical practice. Cellulitis. N Engl J Med. 2004 Feb；350（9）：904-12.

35) Stevens DL, Bisno AL, Chambers HF, et al. Practice guidelines for the diagnosis and management of skin and soft tissue infections：2014 update by the Infectious Diseases Society of America. Clin Infect Dis. 2014 Jul；59（2）：e10-52.

36) Crisp JG, Takhar SS, Moran GJ, et al. Inability of polymerase chain reaction, pyrosequencing, and culture of infected and uninfected site skin biopsy specimens to identify the cause of cellulitis. Clin Infect Dis. 2015 Dec；61（11）：1679-87.

37) Duvanel T, Auckenthaler R, Rohner P, et al. Quantitative cultures of biopsy specimens from cutaneous cellulitis. Arch Intern Med. 1989 Feb；149（2）：293-6.

38) Hook EW 3rd, Hooton TM, Horton CA, et al. Microbiologic evaluation of cutaneous cellulitis in adults. Arch Intern Med. 1986 Feb；146（2）：295-7.

39) Barbic D, Chenkin J, Cho DD, et al. In patients presenting to the emergency department with skin and soft tissue infections what is the diagnostic accuracy of point-of-care ultrasonography for the diagnosis of abscess compared to the current standard of care? A systematic review and meta-analysis. BMJ Open. 2017 Jan；7（1）：e013688.

40) Tayal VS, Hasan N, Norton HJ, et al. The effect of soft-tissue ultrasound on the management of cellulitis in the emergency department. Acad Emerg Med. 2006 Apr；13（4）：384-8.

41) Zacharias N, Velmahos GC, Salama A, et al. Diagnosis of necrotizing soft tissue infections by computed tomography. Arch Surg. 2010 May；145（5）：452-5.

42) Anaya DA, Dellinger EP. Necrotizing soft-tissue infection：diagnosis and management. Clin Infect Dis. 2007 Mar；44（5）：705-10.

43) Butalia S, Palda VA, Sargeant RJ, et al. Does this patient with diabetes have osteomyelitis of the lower extremity? JAMA. 2008 Feb；299（7）：806-13.

入院適応

COMS＋時間経過

C：臨床症状が軽い
O：内服可能
M：バイタルがよい
S：静注が必要ない

＋

時間経過
・日にち単位
・関節越えない

リスク因子
・免疫不全状態（AIDS/HIV、ステロイドユーザー、免疫抑制剤の使用、抗がん剤治療中など）
・菌血症を疑う（悪寒・戦慄、比較的頻脈）

■ 入院適応

- 蜂窩織炎であれば，尿路感染症と同様にオーラルスイッチの要件である「COMS」に準じて入院適応を決めていきます（**表4**）．すなわちC：臨床症状がよい，O：内服可能，M：バイタルがよい，S：静注が必要ないを全て満たすようであれば外来通院可能です．
- ただし，経過の早い蜂窩織炎はその後，急激に悪化する可能性があるため，いつ頃発症したのか，現在までの経過が時間単位で進行しているか，日にち単位で進行しているか，週単位で進行しているかも入院の適否に勘案する必要があります．
- 経過が日にち単位で経過していたが，今日になって関節の範囲を越えて急激に発赤が広がった，あるいは，来院時すでに四肢1本分にまで範囲が広がっているのであれば，CTやエコーなど十分な検査を行ってデブリードマンが必要でないことを確認し，入院させます．
- これらのことをまとめると，蜂窩織炎の入院適応はCOMS＋時間経過によって決定となります．例外としては，両下肢の蜂窩織炎で歩行させられない時

表4 COMS

	オーラルスイッチの要件	外来通院可能かの要件
Clinical improvement observed	臨床症状が軽快している	▶臨床症状が軽い
Oral route is not compromised	経口投与に問題がない（嘔吐，吸収障害，嚥下障害，意識障害，重度の下痢がない）	▶内服が可能である
Makers showing a trend towards normal	メルクマールとなる所見が改善している（24時間以上熱がない，HR＜90/min，RR＜20/min，BP安定，4,000＜WBC＜12,000/μL）	▶バイタルサインがよい
Specific indication/deep seated infection	特定の適応疾患や深部の感染症がある（膿瘍がありドレナージを要する）	▶静注が必要ない

です．歩行させると患部を安静にできないため入院が必要となります．
- 他にもリスク因子を考慮して，免疫不全状態（AIDS/HIV，ステロイドユーザー，免疫抑制剤の使用，抗がん剤治療中）がある場合も入院を考慮します．
- ERで菌血症を疑う悪寒・戦慄がある場合，体温上昇に比較して脈拍の早い比較的頻脈（Pulse Temperature Dissociation）がある場合も血液培養を採取したうえで，入院させるのが無難です．

> 入院の適否はCOMS＋時間経過による

危険なサイン

- 全身性
- 皮下気腫（握雪感）
- 皮下の硬結・腫瘤
- 水疱・出血性水疱
- 急激に進行する紫斑

危険な蜂窩織炎

眼窩蜂巣炎
眼窩蜂巣炎でないと分かるまで
眼窩蜂巣炎として対応

Ludwig's angina 口底蜂窩織炎
気道緊急性が高い
Surgical Emergency

■ 危険なサイン

・入院か外来通院かの適否の判断の補助に，危険なサインを覚えておくと役に立ちます．これらはすでに重症化しているか，これから重症化するか，あるいはデブリードマンなどの外科的処置を要するかなど，今後の方針決定に大きな影響を与えます．

・全身性の蜂窩織炎はいかにも重篤そうに見えますので，方針決定にあまり困らないでしょう．

・蜂窩織炎に握雪感があった場合は，ガスによる皮下気腫を疑い積極的に検査を行います．たとえ病変が小さくともマネジメントレベルを上げて対応します．

・触診で皮下に硬結や腫瘤を触れる場合にはエコーを用いて膿瘍形成がないかを確認します．

・発赤部位に水疱形成や出血性水疱性皮膚病変が伴っていればビブリオ・バルニフィカス感染を疑います[16]．髄膜炎菌性髄膜炎による皮疹も出血性で似たような所見を呈します[44)45)]．

- また髄膜炎菌感染症では電撃性紫斑病と言い，急激に進行する紫斑（皮膚出血と壊死）が出現する高い死亡率の疾患があり，蜂窩織炎や壊死性筋膜炎などとの鑑別を要します[46)~48)]．電撃性紫斑病は壊疽になることもあり，やはり急激な進行をたどる皮膚病変を伴った疾患は注意が必要です[49)]．また蜂窩織炎の見た目にとらわれて他の熱源検索を怠らないようにしましょう．

危険な蜂窩織炎—眼窩蜂巣炎

- 眼窩に起こる蜂窩織炎は，眼窩蜂巣炎と呼ばれる特殊な疾患です（図7）．眼窩にある脂肪織が主に感染．眼の痛みや眼瞼の腫脹および発赤を生じ，似た症状を呈する眼窩周囲蜂窩織炎（図8）[53)]との鑑別を要します[50)~56)]．また海綿静脈洞血栓症やウェゲナー肉芽腫症も鑑別疾患として重要です[57)]．
- 最近の副鼻腔処置や歯科処置，DM（糖尿病），免疫不全がリスク因子となります[57)]．ごく初期のうちはアトピー性皮膚炎や接触性皮膚炎と表面的に似ていて，誤診されることがあるのが難しいところです[58)]．
- 眼窩蜂巣炎では眼球運動障害や，眼球運動に伴う疼痛，眼球突出といった特徴的な所見があります．脂肪織が炎症を起こし肥厚すると，眼球に関する症

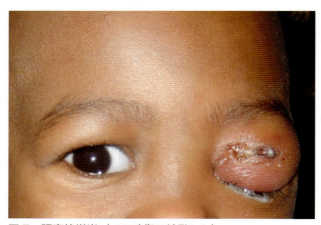

図7　眼窩蜂巣炎（イヌ咬傷に続発した）
（Middle East Afr J Ophthalmol. 2010 Apr；17（2）：134-7.）

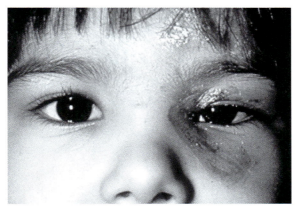

図8 眼窩周囲蜂窩織炎（水痘感染後に続発した）
（Paediatr Child Health. 2004 Sep；9（7）：471-2.）

状を呈するわけです．
- 眼窩蜂巣炎は最終的に失明（3-11％）に至ることがあり，死亡率が1-2％もあるため，眼窩周囲蜂窩織炎と鑑別がつくまでは眼窩蜂巣炎として対応すべきです．主な起因菌は，通常の蜂窩織炎の起因菌であるブドウ球菌とレンサ球菌に加えてヘモフィルス・インフルエンザb（Hib）があります．小児に多い疾患でもあり，ワクチン歴の聴取がゲートキーパーの役割を果たします．

> 眼窩周囲の蜂窩織炎はそうでないと分かるまで眼窩蜂巣炎として扱う

口底蜂窩織炎（Ludwig's angina）

- 口底蜂窩織炎は別名Ludwig's anginaと呼ばれる特殊な蜂窩織炎です．ドイツ人医師のWilhelm Friedrich von Ludwigによって報告されたため[59]，ドイツ語読みでルートヴィッヒと読みます．この場合のanginaは狭心症ではなく咽頭痛の意味となります．狭心症の主訴に咽頭痛があることを考えると納得できるような気もします．
- 名前の通り咽頭痛を主訴にERに登場しますが，Ludwig's anginaはERにおける最悪の咽頭痛である，急性喉頭蓋炎に並ぶ気道緊急性の高い疾患で

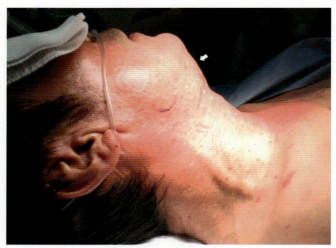

図9 Ludwig's angina の顎下部腫脹
臥位でも顎下部が陥凹しない

す．全体の死亡率は8%もあり[60)～62)]，治療介入をしなければ死亡率は50%と非常に高いと言われています[63)]．

- 口底蜂窩織炎ですから，感染のフォーカスは口底（顎下腔）で[64)]，そのほとんどは第2または第3大臼歯の感染が原因です[60)]．最初のうちは膿瘍性蜂窩織炎だけだったものが，壊死性筋膜炎にまでなった症例も報告されています[65)]．

- 症状は急性喉頭蓋炎とほぼ同じで，咽頭痛，発熱，Muffle voice（こもり声），流涎，嚥下障害，喘鳴（Stridor）で，前頸部よりも顎下部に強い圧痛と腫脹（**図9**）を認めます[60)]．見た目はガマ腫（カエルの顎下のように腫脹している）によく似ています．

- 舌の腫脹により気道閉塞を来すため，発見次第，歯科口腔外科や耳鼻科にコンサルテーションをして迅速なドレナージ（つまり Surgical Emergency），あるいは気道閉塞しかかっている場合には，気道確保が必要な緊急性の高い蜂窩織炎です．

- 顎下腔に膿瘍形成していることが多いため，疑った場合にはただちに造影CT検査を行い，膿瘍を検索します（**図10**）．造影CTを撮るには臥位にな

03 蜂窩織炎

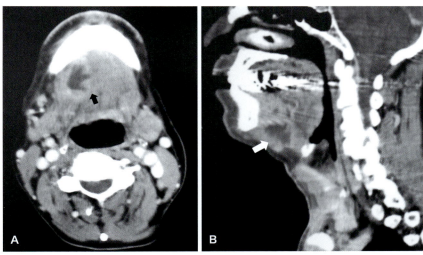

図10 Ludwig's angina の顎下腔膿瘍（A：➡，B：⇨）

る必要がありますが，臥位になることができないほど気道緊急性が高い場合には，座位のままエコーを顎下部に当てることで膿瘍を見るテクニックもあります[66]．

Ludwig's angina は Surgical Emergency！

■ 耳介周囲の蜂窩織炎

- 蜂窩織炎は真皮および皮下組織の炎症です．そのため，真皮の存在しない耳介に蜂窩織炎はありません．耳介部にできた蜂窩織炎様のものは耳介丹毒ということになります．耳介周囲に発赤があり，蜂窩織炎なのか丹毒なのかが分からないような時は，耳介がまっ赤になっているのを見たら丹毒であると考えなさい，と言うことができます．この耳介がまっ赤になっているのをMilian's ear sign と呼びます[67]．
- 便宜上，耳介蜂窩織炎ということが多いのですが，Milian's ear sign があっ

333

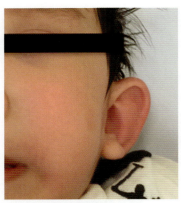

図11 耳介軟骨膜炎
左耳介の起立と耳たぶ以外が発赤している

て耳介蜂窩織炎を疑った場合は、鑑別疾患として耳介軟骨膜炎が挙がります。蜂窩織炎なのか軟骨膜炎なのかの鑑別点は、軟骨が炎症を起こしているかどうかになりますから、耳たぶが赤いかどうかを見ます。耳たぶには耳介軟骨がありませんから、耳たぶ以外が赤くなっていれば耳介軟骨膜炎で、耳たぶまで赤くなっていれば蜂窩織炎を強く疑います[68]。

・耳介軟骨膜炎は激しい耳の痛みと発熱、耳介の起立（**図11**）があり、膿瘍形成や軟骨の虚血壊死を起こすことがあり非常に重篤です[68]。外傷の他に、不潔なピアスで穿刺をすることがきっかけで受傷することがあります[68)69]。

耳介軟骨膜炎の診断は耳たぶ以外が赤いこと

・耳介後部に赤黒い発赤所見があり蜂窩織炎を疑った場合は、重要な鑑別疾患として乳様突起炎があります。乳様突起炎は中耳炎から波及し、乳突蜂巣の骨炎や乳様突起の骨膜炎を伴って、直接皮質の骨びらんを起こすのが主な病態です。

・乳様突起炎は中耳炎に続発することから病歴として中耳炎の先行感染、難聴、耳痛、発熱があることと、耳介後部の所見が特徴的です。耳介後部にケルススの4徴（発赤・腫脹・疼痛・熱感）があり、耳介後部のしわが消失し、耳介が起立します[70]。耳介起立と耳介後部の所見が鑑別に重要です（**表5**）[71]。

表5　乳様突起炎の症状と徴候

症状		徴候	
耳痛	92.3%	耳介起立	90.4%
発熱	59.6%	耳介後部腫脹	90.4%
耳漏	34.6%	耳介後部充血	88.5%
上気道感染症	32.7%	耳介後部膿瘍	11.5%
難聴	13.5%	鼓膜充血	73.1%
嘔吐/下痢	5.8%	鼓膜腫脹	55.8%
		鼓膜穿孔	9.6%
		外耳道後壁のたるみ	7.7%
		鼻漏	34.6%
		頸部リンパ節腫脹	7.7%

(J Int Adv Otol. 2014；10（1）：60-3.)

・乳様突起炎はCTで乳突蜂巣内の液体貯留や不鮮明化，膿瘍形成によって診断することができます．膿瘍性疾患であることと合併症としてグラデニーゴ症候群（中耳炎，眼窩後部痛，複視からなる症候群），頭蓋内感染症（髄膜炎，脳膿瘍，硬膜外膿瘍，硬膜下膿瘍），S状静脈洞血栓があることから入院して治療が行われます．

耳介起立＋耳介後部充血は乳様突起炎を疑う

Reference

44) Wolf RE, Birbara CA. Meningococcal infections at an army training center. Am J Med. 1968 Feb；44（2）：243-55.

45) Carpenter RR, Petersdorf RG. The clinical spectrum of bacterial meningitis. Am J Med. 1962 Aug；33：262-75.

46) Darmstadt GL. Acute infectious purpura fulminans：pathogenesis and medical management. Pediatr Dermatol. 1998 May-Jun；15（3）：169-83.

47) Wong VK, Hitchcock W, Mason WH. Meningococcal infections in children：a review of 100 cases. Pediatr Infect Dis J. 1989 Apr；8（4）：224-7.

48) Algren JT, Lal S, Cutliff SA, et al. Predictors of outcome in acute meningococcal infection in children. Crit Care Med. 1993 Mar；21（3）：447-52.

49) Singh J, Himanshu D, Nim RK, et al. Meningitis with Digital Gangrene in Meningococcal Infection: An Atypical Presentation. J Clin Diagn Res. 2016 Dec; 10 (12): OD03-OD04.

50) Gonzalez MO, Durairaj VD. Understanding pediatric bacterial preseptal and orbital cellulitis. Middle East Afr J Ophthalmol. 2010 Apr; 17 (2): 134-7.

51) Mouriaux F, Rysanek B, Babin E, et al. Orbital cellulitis. J Fr Ophtalmol. 2012 Jan; 35 (1): 52-7.

52) Amin N, Syed I, Osborne S. Assessment and management of orbital cellulitis. Br J Hosp Med (Lond). 2016 Apr; 77 (4): 216-20.

53) Clarke WN. Periorbital and orbital cellulitis in children. Paediatr Child Health. 2004 Sep; 9 (7): 471-2.

54) Rashed F, Cannon A, Heaton PA, et al. Diagnosis, management and treatment of orbital and periorbital cellulitis in children. Emerg Nurse. 2016 Apr; 24 (1): 30-5; quiz 37.

55) Daoudi A, Ajdakar S, Rada N, et al. Orbital and periorbital cellulitis in children. Epidemiological, clinical, therapeutic aspects and course. J Fr Ophtalmol. 2016 Sep; 39 (7): 609-14.

56) Hauser A, Fogarasi S. Periorbital and orbital cellulitis. Pediatr Rev. 2010 Jun; 31 (6): 242-9.

57) Pakdaman MN, Sepahdari AR, Elkhamary SM. Orbital inflammatory disease: Pictorial review and differential diagnosis. World J Radiol. 2014 Apr; 6 (4): 106-15.

58) Carlisle RT, Digiovanni J. Differential Diagnosis of the Swollen Red Eyelid. Am Fam Physician. 2015 Jul 15; 92 (2): 106-12.

59) Saifeldeen K, Evans R. Ludwig's angina. Emerg Med J. 2004 Mar; 21 (2): 242-3.

60) Candamourty R, Venkatachalam S, Babu MR, et al. Ludwig's Angina—an emergency: A case report with literature review. J Nat Sci Biol Med. 2012 Jul; 3 (2): 206-8.

61) Bansal A, Miskoff J, Lis RJ. Otolaryngologic critical care. Crit Care Clin. 2003 Jan; 19 (1): 55-72.

62) Moreland LW, Corey J, McKenzie R. Ludwig's angina. Report of a case and review of the literature. Arch Intern Med. 1988 Feb；148（2）：461-6.

63) Britt JC, Josephson GD, Gross CW. Ludwig's angina in the pediatric population：report of a case and review of the literature. Int J Pediatr Otorhinolaryngol. 2000 Jan；52（1）：79-87.

64) Spitalnic SJ, Sucov A. Ludwig's angina：case report and review. J Emerg Med. 1995 Jul-Aug；13（4）：499-503.

65) Kavarodi AM. Necrotizing fasciitis in association with Ludwig's angina—a case report. Saudi Dent J. 2011 Jul；23（3）：157-60.

66) Narendra PL, Vishal NS, Jenkins B. Ludwig's angina：need for including airways and larynx in ultrasound evaluation. BMJ Case Rep. 2014 Nov 9；2014.

67) Madke B, Nayak C. Eponymous signs in dermatology. Indian Dermatol Online J. 2012 Sep；3（3）：159-65. Erratum in：Indian Dermatol Online J. 2013 Apr-Jun；4（2）：164.

68) Fernandez Ade P, Castro Neto Id, Anias CR, et al. Post-piercing perichondritis. Braz J Otorhinolaryngol. 2008 Nov-Dec；74（6）：933-7.

69) Yahalom S, Eliashar R. Perichondritis：a complication of piercing auricular cartilage. Postgrad Med J. 2003 Jan；79（927）：29.

70) Morrissey T, Lissoway JB：Ear emergencies. Adams JG, et al：Emergency Medicine：Clinical Essentials. 2nd ed, 2012, Saunders, pp226-235.

71) Djeric DR, Folic MM, Blazic SR, et al. Acute Mastoiditis in Children as Persisting Problem. J Int Adv Otol. 2014；10（1）：60-3.

蜂窩織炎の治療

デブリードマン → 迅速な判断／切開範囲の把握／コンサルト先の選択

内科的治療 → マーキング・患側挙上／抗生物質の選択／破傷風トキソイド・ワクチン

蜂窩織炎の治療

- まずは外科的デブリードマンが必要かどうかを選択し，必要であれば迅速なコンサルテーションを行います．コンサルテーション先は，体幹部なら外科，会陰部は泌尿器科または外科，四肢は整形外科あるいは外科，眼窩は眼科や耳鼻科，口底は歯科口腔外科や耳鼻科，頭頸部は耳鼻科など，当該診療科を選択してコンサルトする必要があります．
- 自施設内に当該科がない場合は他施設へ転院となりますが，**転院による時間的遅れが死亡率を上昇させる**ことが分かっており（死亡率15.5％対8.7％），できる限りERで初期のデブリードマンを行うべきです[72]．
- デブリードマンの範囲を決めるために全身CT撮影など，バイタルサインが許すのであれば範囲を特定できる方法で画像検索を行います．壊死の範囲は，しばしば最初に得られた画像所見より広がっていることがあります．
- 熱傷センターは広範囲切除に習熟していることが多く，転院先として選択肢に入ります[73)74]．
- 膿瘍に対してはエコーガイド下に行うことで確実な穿刺排膿が期待できます．

- 排膿液が得られたらグラム染色を行い，細菌感染であるのか，真菌感染であるのかを当たりをつけることも重要です．時に双方による複数菌感染であることがあります[10)11)24)]．
- 糖尿病性足壊疽では，蜂窩織炎の内科的治療が先か感染した足趾の切断が先かということが議論になります．最も望ましいのは生存組織を残して感染した壊死組織を切除することです[75)]．それによって，創傷治癒を促進することができます．そのため，いきなり足部や下腿切断までの大がかりなマネジメントを要求せず，可及的な創面切除およびデブリードマンから依頼します．

外科的デブリードマンが必要なら遅延なく行う

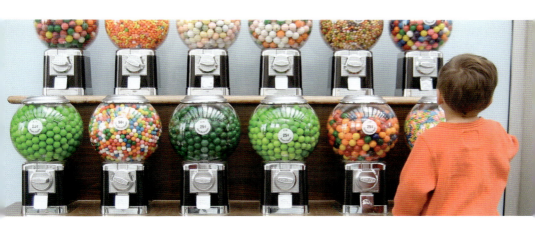

抗生物質の選択と内科的治療

- 治療開始時に発赤部位をマーキングしておき，範囲の拡大傾向（しばしば治療2日目までは若干拡大する）がないかを確認できるようにしておきます．また患部はできるだけ挙上させます．
- 両下腿蜂窩織炎では，歩行が難しいことと，歩行によって感染を増悪させることが懸念されるため入院治療とするのがベターです．
- ほとんどの蜂窩織炎はレンサ球菌と黄色ブドウ球菌が起因菌であるため，βラクタム系抗生物質を選択します（**表6，表7**）．

表6 蜂窩織炎の抗生物質（経口）の例

抗生物質	投与法
①アモキシシリン（サワシリン®など）	1回500 mgを8時間ごと
②セファクロル or セファレキシン（ケフラール® or ケフレックス®）	1回500 mgを8時間ごと
③アモキシシリン/クラブラン酸（オーグメンチン配合錠250RS®など） ※グラム染色で起因菌不明で汚染がひどい場合 ※アモキシシリン1回250 mgを加えてもよい	1回375 mg 1錠を6時間ごと
④クラリスロマイシン（クラリス®） ※βラクタムアレルギーが強い時	1回200 mg 2錠を12時間ごと
海水・真水での外傷 ※「ビブリオ・バルニフィカス」や「エロモナス・ヒドロフィリア」感染を疑うなら静注で加療する	
①アモキシシリン/クラブラン酸（オーグメンチン配合錠250RS®など）※アモキシシリン1回250 mgを加えてもよい	1回375 mg 1錠を6時間ごと
②クリンダマイシン（ダラシンカプセル®など）	1回300 mgを8時間ごと
③レボフロキサシン（クラビット®など） ※βラクタムアレルギーが強い時	1回500 mgを24時間ごと
動物咬傷 ※ネコ咬傷は膿瘍形成しやすく洗浄・デブリードマンを要することが多い	
①アモキシシリン/クラブラン酸（オーグメンチン配合錠250RS®など）※アモキシシリン1回250 mgを加えてもよい	1回375 mg 1錠を6時間ごと
②レボフロキサシン（クラビット®など） ※βラクタムアレルギーが強い時	1回500 mgを24時間ごと
術後感染 ※経過が悪ければ静注で加療する	
①アモキシシリン（サワシリン®など）	1回500 mgを8時間ごと
②セファクロル or セファレキシン（ケフラール® or ケフレックス®）	1回500 mgを8時間ごと
③アモキシシリン/クラブラン酸（オーグメンチン配合錠250RS®など）※アモキシシリン1回250 mgを加えてもよい	1回375 mg 1錠を6時間ごと
熱傷後感染 ※緑膿菌感染を疑う場合は静注で加療する	
①アモキシシリン/クラブラン酸（オーグメンチン配合錠250RS®など）※アモキシシリン1回250 mgを加えてもよい	1回375 mg 1錠を6時間ごと
②レボフロキサシン（クラビット®など） ※βラクタムアレルギーが強い時	1回500 mgを24時間ごと
褥瘡感染 ※MRSA感染，緑膿菌感染を疑う場合は静注で加療する	
①アモキシシリン/クラブラン酸（オーグメンチン配合錠250RS®など）※アモキシシリン1回250 mgを加えてもよい	1回375 mg 1錠を6時間ごと
②レボフロキサシン（クラビット®など） ※βラクタムアレルギーが強い時	1回500 mgを24時間ごと

表7 蜂窩織炎の抗生物質(静注)の例

抗生物質	投与法
①セファゾリン(セファメジン®など)	1回1gを8時間ごと
②クリンダマイシン(ダラシン®など)	1回600 mgを8時間ごと
③アンピシリン/スルバクタム(ユナシン-S®など) ※動物咬傷・術後・熱傷・褥瘡・眼窩蜂巣炎など膿瘍形成や汚染が強い場合	1回3gを6時間ごと
緑膿菌感染を疑う場合	
ピペラシリン/タゾバクタム(ゾシン®など)	1回4.5gを6-8時間ごと
四肢の切断に至る可能性がある場合	
①アンピシリン/スルバクタム(ユナシン-S®など) ※動物咬傷・術後・熱傷・褥瘡など汚染が強い場合	1回3gを6時間ごと
②イミペネム/シラスタチン(チエナム®など)	1回3gを6時間ごと
院内感染的要素が強い場合	
①バンコマイシン	1回1gを12時間ごと
②テイコプラニン(タゴシッド®)	6 mg/kgを最初の3回のみ12時間ごとに投与.その後は同量を24時間ごとに投与
重症感が強いまたはショックの場合	
①メロペネム(メロペン®など)	1回1-2gを8時間ごと
②上記βラクタム系+ゲンタマイシン(ゲンタシン®)	上記βラクタム系 +ゲンタマイシン1日1回 5-6 mg/kg

- 経口抗生物質で治療を行う場合に第3世代セフェム系(CDTR-PI:メイアクト®など,CFDN:セフゾン®など,CFPN-PI:フロモックス®など,CPDX-PR:バナン®など,CFIX:セフスパン®など)を選択すべきではありません.これらの薬剤は腸管吸収率が著しく悪く(**表8**),副作用としてカルニチン不足から低血糖を起こすことが報告されています[76)77)].安易に広域な経口第3世代セフェムを使用することで耐性菌を生み出すなど,環境に悪影響な薬剤です.
- 動物咬傷や海水・真水で発症した蜂窩織炎では,その他の菌による感染が考慮されるため,その状況に応じて想定される起因菌に応じた抗生物質を選択します.
- 咬傷により骨折を伴う場合は整形外科にコンサルトし,骨髄炎予防のための

表8　セフェム系抗生物質と腸管吸収率

	薬品名	商品名	腸管吸収率（％）
第1世代	セファレキシン（CEX）	ケフレックス®	99
第2世代	セファクロル（CCL）	ケフラール®	80
第3世代	セフィキシム（CFIX）	セフスパン®	50
	セフカペン（CFPN-PI）	フロモックス®	No Data
	セフジトレン（CDTR-PI）	メイアクト®	16
	セフジニル（CFDN）	セフゾン®	16
	セフポドキシム（CPDX-PR）	バナン®	50

（*Antibiotic Essentials 14th Edition*：*Burke A. Cunha, 2015*）

　洗浄などの処置が必要になります．
- 糖尿病患者の場合はより広域な抗生物質によるカバーを要しますが，バイタルが安定しているのであれば必ずしも緑膿菌のカバーは最初から必要ではありません．
- 糖尿病性足壊疽に伴う蜂窩織炎に対してABPC/SBT（アンピシリン／スルバクタム：ユナシン-S®など）とIPM/CS（イミペネム／シラスタチン：チエナム®など）とを比較したところ，効果は同等で，コストはIPM/CSのほうが高価であったと報告されています[78]．
- 眼窩蜂巣炎では，ヘモフィルス・インフルエンザbをカバーできるように選択します．
- 受傷後9-24時間経過した動物咬傷に対するアモキシシリン／クラブラン酸（AMPC/CVA）の予防投与は，感染率を有意に低下させることが知られています[79]．
- また動物咬傷では，破傷風トキソイドや狂犬病ワクチンの接種も考慮します．過去10年に破傷風トキソイドを射っていない人も多く，外傷診療では積極的にトキソイドを推奨します．
- 免疫グロブリンの投与に明確なEvidenceはなく，重度のGAS感染で有益とする報告がある程度です[80]~[82]．GAS感染では状態がシビアなことが多く，敗血症に準じてABCDの安定化，初期輸液など基本的な敗血症治療をすることが重要です（▶「尿路感染症」233頁参照）．

- ガス壊疽や壊死性筋膜炎，フルニエ壊疽に対する高圧酸素療法が知られていますが，あくまでも基本的な敗血症治療や適切な抗生物質の選択，何よりも早期のデブリードマンが行われたうえでの補助的療法です[83]〜[87]．高圧酸素療法単独で治療をすべきではありません．

Reference

72) Holena DN, Mills AM, Carr BG, et al. Transfer status : a risk factor for mortality in patients with necrotizing fasciitis. Surgery. 2011 Sep ; 150 (3) : 363-70.

73) Endorf FW, Klein MB, Mack CD, et al. Necrotizing soft-tissue infections : differences in patients treated at burn centers and non-burn centers. J Burn Care Res. 2008 Nov-Dec ; 29 (6) : 933-8.

74) Faucher LD, Morris SE, Edelman LS, et al. Burn center management of necrotizing soft-tissue surgical infections in unburned patients. Am J Surg. 2001 Dec ; 182 (6) : 563-9.

75) Lipsky BA, Berendt AR, Cornia PB, et al. 2012 Infectious Diseases Society of America clinical practice guideline for the diagnosis and treatment of diabetic foot infections. Clin Infect Dis. 2012 Jun ; 54 (12) : e132-73.

76) Holme E, Greter J, Jacobson CE, et al. Carnitine deficiency induced by pivampicillin and pivmecillinam therapy. Lancet. 1989 Aug ; 2 (8661) : 469-73.

77) Makino Y, Sugiura T, Ito T, et al. Carnitine-associated encephalopathy caused by long-term treatment with an antibiotic containing pivalic acid. Pediatrics. 2007 Sep ; 120 (3) : e739-41.

78) McKinnon PS, Paladino JA, Grayson ML, et al. Cost-effectiveness of ampicillin/sulbactam versus imipenem/cilastatin in the treatment of limb-threatening foot infections in diabetic patients. Clin Infect Dis. 1997 Jan ; 24 (1) : 57-63.

79) Brakenbury PH, Muwanga C. A comparative double blind study of amoxycillin/clavulanate vs placebo in the prevention of infection after animal bites. Arch Emerg Med. 1989 Dec ; 6 (4) : 251-6.

80) Norrby-Teglund A, Muller MP, Mcgeer A, et al. Successful management of severe group A streptococcal soft tissue infections using an aggressive medical regimen including intravenous polyspecific immunoglobulin together with a conservative surgical approach. Scand J Infect Dis. 2005;37(3):166-72.

81) Darenberg J, Ihendyane N, Sjölin J, et al. Intravenous immunoglobulin G therapy in streptococcal toxic shock syndrome: a European randomized, double-blind, placebo-controlled trial. Clin Infect Dis. 2003 Aug;37(3):333-40.

82) Kaul R, McGeer A, Norrby-Teglund A, et al. Intravenous immunoglobulin therapy for streptococcal toxic shock syndrome—a comparative observational study. The Canadian Streptococcal Study Group. Clin Infect Dis. 1999 Apr;28(4):800-7.

83) Wilkinson D, Doolette D. Hyperbaric oxygen treatment and survival from necrotizing soft tissue infection. Arch Surg. 2004 Dec;139(12):1339-45.

84) Pizzorno R, Bonini F, Donelli A, et al. Hyperbaric oxygen therapy in the treatment of Fournier's disease in 11 male patients. J Urol. 1997 Sep;158(3 Pt 1):837-40.

85) Hollabaugh RS Jr, Dmochowski RR, Hickerson WL, et al. Fournier's gangrene: therapeutic impact of hyperbaric oxygen. Plast Reconstr Surg. 1998 Jan;101(1):94-100.

86) Brown DR, Davis NL, Lepawsky M, et al. A multicenter review of the treatment of major truncal necrotizing infections with and without hyperbaric oxygen therapy. Am J Surg. 1994 May;167(5):485-9.

87) Riseman JA, Zamboni WA, Curtis A, et al. Hyperbaric oxygen therapy for necrotizing fasciitis reduces mortality and the need for debridements. Surgery. 1990 Nov;108(5):847-50.

04 ジェネラルケース インフルエンザ

General Case / Influenza

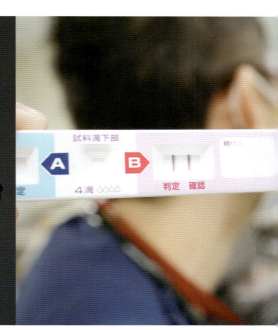

　インフルエンザはシーズンに入ると老若男女がかかり，ERに大挙して現れることでER混雑の原因にもなっています．インフルエンザに関する情報が乱立している中，それらの情報を整理して医療を提供する側として正しく使用することが，ER診療においても求められています．本書で取り上げるジェネラルケースの要件として

①ERで最も重要なディスポジション（方針）を決定する際に，専門診療科が手を引きやすく受け入れ先に苦労する
②トラブルになるような複雑な背景を持っている
③病院によっては受け入れ方針が決まっていることがある
④Problemが多いため内科医のトレーニングとして最適である

の4つを挙げましたが，4つの項目を入院診療だけでなく外来診療で要求されるのがインフルエンザ診療です．ここではインフルエンザの入院診療についても少し触れつつ，ERでの対応を学んでいきましょう．インフルエンザ＝迅速検査陽性ならタミフル®と思っている方のためのディープ・アプローチです．

CHAPTER 2　ジェネラルケース

ERのインフルエンザ診療

- 冬場のERを混雑させる要素
- 患者数が多いがほとんどが軽症
- 患者側と医療者側とで**理解に差**がある
- 抗インフルエンザ薬は本当に必要か

それぞれに対する**柱（エビデンス）**を個々でもって
病院全体としての対応が必要

ERのインフルエンザ診療

　冬場に向けてER担当医であれば，前もって準備しておかねばならないことがあります．それは冬場に大挙して押し寄せるインフルエンザ患者をどうマネジメントするか？　これを講じておかないとERを混雑させ，さらに紛れ込んだ重症患者への対応とで，患者の多い土日は混乱の渦に巻き込まれてしまいます．

　インフルエンザは患者数こそ多いものの，ほとんどの患者は軽症で，大多数が小児で，そのほとんどが軽症です（**図1**，**表1**）[1]．この傾向は集中治療室入室の割合（**図2**）も，人工呼吸器装着割合（**図3**）も同様です．軽症の患者がERに押し寄せ，重症患者へ時間や体力・精神的余裕を割くことができなくなっている——冬場のERではどの医療者もが思っていることですが，本来医療の必要な人に医療が提供できないのはアンバランスです．

　ではどうして，このようなことが起きてしまうのでしょう．臨床医学の父と

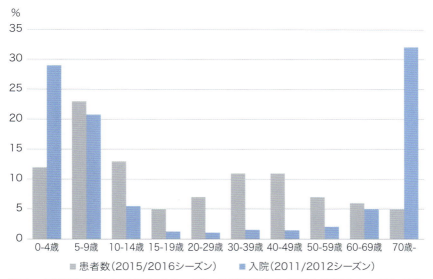

図1 年齢階層別 2015/2016 シーズンの患者割合と 2011/2012 シーズンの入院割合（文献1, 2より）

表1 2015/2016 シーズン入院サーベイランスの年齢別報告症例数

	入院患者数	推計患者数	入院率
0-14歳	5,595人	770万人	0.073%
15-59歳	1,543人	664万人	0.023%
60歳以上	5,137人	167万人	0.308%

（文献1より）

して知られるウィリアム・オスラー先生は "Medicine should begin with the patient, continue with the patient, and end with the patient" と言いました．医学は患者と共に始まり，患者と共にあり，患者と共に終わるのだと．患者が何を思ってERに来るかを，まずは考えてみましょう．

患者が何を思って ER に来るのかを理解しよう

すぐに思いつくのは，インフルエンザに対して患者側と医療者側とで理解に開きがあるのではないか，ということです．患者は病院に早く行けば早く治る，

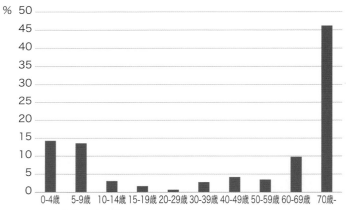

図2　年齢階層別集中治療室入室割合（文献2より，筆者改変）

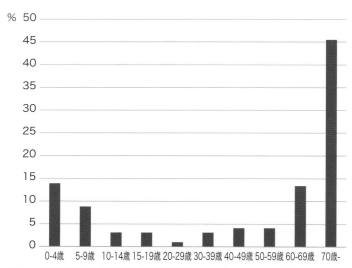

図3　年齢階層別人工呼吸器装着割合（文献2より，筆者改変）

早く症状を治したい，抗インフルエンザ薬を飲めば治ると思っているのかもしれません．あるいは通学先や勤務先へ提出する書類を要求されてERにやむなく来ているのかもしれません．一方，医療者側は病院に来なくても自然経過でほとんどが治癒する，抗インフルエンザ薬の効果は限定的などと思っています．抗インフルエンザ薬が欲しいと来院する患者もあれば，飲まなくてもよいと考えている医療者もいます．

　医療の専門家としてはインフルエンザというCommon Diseaseに対してエビデンスに基づいた柱を持ち，患者へ説明できるようにしていなければなりません．一方，現在の社会全体でインフルエンザを必要以上に脅威と感じている人が多いのも事実です．社会へ向けて，個人単位で向き合うだけでなく病院全体として対応が必要なのは言うまでもありません．

インフルエンザは個人＋病院で対応する社会的疾患

Reference

1) 厚生労働省．今冬のインフルエンザについて（2015/16シーズン）．2016年8月31日版
http://www.mhlw.go.jp/bunya/kenkou/kekkaku-kansenshou01/dl/fludoco1516.pdf

2) 今冬のインフルエンザの発生動向～医療従事者向け疫学情報～Ver.2 in 2012
http://www.mhlw.go.jp/bunya/kenkou/kekkaku-kansenshou04/pdf/120525-02.pdf

インフルエンザのデータ

▶インフルエンザ＝発熱？

熱、寒気または発汗 **71**%

(Fam Pract. 2015 Aug;32(4):408-14.)

咳（92%）痰（88%）倦怠感（83%）鼻汁（76%）etc.

必ずしも「主訴：発熱」ではない

インフルエンザのデータ

・インフルエンザと言えば主訴：発熱ですが，実際にどのような症状で来院するかを調べた研究によると，発熱は71％に留まり，最も多かったのは咳（92％）で，次に痰（88％）と上気道症状が多く，発熱は多いものの症状としては7番目の頻度であり[4]，必ずしも熱があるとは限らないことが分かります（**図4**）[3)4)]．しかし，ERに訪れる患者は「熱が出たからインフルエンザだと思います，検査をしてください」と言ってやってきます．たとえ患者がそのように言ってきたとしても，必ずしもインフルエンザではないということが言えます．
・熱の頻度は高いものの，熱がないインフルエンザも多いということがまず言えます．
・次に風邪（普通感冒）との違いを見てみましょう．**図5**[4)5)]に示す通り，風邪もインフルエンザも出現する症状にほとんど違いはありません[5)]．
・インフルエンザには熱がないこともある，風邪と症状はほとんど変わらないとなると，どうやって両者を見分けるのでしょうか．

・インフルエンザは風邪と違って予後が悪いのでしょうか．インフルエンザが重症化しやすいのであればインフルエンザをしっかりマークする必要がありますし，あわてて救急外来に来る必要もあるでしょう．誰も文句は言えないはずです．

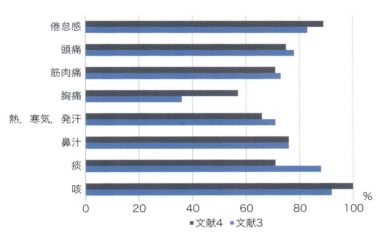

図4　インフルエンザの症状と頻度（文献2, 3より）

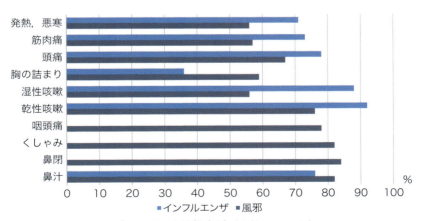

図5　インフルエンザと風邪の症状頻度別（文献3, 4より）

インフルエンザの臨床経過

○ 5-7日で症状は改善するが健常者でも不調が数週間続くこともある

N Engl J Med. 2016 Sep 29;375(13):1261-8.

普通感冒の臨床経過

○ 10日でほとんどの症状は消失するが鼻汁や鼻閉は10日でも約30％が残存

J Med Internet Res. 2014 Jun 19;16(6):e144.

▶ 臨床経過はほとんど変わらない

- まずは臨床経過です．インフルエンザの症状については2016年のNEJMに「インフルエンザは，ほとんどの人は5-7日症状が続く．しかし健康な人でさえ，疲労感や倦怠感は数週間完全には消失しないことがある」と記載されています[6]．臨床経過は数週間続くこともあるということです．
- 一方，風邪について調査された研究では，小児で発症後10日経過しても症状が残存した[7]，成人では15日経過しても鼻汁や鼻閉が続いていた[8]，などと報告されており，症状の経過についても10日以上続くことがあるとなっています．
- どちらも1週間から数週間は症状が続くというわけです．
- では死亡率はどうなのでしょうか．北米の調査ではインフルエンザの死亡率は10万人当たり1.4-16.7人です[9]．日本で2009年に流行した新型インフルエンザの死亡率は10万人当たり0.16人でした[10]．
- 風邪の死亡率はと言うと，風邪の原因となるウイルスが200以上あり，代表的なライノウイルスやRSウイルス，マイコプラズマなど，いわゆる上気道炎を呈するものは多岐にわたるため明確なデータがありません．
- しかし，風邪と当初思われた疾患の中には急性心筋炎（死亡率7.2％）や急性

喉頭蓋炎など致死的な疾患が含まれています[11].患者側が風邪と思っていても,結果的に風邪ではないことはご承知の通りよくあります.
- インフルエンザの死亡率が低い一方で,風邪の中には死亡率の高い疾患が紛れている可能性があります.

臨床経過は普通感冒とそれほど変わらない

- インフルエンザの感染力はどうなのでしょう.やはり強力な感染力があるため,どんな疾患をさしおいても最優先で対応しなければならないのでしょうか.
- 感染力の指標に基本再生産数というのがあります.これは免疫を持たない集団に感染者一人がいると,何人に伝染していくかというものを統計学的に調べた数です.
- **図6**の通り,風邪に紛れた疾患群の中でインフルエンザは最も感染力が弱くなっています.もちろん,通常の感冒であればもっと低い可能性はありますがデータがありません.
- 百日咳は世界で年間 2,000〜4,000 万人が罹患し,死亡数は約 20〜40 万人(死亡率 1%)[12].水痘の死亡率は 1〜14 歳で 10 万人当たり 1 例,15〜19 歳で 2.7 例,30〜49 歳で 25.2 例と年齢とともに上昇します[13].

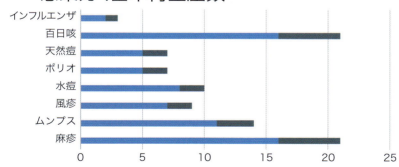

図6 感染症の感染力(基本再生産数)
(国立感染症研究所感染症情報センター.平成 20 年度 感染症危機管理研修会プログラム4資料.わが国におけるプレパンデミックワクチン開発の現状と臨床研究より筆者作成)

- 感染力でも死亡率でもインフルエンザより脅威とすべき風邪様疾患があるのは明白です．
- そうとすれば私たち救急外来を担当する医師は，インフルエンザだけでなく百日咳も水痘も風疹も麻疹も，それ以外の風邪様疾患もしっかりと鑑別できる能力を持っていなければ太刀打ちができません．
- そして，これまでのデータからインフルエンザに対して言えることは，インフルエンザは健常者では何もしなくても治っていく病気（Self-limited Disease）であるということと，他にも恐れるべき感染症があるというのが，妥当性の高い正しい認識なのではないでしょうか．

インフルエンザより強い感染力を持つ風邪がある

Reference

3) van Vugt SF, Broekhuizen BD, Zuithoff NP, et al. Validity of a clinical model to predict influenza in patients presenting with symptoms of lower respiratory tract infection in primary care. Fam Pract. 2015 Aug；32（4）：408-14.

4) Ebell MH, Afonso AM, Gonzales R, et al. Development and validation of a clinical decision rule for the diagnosis of influenza. J Am Board Fam Med. 2012 Jan-Feb；25（1）：55-62.

5) Troullos E, Baird L, Jayawardena S. Common cold symptoms in children：results of an Internet-based surveillance program. J Med Internet Res. 2014 Jun；16（6）：e144.

6) Treanor JJ. CLINICAL PRACTICE. Influenza Vaccination. N Engl J Med. 2016 Sep；375（13）：1261-8.

7) Pappas DE, Hendley JO, Hayden FG, et al. Symptom profile of common colds in school-aged children. Pediatr Infect Dis J. 2008 Jan；27（1）：8-11.

8) Arruda E, Pitkäranta A, Witek TJ Jr, et al. Frequency and natural history of rhinovirus infections in adults during autumn. J Clin Microbiol. 1997 Nov；35（11）：2864-8.

9) Centers for Disease Control and Prevention (CDC). Estimates of deaths associated with seasonal influenza— United States, 1976-2007. MMWR Morb Mortal Wkly Rep. 2010 Aug；59（33）：1057-62.

10) 厚生労働省. 新型インフルエンザパンデミック総括―平成 22 年度感染症危機管理研修会. 平成 22 年 9 月 15 日
http://idsc.nih.go.jp/training/22kanri/22pdf/sep15_02.pdf

11) Ghelani SJ, Spaeder MC, Pastor W, et al. Demographics, trends, and outcomes in pediatric acute myocarditis in the United States, 2006 to 2011. Circ Cardiovasc Qual Outcomes. 2012 Sep ; 5（5）: 622-7.

12) 国立感染症研究所感染症情報センター. 感染症の話. 感染症週報, 2003 年第 36 週（2003 年 9 月 1 日〜9 月 7 日）掲載
http://idsc.nih.go.jp/idwr/kansen/k03/k03_36.html

13) 国立感染症研究所感染症情報センター. 感染症の話. 感染症週報, 2001 年第 24 週（6 月 11 日〜6 月 17 日）掲載
http://idsc.nih.go.jp/idwr/kansen/k01_g2/k01_24.html

抗インフルエンザ薬

商品名	一般名	投与経路	耐性率	対象・制限	備考
タミフル®	オセルタミビル	経口	1-10%	10代には原則使用しない	DSあり 1歳未満の安全性は確立していない 副作用率50%
リレンザ®	ザナミビル	吸入	報告なし	年齢制限ないが乳幼児に吸入は困難	
イナビル®	ラニナミビル	吸入	報告なし	年齢制限ないが乳幼児に吸入は困難	日本のみ発売 海外で第III相試験に進めず
アマンタジン®	シンメトレル	経口	70-100%		A型のみ適応 ほとんど使用されない
ラピアクタ®	ペラミビル	点滴	報告あり	年齢制限なし	タミフルと交差耐性あり 新生児・低出生体重児への安全性は確立していない

抗インフルエンザ薬のエビデンス

- インフルエンザは無治療でもほとんどが自然によくなっていく病気ですが，そのインフルエンザを治療する薬とは一体ナニモノなのでしょうか．理論的に言えば，何もしなくても治っていく病気を治す薬に存在意味はないはずです．

- 最初の抗インフルエンザ薬はシンメトレル®（アマンタジン）でした．アマンタジンはパーキンソン病の薬として知られていますが，インフルエンザウイルスの増殖を抑える効果が分かり，1998年に抗インフルエンザ薬として承認されています．インフルエンザウイルスのM2蛋白を阻害し，ウイルスが脱核するのを抑制することでRNAの流入を防ぐというのが薬効です．RNAウイルスのインフルエンザは，RNAを増殖させることでウイルス量が増えますから，ウイルスの増殖を抑制する効果があるわけです．M2蛋白はA型インフルエンザにしかないため，アマンタジンはA型インフルエンザにしか効果がありません．

- 最近アマンタジンが使用されなくなったのは，A型インフルエンザにしか効果がないだけでなく，副作用が多いことと，耐性が問題になったからです．アマンタジンは投与すると，2-3日の間に20-30％と高率に耐性ウイルスが出現することが分かっています[14)15)]．非常に耐性ウイルスが出現しやすく，アマンタジンが使用され始めて徐々に耐性率は上昇，2006年には90％を超え[16)]，100％近くにまでなっています．こうした背景から，米国予防接種諮問委員会（ACIP：Advisory Committee on Immunization Practices）は，A型インフルエンザの治療にも予防にもアマンタジンを選択すべきではないと勧告しています[17)]．

アマンタジンは耐性率ほぼ100％

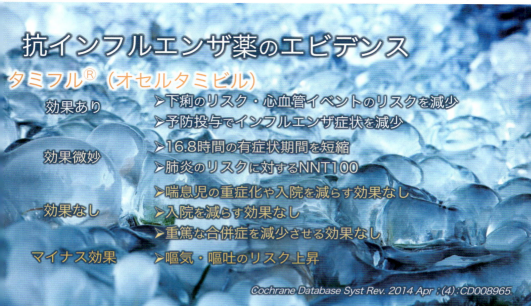

タミフル®（オセルタミビル）のエビデンス

- 抗インフルエンザ薬の代名詞といえばタミフル®でしょう．アマンタジン以降の抗インフルエンザ薬はすべてノイラミニダーゼ阻害薬というもので，インフルエンザウイルスが感染した細胞から外に出て増殖するのに必要なノイラミニダーゼを阻害することで，インフルエンザウイルスの増殖を抑制する効果があります[18]．
- そのため，ウイルスがすでに増殖した後では効果がありません．あくまでも，ウイルス量の少ない感染初期に投与することで効果を示すわけです．
- オセルタミビルも発症48時間以内の投与が推奨され，48時間を過ぎての投与は効果が乏しいと言われています[17)19)]．
- これまで分かっていることは，オセルタミビルの効果は下痢や心血管イベントのリスクを減少させることと，予防投与でインフルエンザの症状を減少させること，インフルエンザの有症状期間を16.8時間短縮することぐらいです[20]．
- 有症状期間を16.8時間短縮するということは，解熱まで5日間かかるところ

を4.3日ぐらいに抑えてくれるということです.
- 一方で期待されていた重症化リスクや入院を減らす効果, 肺炎を減らす効果, 重篤な合併症を減らす効果はありませんでした[20].
- 逆にマイナスの効果として嘔気や嘔吐の副作用があり, 成人の4%, 小児の5%に嘔吐がありました. また3.1%に頭痛の訴えがありました. オセルタミビルを予防内服した人の1.1%に精神症状が報告されました[20].
- たしかにオセルタミビルを処方すると「嘔気や嘔吐がする」と夜間のERに電話してくる人があります. その際は服用を中止するように指導するのですが, 本来 Self-limited な（何もしなくても治っていく）インフルエンザで, ちょっと有症状期間を減らすだけで, 重症化を防ぐこともなく, 嘔吐などが出やすいのなら, オセルタミビルは飲む必要があるのでしょうか.

タミフル®のエビデンスは微妙な効果と副作用のバランス

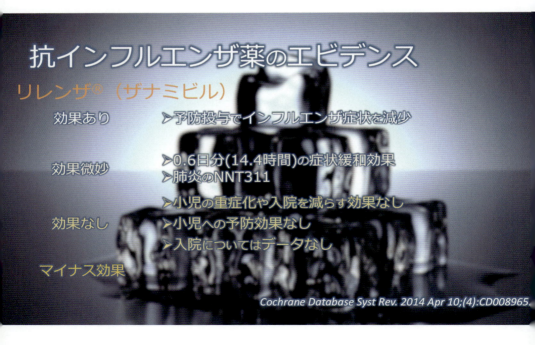

■ リレンザ®（ザナミビル）のエビデンス

- リレンザ®（ザナミビル）は，オセルタミビルより前の 2000 年から発売されています．経口からのバイオアベイラビリティ（吸収率）が 2% しかないため，ドライパウダーを吸入するという方法で投与されます．吸入薬であるため，気管支喘息や COPD 患者には投与しにくくなっています．
- インフルエンザウイルスは上気道で増殖するため，上気道に直接薬剤を吸入させるのが理にかなっていると判断されたようです．
- 当然ながら，吸入という作業は小児にも高齢者にも難しいもので，これらの世代ではコンプライアンス不良を考慮しなければなりません．
- ザナミビルのエビデンスとしては，予防投与でインフルエンザの症状を減少させる効果と，0.6 日分の症状緩和効果があります[20]．
- 肺炎についてもリスクを減少させますが，そのためには 331 人に投与しなければなりません（NNT = 331）[20]．ほぼ効果がないと言ってよいでしょう．
- 実はザナミビルはオセルタミビルよりも小児に効果が高いのではないかと思われていましたが，小児の重症化や入院を減らす効果はありませんでした[20]．さらに小児では予防投与の効果も認められませんでした[20]．
- 投与経路が吸入というのは患者にとってはかなり高い壁です．インフルエンザになったことがある人なら分かると思いますが，高熱でふらついている時に悠長に吸入なんて十分にできません．実際にオセルタミビルが発売されてザナミビルのシェアは激減したようです．
- オセルタミビルに比べて不利な点ばかりのザナミビルですが，効果もイマイチです．あれほどしんどい思いをして吸入しても効果はわずか．こちらも使用する意味はどれだけあるのでしょうか．
- 2014 年に発表された抗インフルエンザ薬に対するメタアナリシスを行ったコクラン・レビューでは，最終的にオセルタミビルやザナミビルを使う時は効果（有症状期間を 16 時間前後短縮）と副作用（嘔気嘔吐・精神症状・腎機能低下）のバランスを考えて使用すること，としています[20]．
- どのように見積もっても健常者への処方は不要です．
- なお，ザナミビルの粉末は人工呼吸器チューブを詰まらせる可能性があるため，機械換気を受けている患者への投与は推奨されません．

CHAPTER 2　ジェネラルケース

> リレンザ® は小児によいというわけでもない

抗インフルエンザ薬のエビデンス

イナビル®（ラニナミビル）

- プラセボとイナビル® 40mg, 80mgを症状改善までの時間で比較したRCT
  - プラセボ群　　　　　　104.1時間
  - イナビル® 40mg群　　 102.3時間（p=0.248）
  - イナビル® 80mg群　　 103.2時間（p=0.776）

　　→ 有意差なし

- プラセボと比較して下痢、頭痛、胃腸炎、尿路感染症、副鼻腔炎が多かったが有意差なし

Biota Reports Top-Line Data From Its Phase 2 "IGLOO" Trial of Laninamivir Octanoate

イナビル®（ラニナミビル）のエビデンス

- オセルタミビル（タミフル®）もザナミビル（リレンザ®）も，どうもイマイチすっきりしない効果ばかりです．2014年に発売されたイナビル®（ラニナミビル）はどうなっているでしょう．
- ラニナミビルのうたい文句は「初回の投与だけで済むため，毎日内服したり吸入する抗インフルエンザ薬より手間がかからない」というものです．ラニナミビルは吸入薬ですが，ザナミビルと違って毎日吸入する必要はありません．初回に吸入（成人は2個4噴霧，小児は1個2噴霧）するだけでよいので，コンプライアンスがよいというのです．

- まるでザナミビルの弱点が改善されたような仕様の薬となっています．
- ではラニナミビルのエビデンスはどうなっているかというと，実はラニナミビルは日本でしか発売されていません．米国でも発売しようとして，12 カ国 639 例のインフルエンザを対象とした第 II 相臨床試験を行ったところ，プラセボとラニナミビル 40 mg および 80 mg とを比較したダブルブラインドのランダム化比較試験の結果，症状改善までの時間に有意差がありませんでした．プラセボと差がなかったため第 III 相臨床試験に進むことができず，その後開発をしていた Biota 社も開発を進める予定を取りやめたのでした．そのため，海外では発売されていないのです．
- ではどうやって，ラニナミビルは日本で発売されたのでしょう．
- 日本で承認されるのに用いられた第 II 相臨床試験は台湾で行われたものでした．プラセボ群と比較して体温が 37.2℃ 以下に回復するまでをダブルブラインドでランダム化比較試験を行っていますが，有意差はありませんでした．この研究は学術論文として公表されておらず厚生労働省の審議結果報告書に記載があります．いわゆる出版バイアスというもので，研究者やそのスポンサーに都合のよい結果は出版されても，都合の悪い結果は出版されにくいというのもあるのでしょう．
- 副次評価項目として，インフルエンザ罹病期間についても調べられましたが，有意差はありませんでした．
- やはりプラセボと効果が変わらなかったラニナミビルですが，なぜか第 III 相臨床試験に進んでいます．科学的な理由は不明です．海外ではプラセボと比較して有意差がなく開発が中断されました．もし第 III 相臨床試験に進んでもオセルタミビルやザナミビルと効果が変わらないのであれば，高価な新薬はわざわざ承認されないでしょう．

イナビル® は海外で第 III 相臨床試験に進めなかった

日本で承認理由となった臨床試験

➤ 台湾での第II相臨床試験
- プラセボ群　　　　　　41.0時間
- イナビル® 10mg群　　　39.7時間　▶ **有意差なし**
- イナビル® 20mg群　　　38.5時間

➤ 第III相試験ではオセルタミビルと比較し**非劣性**

厚生労働省医薬食品局審査管理課 審議結果報告書 平成22年8月3日

- ラニナミビルの第Ⅲ相臨床試験では，インフルエンザの罹病期間についてオセルタミビル（タミフル®）との比較試験が行われました．この比較試験は，非劣性試験と言われるものです．非劣性試験が行われるのは，すでに効果があると分かっている薬を前提に，その薬と比較し効果が劣らないことを示すための試験です．この試験の弱点はプラセボと同じで無効であるという結果に可能性が排除できないことです．もちろん，非劣性が証明されたからといって，どこが優れているかを示したものではありません．副作用が非劣性かも分かりません．
- ラニナミビルの非劣性試験はオセルタミビルに対して非劣性でした．
- 非劣性試験が存在する理由は，比較対象となる薬剤が明らかに有効であると分かっている場合，プラセボと新薬を比較することが倫理的に許されないためです．オセルタミビルが有効であるという前提が崩れると，この試験はあまり意味を成しません．
- これまでのあらすじをまとめると「プラセボと効果が同等であったラニナミビルと比較しオセルタミビルは効果が劣らない」となってしまいます．もちろん，そこまでの臨床試験は行われていませんが，ラニナミビルの臨床効果

は疑わしいと言わざるを得ません．
- そもそもラニナミビルは吸入薬ですが，吸入した薬剤は肺（下気道）に到達するように設計されているようです．医薬品の承認を受ける時の審議会の記録[21]では，ここが議論されていました．というのも，インフルエンザウイルスの増殖は上気道である咽頭で行われます．ラニナミビルは肺への蓄積のデータはあっても，咽頭に留まるかどうかのデータがありません．同じ吸入薬のザナミビル（リレンザ®）は15%が下気道に蓄積されるものの，残りは口腔咽頭に留まります[22]．排泄量を見てみると，ラットの吸入試験では吸入したうちの67%が尿から出て，30%弱が便から出ています[23]．100%近くが少なくとも体内に入っていることになります．気道で作用したら気道から排出されるのが通常のメカニズムですが，ほとんどが体内に入っているということは，ウイルスが増殖している現場で効果を出しているのではなく，肺などへ蓄積されたものが吸収され，血行性に一部が咽頭に至り作用しているという薬物動態になってしまいます．もしそうなのであれば，吸入薬にする必要はないはずです．
- ラニナミビルも，他の抗インフルエンザ薬と同様に予防効果についてはいくつかエビデンスがあります[24][25]．これはノイラミニダーゼ阻害薬の薬理学的な作用を考えると，納得ができそうです．
- ラニナミビルでもう1つ問題にしたいのは，副作用についてです．ラニナミビルは長時間作用型の薬で，半減期が74.4時間と非常に長いです．もし副作用が出現すると，長時間作用という利点が刃となって返ってきます．

イナビル® はタミフル® 同等かそれ以下で疑問が多い

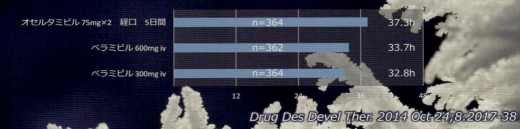

ラピアクタ®（ペラミビル）

- ラピアクタ®（ペラミビル）は静注で用いる抗インフルエンザ薬です．同じくノイラミニダーゼ阻害薬となりますが，静注という点で，経口投与できないケースに用いることができます．
- 察しのいい方はお気づきのように，咽頭で増殖するインフルエンザウイルスに同じノイラミニダーゼ阻害薬が，なぜ静注で効果があるのか？　と思うかもしれません．
- ペラミビルは日本で開発された（正確には米国のバイオクリスト社）注射薬で，承認から保険収載までわずか9日という緊急収載で発売されたものです．背景として，2009年の新型インフルエンザ・パンデミックがあるのでしょうが，それにしても早すぎる承認です．
- 効果については，ペラミビル 300 mg と 600 mg とプラセボを比較したランダム化比較試験で症状軽快までの時間が早かった（約20時間）[26] というのがあり，オセルタミビルなどと同様のようです．
- オセルタミビルとの非劣性試験もあり非劣性が示されています[27]．

- つまり，オセルタミビルやザナミビル，ラニナミビルと似たような様子です．
- さらに 2009 年のインフルエンザ・パンデミックの時の観察研究では，重症インフルエンザに対してペラミビルが使用されました．57 人が対象になり，ペラミビルの投与を受けなかった重症者 1,627 人と比較したところ，ペラミビル投与群では死亡率が高く（$p \leq 0.0001$），敗血症や ARDS（急性呼吸不全）と診断されやすかった〔肺炎/ARDS（$p = 0.0002$），敗血症（$p \leq 0.0001$）〕と報告しています[28]．観察研究のため，即座にペラミビルを投与すると死亡率が上がるとまでは言えませんが，ペラミビルの効果について疑問を呈する結果となりました．

ラピアクタ® は重症に期待された薬だがタミフル® と同程度

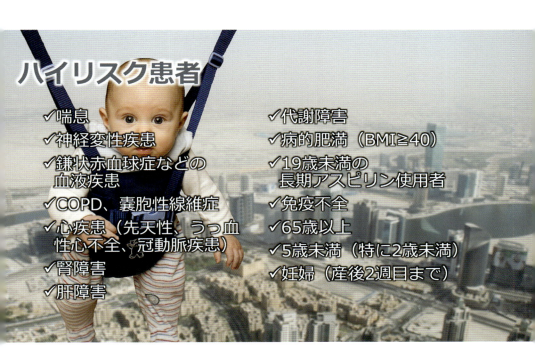

抗インフルエンザ薬の適応

- 抗インフルエンザ薬について，エビデンスが明らかになるにつれて，本当に必要な薬であるのかが疑問に思えてきます．少なくとも「健常者であれば抗インフルエンザ薬がなくとも自然治癒が見込めるのがインフルエンザ」という認識は間違っていません．
- 米国のCDC（感染症コントロールセンター）は抗インフルエンザ薬処方に対して，健常者には不要であるということと，リスクの高い患者には処方を考慮するという指針を出しています[29]．
- リスクの高い患者の内訳は既往として，呼吸器疾患（喘息，COPD），心疾患（先天性心疾患，心不全），てんかん，腎不全，肝不全，病的肥満（BMI≧40）の人，19歳未満で長期にアスピリン内服をしている人，免疫不全状態のある人（AIDS，ステロイドユーザー，免疫抑制剤ユーザーなど），65歳以上の高齢者，5歳未満の乳幼児（特に2歳未満），産後2週目までの妊婦をハイリスクとしています[29]．
- ラピアクタ®（ペラミビル）は点滴薬で，一般的には重症や経口摂取できない患者（※経鼻胃管からオセルタミビルの投与は可能），高病原性鳥インフルエンザのために使う薬と考えています．少なくとも，救急外来や一般外来で健常者に使う薬ではありません．

真の抗インフルエンザ薬の適応はハイリスク患者か否か

Reference

14) Hayden FG, Hay AJ. Emergence and transmission of influenza A viruses resistant to amantadine and rimantadine. Curr Top Microbiol Immunol. 1992; 176: 119-30.

15) Saito R, Oshitani H, Masuda H, et al. Detection of amantadine-resistant influenza A virus strains in nursing homes by PCR-restriction fragment length polymorphism analysis with nasopharyngeal swabs. J Clin Microbiol. 2002 Jan; 40 (1): 84-8.

16) Weinstock DM, Zuccotti G. Adamantane resistance in influenza A. JAMA. 2006 Feb; 295 (8): 934-6.

17) Fiore AE, Fry A, Shay D, et al. Antiviral agents for the treatment and chemoprophylaxis of influenza— recommendations of the Advisory Committee on Immunization Practices (ACIP). MMWR Recomm Rep. 2011 Jan；60 (1)：1-24.

18) Aoki FY, Boivin G. Influenza virus shedding：excretion patterns and effects of antiviral treatment. J Clin Virol. 2009 Apr；44 (4)：255-61.

19) Ng S, Cowling BJ, Fang VJ, et al. Effects of oseltamivir treatment on duration of clinical illness and viral shedding and household transmission of influenza virus. Clin Infect Dis. 2010 Mar；50 (5)：707-14.

20) Jefferson T, Jones MA, Doshi P, et al. Neuraminidase inhibitors for preventing and treating influenza in healthy adults and children. Cochrane Database Syst Rev. 2014 Apr；(4)：CD008965.

21) 厚生労働省．2010年7月29日 平成22年7月29日 薬事・食品衛生審議会 医薬品第二部会議事録．
http://www.mhlw.go.jp/stf/shingi/2r9852000000xvng.html

22) Cheer SM, Wagstaff AJ. Zanamivir：an update of its use in influenza. Drugs. 2002；62 (1)：71-106.

23) 2.4 非臨床試験の概括評価 イナビル吸入粉末剤20 mg 3.4 排泄．第一三共株式会社，p20.

24) Kashiwagi S, Watanabe A, Ikematsu H, et al. Long-acting Neuraminidase Inhibitor Laninamivir Octanoate as Post-exposure Prophylaxis for Influenza. Clin Infect Dis. 2016 Aug；63 (3)：330-7.

25) Kashiwagi S, Watanabe A, Ikematsu H, et al. Laninamivir octanoate for post-exposure prophylaxis of influenza in household contacts：a randomized double blind placebo controlled trial. J Infect Chemother. 2013 Aug；19 (4)：740-9.

26) Kohno S, Kida H, Mizuguchi M, et al. Efficacy and safety of intravenous peramivir for treatment of seasonal influenza virus infection. Antimicrob Agents Chemother. 2010 Nov；54 (11)：4568-74.

27) Kohno S, Yen MY, Cheong HJ, et al. Phase III randomized, double-blind study comparing single-dose intravenous peramivir with oral oseltamivir in patients with seasonal influenza virus infection. Antimicrob Agents Chemother. 2011 Nov；55 (11)：5267-76.

28) Louie JK, Yang S, Yen C, et al. Use of intravenous peramivir for treatment of severe influenza A（H1N1）pdm09. PLoS One. 2012；7（6）：e40261.

29) CDC. Key facts about seasonal flu vaccine.
https://www.cdc.gov/flu/protect/keyfacts.htm#benefits

インフルエンザ診療のジレンマ

発症からの時間	感度	特異度
〜12時間	35.0%	100%
12-24時間	66.0%	97.0%
24-48時間	92.0%	96.0%
48時間〜	59.0%	100%

Eur J Pediatr. 2011 Apr;170(4):511-7.

特異度ほぼ100%のため陽性であれば
「インフルエンザウイルスがいます」と言うことができる

■ インフルエンザのジレンマ

・インフルエンザ診療はジレンマが多いのですが，最大のジレンマは迅速検査です．迅速検査の特異度が高いため，検査が陽性であればインフルエンザと言えます．ただし，鼻咽頭にこすりつけたスワブにインフルエンザウイルスが付着していただけで，感染しているかどうかまでは判定できません．しかし，それを無視して臨床症状がないのに「インフルエンザです」と患者に言えば，患者は「インフルエンザだったのか」と思い「私はインフルエンザだ

表2 インフルエンザ迅速検査の感度と特異度

時期	感度（95%CI）	特異度（95%CI）	研究
1日目	51.9%（40.3-63.3）	98.4%（95.3-99.7）	文献32
2日目	75.1%（68.3-81.1）	97.9%（96.0-99.1）	
3日目	74.2%（62.0-84.2）	97.9%（94.1-99.6）	
4日目	57.9%（33.5-79.7）	98.6%（94.2-100）	
<24時間	41.7%（22.1-63.4）	97.9%（88.9-99.9）	文献33
≧24時間	72.1%（59.9-82.3）	98.4%（94.3-99.8）	
≦12時間	35.0%（19.0-55.0）	100%（88.0-100）	文献30
12-24時間	66.0%（54.0-76.0）	97.0%（86.0-100）	
24-48時間	92.0%（80.0-97.0）	96.0%（82.0-99.0）	
>48時間	59.0%（36.0-78.0）	100%（90.0-100）	
1-3日目	71.4%（58.7-82.1）	100%（95.1-100）	文献34
1-5日目	62.8%（51.7-73.0）	100%（96.7-100）	
>5日目	13.8%（3.9-31.7）	100%（90.0-100）	
<4日目	100%（63.1-100）	96.6%（90.4-99.3）	文献35
≧4日目	54.5%（23.4-83.3）	98.4%（94.4-99.8）	
<48時間	58.3%（27.7-84.8）	96.2%（80.4-99.9）	文献36
>48時間	25.0%（12.1-42.2）	98.6%（95.0-99.8）	
<48時間	75.0%（42.8-94.5）	100%（92.1-100）	文献37
≧48時間	65.4%（44.3-84.8）	94.2%（88.4-97.6）	

（Ann Intern Med. 2012 Apr；156（7）：500-11.）

から仕事や学校を休まなければならない」と思います．
- それだけではなく，迅速検査は感度が低いことがまた問題です．
- 発症から時間が経過していないとウイルスが十分に増殖しておらず，迅速検査で検出できないのですが，そのためか時間経過によって感度が極端に変動します[30]．
- 他にも多くの研究で迅速検査の感度が問題にされ，いずれも十分ではないことが分かります（**表2**）[31]．多くの研究を解析したメタアナリシスでは，迅速検査の結果が陰性でも偽陰性の可能性が常にあると考えるのが妥当である，としています[31]．
- 最近は高感度をうたい文句にした検出機器も出ており，メーカーのホームページでは感度が10％程度高いとしています．10％高くなることが，どれほ

どの意味があるかは検査前確率やベースにした検査の感度によって変わるため分かりませんが，もともと 30-50％前後の感度が 10％上がっても，臨床的意味はあまりないでしょう．
- また「発症から」の時間は，「発熱が出てから」なのか「咳や鼻汁などの上気道症状が出てから」なのかが判然としません．多くの場合は発熱からと考えていますが，実際に発熱がないインフルエンザも 3 割はあり得ます[4]．インフルエンザの症状がくしゃみなどで始まる人も多いでしょう．その場合，体温を測定していないために発熱があったかどうかが分からないのか，本当に発熱がなかったのかが分かりません．くしゃみなどの症状が先行した場合など，体温を基準にしていると数時間のタイムラグがあってもおかしくありません．発症の基準を何にするのかによって変わってくる発症からの時間も，当てにすることが難しいのです．
- さらに言えば，もし迅速検査を行う前からインフルエンザ患者と濃厚接触があり，症状も矛盾がないような患者に迅速検査を行い陰性だった場合は，抗インフルエンザ薬の処方ができません．検査結果という証拠が残ってしまい，「インフルエンザではないのに抗インフルエンザ薬を処方した」ことになりますし，痛い思いをして検査をして陰性だったのに，結局抗インフルエンザ薬を処方されるのであったら，何のために検査をしたのかが分かりません．患者もさぞかし不満を覚えるでしょう．

迅速検査は時期によらず常に偽陰性の可能性がある

04 インフルエンザ

タミフル®（オセルタミビル）の効果

6時間以内の投与で**最大のBenefit**

48時間を越えると効果なし

J Antimicrob Chemother. 2003 Jan;51(1):123-9.

最大のBenefitとは…
16時間ほど有熱期間を縮めることである

Cochrane Database Syst Rev. 2014 Apr 10;(4):CD008965.

■ タミフル®（オセルタミビル）の最大の Benefit

- インフルエンザ診療のジレンマはまだあります．抗インフルエンザ薬であるタミフル®は，最大の効果を引き出すためには早期投与が有効とされていますが，文献によっては発症後6時間以内に投与すると最大の Benefit が得られるとあります[38]．
- もしそうなのであれば，6時間以内にインフルエンザと診断して抗インフルエンザ薬を投与することが最大の Benefit を引き出すのに有効になるはずです．しかし，インフルエンザ発症からの時間が短いと感度が低いというのが迅速検査の特性です．6時間以内では，偽陰性が多いというジレンマがあるのです．
- 発症早期に ER に来て検査が陰性だった場合は翌日に来てもらい，再度検査するのでしょうか．そうすると抗インフルエンザ薬の最大の Benefit を引き出すタイミングを失ってしまうこともあります．
- 少し振り返ってみると，抗インフルエンザ薬の Benefit とは16時間前後の有症状期間の短縮でした．それで重症化も死亡率も改善しないのであれば，果

たして抗インフルエンザ薬を投与するために，何度も ER に足を運ばせるのは意味があることなのでしょうか．

Reference

30) Keitel K, Wagner N, Lacroix L, et al. Performance characteristics of a rapid immunochromatographic assay for detection of pandemic influenza A (H1N1) virus in children. Eur J Pediatr. 2011 Apr；170（4）：511-7.

31) Chartrand C, Leeflang MM, Minion J, et al. Accuracy of rapid influenza diagnostic tests：a meta-analysis. Ann Intern Med. 2012 Apr；156（7）：500-11.

32) Gordon A, Videa E, Saborio S, et al. Performance of an influenza rapid test in children in a primary healthcare setting in Nicaragua. PLoS One. 2009 Nov；4（11）：e7907.

33) Gordon A, Videa E, Saborío S, et al. Diagnostic accuracy of a rapid influenza test for pandemic influenza A H1N1. PLoS One. 2010 Apr；5（4）：e10364.

34) Nilsson AC, Alemo B, Björkman P, et al. Around-the-clock, rapid diagnosis of influenza by means of membrane chromatography antigen testing confirmed by polymerase chain reaction. Infect Control Hosp Epidemiol. 2008 Feb；29（2）：177-9.

35) Poehling KA, Griffin MR, Dittus RS, et al. Bedside diagnosis of influenzavirus infections in hospitalized children. Pediatrics. 2002 Jul；110（1 Pt 1）：83-8.

36) Stein J, Louie J, Flanders S, et al. Performance characteristics of clinical diagnosis, a clinical decision rule, and a rapid influenza test in the detection of influenza infection in a community sample of adults. Ann Emerg Med. 2005 Nov；46（5）：412-9.

37) Stripeli F, Sakkou Z, Papadopoulos N, et al. Performance of rapid influenza testing in hospitalized children. Eur J Clin Microbiol Infect Dis. 2010 Jun；29（6）：683-8.

38) Aoki FY, Macleod MD, Paggiaro P, et al. Early administration of oral oseltamivir increases the benefits of influenza treatment. J Antimicrob Chemother. 2003 Jan；51（1）：123-9.

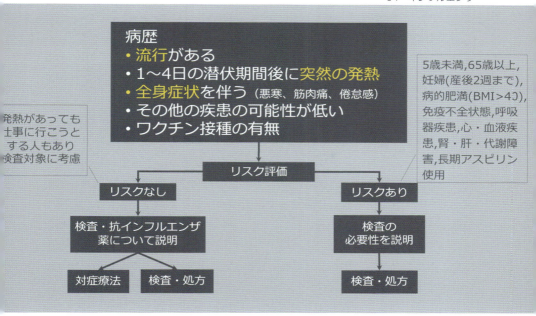

病院に来るリスクとベネフィットの検討と検査に頼らない診断

- インフルエンザが流行している時期に熱が出たり，感冒症状で，忙しい中ERに来ることに果たしてどのようなメリットがあるのでしょう．これまで検討してきた通り，健常者にとって抗インフルエンザ薬で得られるメリットはわずかです．副作用に苦しむリスクと引き換えにしてまで処方を受けるべきなのでしょうか．
- メリットが少ないばかりか，感染力のあるインフルエンザがERに他の訴えで来られているリスクの高い患者（インフルエンザとしてはハイリスク群の患者）に感染することだってあります．
- もし免疫がない集団にインフルエンザ患者1人がいると3人に感染させることになります．
- ERや病院は比較的リスクの高い人が集まる場所です．もし健常者であるのならば，インフルエンザシーズンに発熱や上気道炎症状があったとしても，ハイリスクな人たち3人のために，受診を控えるというのが思いやりのある

- 行動なのではないでしょうか．
- 病気に対する"セルフ・ネグレクト"と言うと，通常，病識が乏しいか，あっても病院に受診しようとしない人たちの受診不行を言いますが，インフルエンザシーズンでは"思いやりのセルフ・ネグレクト"があってもよいのです．
- 一方，医療者側としては迅速検査に頼らない診療を心がける必要があります．
- インフルエンザの診断は臨床診断で行うことが可能です．特にシーズン中（流行中），2日前にインフルエンザの人と接触があり，午前中は熱がなかったのに，昼には39℃まで熱が出て，悪寒や筋肉痛，倦怠感などの全身症状があり，他の疾患の可能性が低そうであれば臨床的にインフルエンザと診断できます．
- インフルエンザの症状は発熱，咳，鼻閉，倦怠感，筋肉痛，食思不振，咽頭痛，頭痛など様々ですが，流行期に発熱＋咳があるだけで79％がインフルエンザです（**表3**）[39]．これはインフルエンザ迅速検査を上回る成績です[30]．
- もちろん，ワクチン接種がなければその可能性は更に高まるでしょう．
- 診断のためのキーワードは周囲の流行・1～4日の潜伏期間（中央値は2日）・突然の発熱・全身症状（悪寒，筋肉痛，倦怠感）です．
- 咽頭後壁の濾胞（インフルエンザ濾胞）に注目する方法も有用です．季節性インフルエンザについては感度95.5％，特異度98.4％もあります[40]．咽頭後壁をLEDライトで照らすとイクラのような隆起があり，頂点が照らされて白く光って見えます（**図7**）[41]．
- インフルエンザ濾胞を見つけるテクニックが有用である理由は，インフルエンザを発症して所見を認めるまでの時間が7.8時間（±5.3：中央値5時間）と短いことにあります[41]．迅速検査の弱点とされている，発症後すぐのインフルエンザ疑いの診断に向いていると言えます．アデノウイルスやエコーウイルス，パラインフルエンザウイルスなどのウイルス性疾患でも見られることがあるため，濾胞を発見できたら＝インフルエンザというわけではありませんが，流行期に検査なしで臨床診断する時の根拠としては十分に役立ちます．
- 臨床的にインフルエンザ（疑い）と診断したら，リスク評価を行い，抗インフルエンザ薬が必要なハイリスク群かどうかをチェックします．リスクがなければ健常者ですので，検査や抗インフルエンザ薬について説明します．ほ

表3 流行期のインフルエンザの症状の組み合わせ

症状	感度	特異度	陽性的中率	陰性的中率
発熱	67.79%	60.38%	76.85%	49.14%
咳	93.24%	20.41%	69.43%	60.89%
発熱＋咳	63.81%	67.19%	79.04%	48.91%
発熱＋咳（36時間以内）	63.32%	67.54%	77.28%	51.35%
発熱＋咳（36時間超）	50.30%	80.89%	85.37%	42.33%
発熱＋咳＋鼻閉	59.03%	73.94%	81.45%	48.21%
発熱＋咳＋倦怠感	59.80%	71.51%	80.27%	47.85%
発熱＋咳＋筋肉痛	61.50%	68.52%	79.11%	47.86%
発熱＋咳＋食思不振	61.38%	68.45%	79.04%	47.75%
発熱＋咳＋咽頭痛	55.51%	71.43%	79.02%	45.30%
発熱＋咳＋頭痛	59.80%	68.60%	78.69%	46.81%

（Arch Intern Med. 2000 Nov；160（21）：3243-7.）

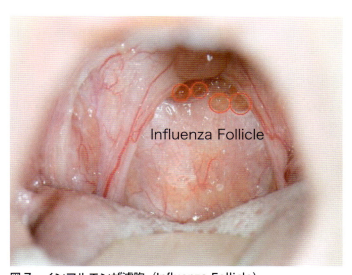

図7 インフルエンザ濾胞（Influenza Follicle）
（Postgrad Med J. 2016 Sep；92（1091）：560-1.）

とんどは対症療法（アセトアミノフェン内服）で済むでしょう．
・中には職場の都合や学校の都合で，どうしても検査を希望される場合がありますが，その場合は検査が陰性であった場合に抗インフルエンザ薬が処方で

表4 抗インフルエンザ薬の処方

商品名	一般名	投与経路	処方
タミフル®	オセルタミビル	経口	成人：75mg 2錠を1日2回に分けて5日間内服 ※10代には原則として使用を控えることになっているため，リスクが高い場合はリレンザ®を処方する
タミフルDS®	オセルタミビル	経口	小児：4mg/kgを1日2回に分けて5日間内服 ※新生児には投与しない ※胃管から投与可能
リレンザ®	ザナミビル	吸入	1回10mgを2回，5日間 ※5歳未満・意識障害の高齢者に吸入は難しい ※呼吸器疾患患者へは使用を控える
ラピアクタ®	ペラミビル	静注	600mgまで（小児は10mg/kgで600mgまで）を1日1回15分以上かけて単回点滴静注（症状に応じて連日反復投与できる） ※原則として重症時に用いる

※本書では，エビデンスが十分でなく他の薬剤で代用可能なラニナミビルの処方は推奨しない

きないことと，診断書が書けないことを予め説明しておきます．
- 事前の説明なく検査をすると，臨床的にインフルエンザの疑いが濃厚な場合に困ります．
- リスクがある場合は，逆に積極的に検査を勧め，抗インフルエンザ薬の処方を適宜勧めるのもよいかもしれません．検査をしてもしなくても，抗インフルエンザ薬が必要であると臨床的に判断するなら，検査は不要でしょう．
- もちろん，診断のためのキーワードに引っかかっても，インフルエンザではない可能性は常に忘れてはなりません．
- 処方に当たっては10代へのオセルタミビルの処方制限，年齢・疾患による吸入の可否など，議論の余地がある様々なファクターが残っています（**表4**）．

健常者であれば受診を控えることがハイリスクな人たちを守ることに

Reference

39) Monto AS, Gravenstein S, Elliott M, et al. Clinical signs and symptoms predicting influenza infection. Arch Intern Med. 2000 Nov ; 160 (21) : 3243-7.

40) Miyamoto A, Watanabe S. Posterior pharyngeal wall follicles as early diagnostic marker for seasonal and novel influenza. Gen Med. 2011 ; 12 (2) : 51-60.

41) Miyamoto A, Watanabe S. Influenza follicles and their buds as early diagnostic markers of influenza : typical images. Postgrad Med J. 2016 Sep ; 92 (1091) : 560-1.

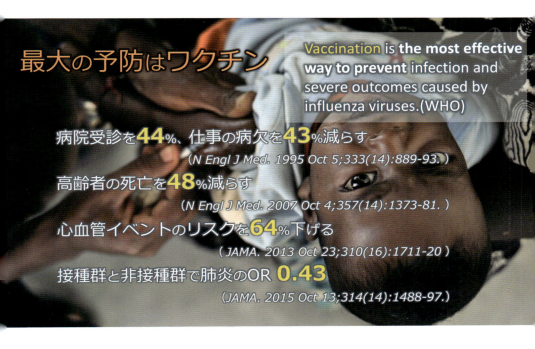

最大の予防はワクチン

Vaccination is the most effective way to prevent infection and severe outcomes caused by influenza viruses.(WHO)

病院受診を **44**%、仕事の病欠を **43**% 減らす
　　　　　　(N Engl J Med. 1995 Oct 5;333(14):889-93.)

高齢者の死亡を **48**% 減らす
　　　　　　(N Engl J Med. 2007 Oct 4;357(14):1373-81.)

心血管イベントのリスクを **64**% 下げる
　　　　　　(JAMA. 2013 Oct 23;310(16):1711-20)

接種群と非接種群で肺炎のOR **0.43**
　　　　　　(JAMA. 2015 Oct 13;314(14):1488-97.)

インフルエンザ予防のエビデンス

- インフルエンザについて，予防効果が最も分かっているのはワクチンの接種です．WHOは"Vaccination is the most effective way to prevent infection and severe outcomes caused by influenza viruses."（インフルエンザの罹患およびインフルエンザによるひどい結果を防ぐ最も効果的な方法はワクチン接種である）と明確に示しています[42]．
- ワクチン接種を最も優先させるのは妊婦で，その次に優先させるのは6-59カ月の乳幼児と高齢者，特定の慢性疾患のある人，医療従事者となっています（**表5**）[42]．
- ワクチンの効果について，ジェネラルケース診療で知っておくべきことは現時点で完全ではないが，いくつかの点でインフルエンザによる悪い影響を低減させるということです[43]．
- いくつかの研究が様々な予防効果を示唆しています．例えばプラセボ群との比較で上気道炎のエピソードを25％，仕事の病欠を43％，上気道炎症状による受診を44％減らします[44]．
- 心血管系イベントによる入院のリスクを19-64％減らし[45)46]，高齢者のインフルエンザによる入院のリスクを27％減少させ，死亡リスクを48％下げ[47]，ワクチン接種群と非接種群とで，肺炎の罹患に対するオッズ比は0.43でワクチン接種群のほうが低かった[48]などです．
- これらの結果は対象となった集団，研究の仕方によるバイアスが様々ですが，いずれも「ワクチンの効果を示唆」します．
- 米国のCDC（感染症コントロールセンター）は，予防効果について分かりやすいポスターを作成しています（**図8**）．2015-2016シーズン，米国においてワクチンで予防できたインフルエンザは推定500万人．これはデンバー空港1カ月の乗降客数に相当「羽田空港国内線1カ月の乗降客数に相当（**図9**）」

表5 ワクチン接種の優先順位

最優先	妊婦
優先	乳幼児（6-59カ月），高齢者，慢性疾患患者（呼吸器疾患・心疾患・免疫不全状態など），医療従事者

（文献42より）

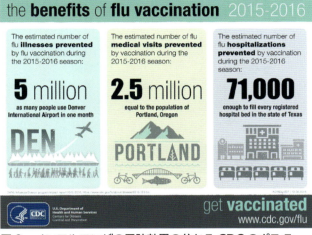

図 8　インフルエンザの予防効果の分かる CDC のポスター
（CDC https://www.cdc.gov/flu/spotlights/flu-vaccine-protected-infographic.htm）

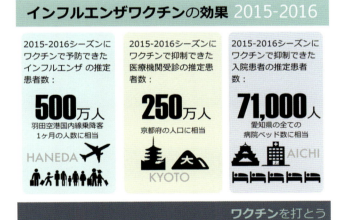

図 9　CDC のポスターを日本で表現すると
　　（JAMA. 2013 Oct；310（16）：1711-20，他より筆者作成）

します．日本との人口比からすれば約 200 万人で，関西国際空港の乗降客数に相当します．

- ワクチンによって抑制できた医療機関受診数は推定250万人（**図8**）．オレゴン州ポートランドの人口に相当「京都府の全人口に相当（**図9**）」．同じく人口比から約95万人で千葉市の人口に相当します．
- ワクチンによって抑制できた入院数は推定71,000ベッド（**図8**）．これはテキサス州の全ての病院ベッドを埋める数に相当（愛知県の全ての病院ベッド数を上回る数に相当（**図9**））．同じく人口比から26,000ベッドで宮城県や福島県，群馬県，長野県，長崎県の病院ベッド数を埋める数に相当します[49]．

インフルエンザの最大の予防はワクチン接種

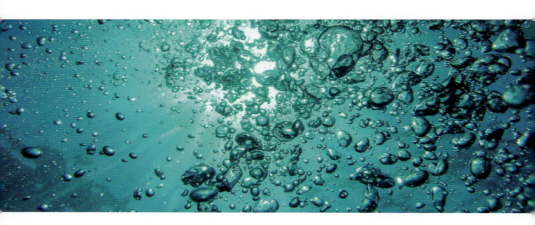

うがい・手洗い・マスクの予防効果

- 一般的に言われている予防法の効果はどうなのでしょうか．
- うがいの語源は鵜飼から来ていると言われますが，うがいについて調べた研究では，水でうがいをする群とポピドンヨードでうがいをする群，通常のケア群を比較（うがいを1日3回以上するよう要求された）したところ，水でうがいをする群が上気道炎発生率を最も抑制したとしています[50]．この研究ではランダム化比較試験ではあるものの，刺激臭のあるポピドンヨードと水では二重盲検化ができないのと，うがいをするかしないかという行為そのも

- ので感染症に対する意識が強まったことが影響した可能性が否定できません．
- うがいについては水の他に緑茶やビタミンDとの併用などが研究されています[51)52)]．
- 実際にうがいをすると口腔内の菌はかなり減少しますが[50)]，20分も経過すると元に戻ってしまうため[53)]，完全に予防効果を狙うのであれば20-30分に1回うがいをしなければならず，理にかなっていません．
- インフルエンザは飛沫核（しぶき）感染をします．そのため，飛び散った飛沫や手についた飛沫に含まれるウイルスが，ドアノブなどを介して感染することもあり，手洗いや咳エチケット（くしゃみをする時は手で鼻口を覆う）が推奨されています[54)55)]．
- 手洗いの予防効果を調べた研究では，汚染された表面との接触後の手洗いや1日5-10回の手洗いは30％前後感染リスクを減少させる可能性があります[55)56)]．人間は知らず知らずに手を口元や鼻に持っていく仕草があるため，そこからの侵入を減らす効果によるものと予想されています．
- インフルエンザシーズンになるとマスクを着用する人が増えますが，マスクよりも手洗いのほうが感染のリスクを減らすことが分かっています[55)]．都会の通勤ラッシュで，いつどこで誰がインフルエンザに感染しているか分からず，しかも至近距離で咳をされる可能性が高いことを考慮すると，マスクの着用よりは手洗いを！と言っても，マスクを着用せざるを得ません．
- 一般的な予防法の優先順位については①手洗い，②マスク，③うがいといった具合でしょう．
- もし，インフルエンザ患者を個室や別室に入院させることができず，大部屋となる場合には，咳をしている人にマスクをさせるより仕方がないかもしれません．同室者がハイリスク患者の場合には抗インフルエンザ薬の予防投与も検討されます．予防投与法は，通常とは用量や期間が違うため注意が必要です（**表6**）．また，予防投与に保険適応はないため病院としてどのように対応するかを確認しておく必要があります．

手洗い励行，うがいは水で十分

表6 抗インフルエンザ薬の予防投与法

商品名	一般名	投与経路	処方
タミフル®	オセルタミビル	経口	成人：75mg 1錠を1日1回，7～10日間内服 ※37.5 kg以上の小児は同量を10日間
タミフルDS®	オセルタミビル	経口	小児：2 mg/kgを1日1回に分けて10日間内服 ※新生児には投与しない ※胃管から投与可能
リレンザ®	ザナミビル	吸入	1回10 mgを1回，10日間 ※5歳未満・意識障害の高齢者に吸入は難しい ※呼吸器疾患患者へは使用を控える

Reference

42) WHO. Influenza Vaccine use.
http://www.who.int/influenza/vaccines/use/en/

43) Treanor JJ. Clinical Practice. Influenza Vaccination. N Engl J Med. 2016 Sep；375（13）：1261-8.

44) Nichol KL, Lind A, Margolis KL, et al. The effectiveness of vaccination against influenza in healthy, working adults. N Engl J Med. 1995 Oct；333（14）：889-93.

45) Nichol KL, Nordin J, Mullooly J, et al. Influenza vaccination and reduction in hospitalizations for cardiac disease and stroke among the elderly. N Engl J Med. 2003 Apr；348（14）：1322-32.

46) Udell JA, Zawi R, Bhatt DL, et al. Association between influenza vaccination and cardiovascular outcomes in high-risk patients：a meta-analysis. JAMA. 2013 Oct；310（16）：1711-20.

47) Nichol KL, Nordin JD, Nelson DB, et al. Effectiveness of influenza vaccine in the community-dwelling elderly. N Engl J Med. 2007 Oct；357（14）：1373-81.

48) Grijalva CG, Zhu Y, Williams DJ, et al. Association between hospitalization with community-acquired laboratory-confirmed influenza pneumonia and prior receipt of influenza vaccination. JAMA. 2015 Oct；314（14）：1488-97.

49) 厚生労働省．医療施設動態調査（平成 28 年 1 月末概数）．
http://www.mhlw.go.jp/toukei/saikin/hw/iryosd/m16/dl/is1601_01.pdf

50) Satomura K, Kitamura T, Kawamura T, et al. Prevention of upper respiratory tract infections by gargling : a randomized trial. Am J Prev Med. 2005 Nov ; 29（4）: 302-7.

51) Ide K, Yamada H, Matsushita K, et al. Effects of green tea gargling on the prevention of influenza infection in high school students : a randomized controlled study. PLoS One. 2014 May ; 9（5）: e96373.

52) Goodall EC, Granados AC, Luinstra K, et al. Vitamin D_3 and gargling for the prevention of upper respiratory tract infections : a randomized controlled trial. BMC Infect Dis. 2014 May ; 14 : 273.

53) Shiraishi T, Nakagawa Y. Evaluation of the bactericidal activity of povidone-iodine and commercially available gargle preparations. Dermatology. 2002 ; 204（Suppl 1）: 37-41.

54) CDC. Preventing the Flu : Good Health Habits Can Help Stop Germs. https://www.cdc.gov/flu/protect/habits.htm

55) Jefferson T, Del Mar C, Dooley L, et al. Physical interventions to interrupt or reduce the spread of respiratory viruses : systematic review. BMJ. 2009 Sep ; 339 : b3675.

56) Godoy P, Castilla J, Delgado-Rodríguez M, et al. Effectiveness of hand hygiene and provision of information in preventing influenza cases requiring hospitalization. Prev Med. 2012 Jun ; 54（6）: 434-9.

インフルエンザと肺炎

- インフルエンザの最も多い合併症は肺炎です[57]．
- インフルエンザ陽性で肺炎を見た場合はインフルエンザに合併した細菌性肺炎か，インフルエンザによる肺炎（インフルエンザ肺炎）のどちらかです．
- インフルエンザ肺炎はウイルス性肺炎です．そのため診断には非定型肺炎の

表7　非定型肺炎の診断

1. 年齢60歳未満	
2. 基礎疾患がない，あるいは軽微	
3. 頑固な咳がある	
4. 胸部聴診上所見が乏しい	
5. 痰がない，あるいは，迅速診断法で原因菌が証明されない	
6. 末梢血白血球数が10,000/μL未満である	
6項目を使用した場合	
6項目中4項目以上合致した場合	非定型肺炎疑い
6項目中3項目以下の合致	細菌性肺炎疑い
この場合の非定型肺炎の感度は77.9%，特異度93.0%	
1から5までの5項目を使用した場合	
5項目中3項目以上合致した場合	非定型肺炎疑い
5項目中2項目以下の合致	細菌性肺炎疑い
この場合の非定型肺炎の感度は83.9%，特異度は87.0%	

（日本呼吸器学会成人肺炎診療ガイドライン2017作成委員会．「呼吸器感染症に関するガイドライン」成人市中肺炎診療ガイドラインより，筆者改変）

表8 ウイルス性肺炎と細菌性肺炎

	ウイルス性肺炎を示唆	細菌性肺炎を示唆
年齢	5歳未満または65歳以上	成人
流行の状況	季節性または流行やアウトブレイクがある	通年
病態の進展	緩徐	急
症状の特徴	鼻汁や wheezing が多い	高熱と頻呼吸が多い
白血球数	<10,000/μL	>15,000/μL または<4,000/μL
CRP	<20 mg/L（2.0 mg/dL）	>60 mg/L（6.0 mg/dL）
プロカルシトニン	<0.1 μg/L	>0.5 μg/L（>1 μg/L は特異性が高い）
胸部X線	両側性，間質性の浸潤影	肺葉や肺胞性の浸潤影
抗生物質への反応	緩徐に反応または無反応	急速

(Lancet. 2011 Apr：377（9773）：1264-75.)

診断法が日本ではよく知られています（**表7**）[58]．この方法は必ずしもウイルス性肺炎の診断のためのものではなく，またマイコプラズマ肺炎やレジオネラ肺炎なども含まれています．そのため，この方法だけでインフルエンザ肺炎という診断をするのは難しいでしょう．

- ウイルス性肺炎と細菌性肺炎の違いの傾向を他にも知っておくと，しばしば役に立ちます（**表8**）[59]．ウイルス性肺炎は，年齢層としては小児または高齢者に多く，発症のオンセットに注目すると比較的ゆるやかに症状が立ち上がります．一般にウイルス感染はフォーカスが限局しておらず，多臓器にまたがるものです．そのため，肺炎にしては呼吸器症状だけでなく鼻汁や咽頭痛，気管支症状が出ることも特徴的です[59]．
- グラム染色を行って，喀痰中に微生物がいないにも関わらず好中球が多く，臨床症状や画像所見が肺炎を示唆するのであれば，インフルエンザ肺炎を強く疑います．
- インフルエンザ肺炎は時折重症化することがあり，急性期のインフルエンザ症状が遷延し増悪する場合は，インフルエンザ肺炎を疑います．
- インフルエンザに合併した細菌性肺炎は特に65歳以上で罹患率や死亡率が大きく上昇します[60]．
- インフルエンザの初期症状が改善した後に呼吸器症状を呈して発症するのが特徴です．しかし，比較的早い段階から重複感染することもあり，必ずしも

表9 アンチバイオグラムの例
グラム陰性桿菌

菌名	株数	ABPC	PIPC	A/C	CEZ	CTM
Escherichia coli	301	59.6	66.1	84.6	88.5	95…
E. coli（ESBL）	60	−	−	77.7	−	−
Klebsiella pneumoniae	189	−	81.5	94.7	93.7	95…
Proteus mirabilis	21	85.7	100	−	95.2	95…
Proteus vulgaris	9	0	70	100	0	11…
Hemophilus influenzae	39	50	−	81	−	58…
Citrobacter freundii	29	34.5	75.9	10.3	10.3	72…
Citrobacter koseri	19	0	52.6	100	100	100
Enterobacter cloacae	112	11.5	71.4	−	2.1	7.1…

院内で検出された菌名ごとに抗生物質の感受性率が記載された一覧表

症状改善後に発症するわけではありません．
- 起因菌としては黄色ブドウ球菌（45％），肺炎球菌（16％），溶連菌（4％）が多く，黄色ブドウ球菌のうち62％でMRSAが分離されたと報告されています[60]．そのためグラム染色でブドウ球菌を疑う集簇が見られた時や，化膿性肺炎，敗血症のように重篤な場合はMRSAの治療に準じてバンコマイシンやリネゾリドでエンピリカルに治療を開始します[60]．
- 施設から来院した場合にはグラム陰性菌の耐性率に地域性があるため病院ごとのアンチバイオグラム（**表9**）を参照しながら，エンピリカルな抗生物質の選択を検討します．

インフルエンザ後肺炎かインフルエンザ肺炎かは玉虫色のことがある

Reference

57) Memoli MJ, Athota R, Reed S, et al. The natural history of influenza infection in the severely immunocompromised vs nonimmunocompromised hosts. Clin Infect Dis. 2014 Jan；58（2）：214-24.

58) 日本呼吸器学会．「呼吸器感染症に関するガイドライン」成人市中肺炎診療ガイドライン

59) Ruuskanen O, Lahti E, Jennings LC, et al. Viral pneumonia. Lancet. 2011 Apr ; 377 (9773) : 1264-75.

60) Chertow DS, Memoli MJ. Bacterial coinfection in influenza : a grand rounds review. JAMA. 2013 Jan ; 309 (3) : 275-82.

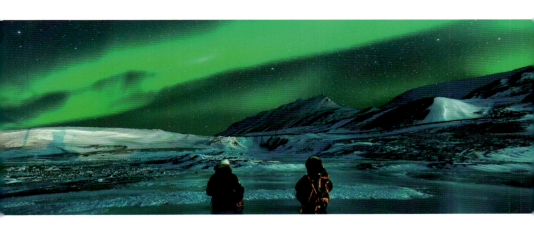

インフルエンザの稀な合併症

- インフルエンザには稀な合併症が存在します．稀なところまで知識として押さえておけば，臨床上のあらゆる問題に対応できるようになります．もちろん稀であるため，原因がインフルエンザではない可能性もあり，それらの除外が必要となります．

- 筋炎または横紋筋融解症：インフルエンザの症状として筋肉痛はあり得ますが，CK が上昇するような筋炎（または横紋筋融解症）も起こり得ます[61)-63)]．下肢の強い筋肉痛を呈する場合が多く，腎不全を伴うようなミオグロビン尿が報告されています[64)65)]．

- 中枢神経系：脳症[66)67)]，脳炎[66)~69)]，横断性脊髄炎[70)]，無菌性髄膜炎[71)]，ギランバレー症候群[72)73)]は稀な合併症です．いずれも発症機序はいまだに不明です．脳症では，MRI の T2 強調画像で限局性の腫瘍のような高信号領域を認めます（**図 10**）[67)]．

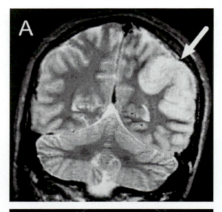
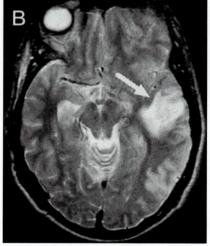

図 10　インフルエンザ脳症の MRI（T2 強調画像）

（Clin Infect Dis. 2003 Mar；36（5）：567-74.）
A と B は腫瘍のような塊（⇨）があり周囲に脳浮腫を認める

- **冠動脈疾患**：インフルエンザに合併した心筋梗塞や虚血性心疾患，それによる死亡の増加が認められています[74)75)]．
- **心筋炎または心膜炎**：心筋炎や心膜炎は非常に稀ですが，インフルエンザに合併することがあります[76)]．インフルエンザに関わらず，その他のウイルス

も原因となり得ること，初診時に見つけることは非常に困難なほど特徴的な症状がないことから，それと分かった時には決まって担当医が衝撃を受けます[77]．症状は上気道症状に加えて，消化器症状（下痢や嘔吐）で，倦怠感や頻呼吸などの重篤感がありますが，上気道症状は風邪と誤診され，消化器症状は胃腸炎と誤診されます．胸部 X 線での心不全徴候や心エコー，心電図までたどり着けるかどうかは，バイタルサインの読みや Sick 感といったものがキーになります．

Reference

61) Cunningham E, Kohli R, Venuto RC. Influenza-associated myoglobinuric renal failure. JAMA. 1979 Nov；242（22）：2428-9.

62) Dell KM, Schulman SL. Rhabdomyolysis and acute renal failure in a child with influenza A infection. Pediatr Nephrol. 1997 Jun；11（3）：363-5.

63) Dietzman DE, Schaller JG, Ray CG, et al. Acute myositis associated with influenza B infection. Pediatrics. 1976 Feb；57（2）：255-8.

64) Abe M, Higuchi T, Okada K, et al. Clinical study of influenza-associated rhabdomyolysis with acute renal failure. Clin Nephrol. 2006 Sep；66（3）：166-70.

65) Naderi AS, Palmer BF. Rhabdomyolysis and acute renal failure associated with influenza virus type B infection. Am J Med Sci. 2006 Aug；332（2）：88-9.

66) Fujimoto S, Kobayashi M, Uemura O, et al. PCR on cerebrospinal fluid to show influenza-associated acute encephalopathy or encephalitis. Lancet. 1998 Sep；352（9131）：873-5.

67) Steininger C, Popow-Kraupp T, Laferl H, et al. Acute encephalopathy associated with influenza A virus infection. Clin Infect Dis. 2003 Mar；36（5）：567-74.

68) Bayer WH. Influenza B encephalitis. West J Med. 1987 Oct；147（4）：466.

69) Hjalmarsson A, Blomqvist P, Brytting M, et al. Encephalitis after influenza in Sweden 1987-1998：a rare complication of a common infection. Eur Neurol. 2009；61（5）：289-94.

70) Salonen O, Koshkiniemi M, Saari A, et al. Myelitis associated with influenza A virus infection. J Neurovirol. 1997 Feb；3（1）：83-5.

71) Rotbart HA. Viral meningitis. Semin Neurol. 2000；20（3）：277-92.

72) Sivadon-Tardy V, Orlikowski D, Porcher R, et al. Guillain-Barré syndrome and influenza virus infection. Clin Infect Dis. 2009 Jan；48（1）：48-56.

73) Vellozzi C, Iqbal S, Broder K. Guillain-Barré syndrome, influenza, and influenza vaccination：the epidemiologic evidence. Clin Infect Dis. 2014 Apr；58（8）：1149-55.

74) Warren-Gash C, Bhaskaran K, Hayward A, et al. Circulating influenza virus, climatic factors, and acute myocardial infarction：a time series study in England and Wales and Hong Kong. J Infect Dis. 2011 Jun；203（12）：1710-8.

75) Lichenstein R, Magder LS, King RE, et al. The relationship between influenza outbreaks and acute ischemic heart disease in Maryland residents over a 7-year period. J Infect Dis. 2012 Sep 15；206（6）：821-7.

76) Mamas MA, Fraser D, Neyses L. Cardiovascular manifestations associated with influenza virus infection. Int J Cardiol. 2008 Nov；130（3）：304-9.

77) Levenson JE, Kaul DR, Saint S, et al. Clinical problem-solving. A shocking development. N Engl J Med. 2013 Dec；369（23）：2253-8.

病院としての対応策

- インフルエンザシーズンになると"院内感染"というタイトルで，病院長が記者会見を開き謝罪をするシーンを報道などで目にするようになります．
- 医療者側からすればインフルエンザは院内感染するものです．病院に限らずどこからインフルエンザの人が院内に入ってくるかはモニタリングのしようがありません．発生源は入院患者かもしれませんし，見舞いの家族や職員かもしれません．「熱がある人は病棟に入らないように」という掲示や注意喚起をしていても，熱のないインフルエンザ患者がいます．彼らが「くしゃみや咳はただの風邪だろう」「マスクをしていればよいだろう」「熱が出ていないからインフルエンザではなかろう」と思って院内に入れば，容易にウイルスの侵入を許すことになります．
- 「インフルエンザではない風邪だったら外出してもよい」という考え方は，他人へ感染させる可能性があることが分かっているのに，他のウイルスによる風邪を感染させに行っていると言われたら，言い返すことができません．
- しかし，「インフルエンザではない風邪だったら外出してもよい」と思って，仕事や学校に行く人は日本の社会では大多数でしょう．
- こういった社会背景を考えると，検出しやすくて流行が分かりやすく，症状も高熱であったりと派手なインフルエンザに対しては，個々の医師だけではなく，病院や医療機関全体で地域に対応するという考え方は妥当だと思います．
- 病院としての対応の仕方は，社会の窓口でもある ER においても重要です．
- インフルエンザに対する情報提供の仕組みを作っておくのも，冬場の混雑解消に有効かもしれません．
- 情報提供には AIDMA というフレームワークを使用します（**図11**）．AIDMA は経営学などでよく使われるフレームワークで，1920 年代にサミュエル・ローランド・ホールによって提唱された，消費者の購買行動プロセスを示したものです．広告展開をどこに働きかけるかの要点が分かります．
- Attention（認知）にはタイミングが重要で，インフルエンザの情報に触れる機会が多くなる前，つまり流行期前から流行中にかけて集中的に行うのが効果的でしょう．抗インフルエンザ薬はハイリスク因子を持つ人に有効であ

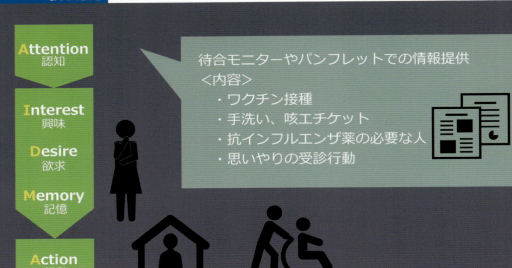

図11　AIDMAと病院・医療機関側でできる対応法の例

ること，健常者は急がなくてもよいこと，"思いやりのセルフ・ネグレクト"という受診行動もあること，感染予防のためのワクチン接種や，手洗い・咳エチケットの励行といった内容を認知できるように働きかけます．

- Attentionの方法としては，病院では待合室のモニター画面やポスター掲示，パンフレットの作成という方法もあるでしょう．ワクチン接種を呼びかけることも重要です．
- Interest（興味）はインフルエンザに対する興味や関心を抱くようにすることですが，人間誰しも自分や家族が病気にならない限り関心を持たないものです．Attentionに働きかけているとInterestが生まれやすいものです．
- Desire（欲求）は病気になった時に治療したい，症状を少しでもよくしたいという欲求と解釈します．この時に正しい知識を持っていなければ誤った方法（例：抗インフルエンザ薬を飲めばすぐにインフルエンザは治る，抗インフルエンザ薬を飲まなければインフルエンザは治らないなど）をとるかもしれません．このことからも，Attentionの段階で正しい知識を与えておく必要があると言えます．

- Memory（記憶）はインフルエンザ様の症状になった時に，ハイリスク因子がなければ"思いやりのセルフ・ネグレクト"があったなと想起されるようになったらベストです．
- Action（行動）では，病院受診や外出を差し控える，ハイリスク因子があれば病院受診前に病院に受診の仕方を確認するなどの行動をとれることが目標になります．
- これらを患者に提供するためには，病院としてのインフルエンザに対する方針や姿勢をある程度固めておかなければなりません．そうでなければ「前にこの病院を受診した時には処方してもらえたのに，今日はされなかった」と悪評が立ちます．
- 固めるべきものとしては，例えば抗インフルエンザ薬の処方基準，自宅での過ごし方や学校保健法に準じた出席停止期間の案内パンフレットの作成，一般外来受診時の連絡先や受診方法，診断書が必要な場合の申込先，治癒証明書を発行するかしないかの取り決めなどがあります．
- また感染患者と接する機会の多い病院職員についての取り決めも必要です．病院職員が感染することで休務が必要なことと，感染拡大させないための休務期間の設定（学校保健法の範囲では不十分と言われています）が必要です．

ディープ・アプローチ

タミフル®の深い闇

　タミフル®（オセルタミビル）は漢方薬の生薬の一つである八角から抽出されるシキミ酸から合成されていました[1]．八角はトウシキミ（図）の果実を乾燥させたもので，四川料理の香辛料としても有名です．漢方薬の生薬（成分）として大茴香と呼ばれ腰痛に効能を示すとされますが，八角はインフルエンザには効果がありません[2]．この八角を10回生合成することでオセルタミビルが得られます．現在は八角からではなく，遺伝子組み換えなどによってシキミ酸を生産し，合成しています．

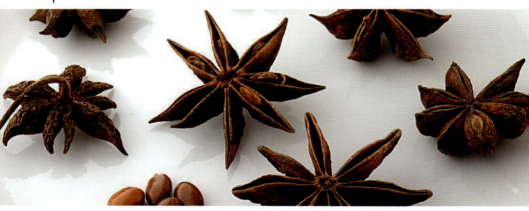

図　八角のもととなるトウシキミ（Wikimedia Commons）
スターアニス，八角茴香，大茴香とも言われる

　さて，このオセルタミビル（以下タミフル®）はギリアド・サイエンシズ社が開発し，製造販売のライセンスをロシュ・ホールディング社に供与しました．あまり知られていないことですが，新薬は開発元と製造販売元が違うことがたびたびあります．製薬会社によっては新薬開発は行わず，開発されたもののライセンス契約で販売だけをするところもあれば，開発から販売まで全て行うところ，開発だけ行ってそのライセンス料だけで経営しているところまで様々です．

　タミフル®は1999年にFDAから，その効果を「modest（控えめ）」と

したものの認可を受けました．副作用も含めてまだまだデータ不備が多く，予防効果や肺炎抑制効果を結論づけるには更なるデータが必要だとされていました[3]．その後，タミフル®には重症肺炎を予防する効果が示唆されるというデータが報告されると[4]，WHOは加盟国にタミフル®を備蓄するように呼びかけました．折しも東南アジアで死亡率の高い高病原性鳥インフルエンザが1990年代の後半から局所的に流行していた時代でしたから，各国の国民を納得させるのに十分でした．

ところが，2009年に米国にあるコクラン共同計画（Cochrane Collaboration）という，世界120カ国，2万4千人の医療関係者からなる独立した国際研究チームから，タミフル®などのノイラミニダーゼ阻害薬に関する論文がBMJという世界的雑誌に掲載されました．その論文が指摘するのは，WHOが世界的備蓄を呼びかけた根拠となった論文は，発表されていないデータに多く依存しているというものでした[5]．コクランチームが解析したのはロシュ社の行った治験の論文で，10編中8編が発表されていないものだと指摘したのです．

コクランチームはロシュ社に未発表データの有無について問い合わせ，2013年にようやくロシュ社の手元にある83編，16万ページに及ぶデータがコクランチームのもとへ届きました．膨大なデータをコクランチームは解析し直し2014年に再度BMJに論文を掲載しました．

結果は本文記載の通り，症状緩和までの時間短縮効果はあったが限定的で，重症化や入院を防ぐ効果はなく，予防に関しても患者の自己申告データをそのまま使用するなど，科学的信頼度に欠けていると報告しました．それだけでなく，未発表データからは嘔気・嘔吐が5%もあるだけでなく，腎障害が2%にあり，1%に精神症状があることが分かり，予防のために健常者に服用させることは危険であると結論づけたのです[5][6]．

ここまでは比較的知られている事実ですが，実はここからが日本人があまり知らない事実です．コクランチームはその後，英国の国営放送であるBBC

CHAPTER 2　ジェネラルケース

タミフル®の深い闇

- 1999年　FDA：効果はmodest, データ不備が多いと指摘
- 2003年　WHOが公的機関に備蓄を呼びかける
- 2009年　Cochrane財団が感染予防や重症肺炎予防の根拠となった論文(AIM 63:1667,2003)が未発表データに基いていることを指摘(BMJ 339:b5106,2009)
- 治験データ公開を販売元のロシュ社に要求
- 2013年　ロシュ社が未発表データをCochraneに送付
- 2014年　Cochrane：重症化・入院率に有意差なし予防効果なし(BMJ 348:g2545,2014)
- 2014年　BBCなど国営放送が国民に向けて放送「5億ポンドが無駄になった」

Tamiflu: Millions wasted on flu drug, claims major report By James Gallagher Health and science reporter, BBC News

などに呼びかけ，BMJと一緒にマスメディアから国民に向けて「WHOの呼びかけが，根拠不十分なデータをもとにした論文のために5億ポンド（約925億円）が無駄になった」と報じ，英国のガーディアン誌はこれを受けて「100万人にタミフル®を処方すれば，4万5,000人が嘔吐し，3万1,000人が頭痛を訴え，1万1,000人に精神症状が出る．もしインフルエンザの大流行が始まったら，英国には5,000万人分のタミフル®があるから，すごい嘔吐量になる」[7]と皮肉って報じました．

一方日本はどうでしょう．公共放送で報道されることもほとんどなく，冬場になると「タミフル®ください」という健常者が土日も夜間も医療機関にはあふれています．ノイラミニダーゼ阻害薬はタミフル®に限った話ではありませんが，タミフル®の世界シェアの75％は日本で販売されている事実には深い闇が潜んでいそうです．2016～2017年には，このタミフル®の特許が切れ，ジェネリック薬の製造が可能になります．医療を提供する側としてER担当医は，科学的試験に基づいた患者教育を含めて，社会の窓口としての対応が迫られています．

Deep Reference

1) "抗インフルエンザ薬「タミフル」の純化学的製造法". 東京大学広報・情報公開 記者発表一覧（2006年3月1日）.

2) 生薬解説：大茴香（ハル薬局）
http://www.hal.msn.to/kankaisetu/chuyaku150.html

3) FDA. Center for Drug Evaluation and Research Application Number for : 021087 MEDICAL REVIEW（S）.
https://www.accessdata.fda.gov/drugsatfda_docs/nda/99/21087_Tamiflu_medr_P1.pdf

4) Kaiser L, Wat C, Mills T, et al. Impact of oseltamivir treatment on influenza-related lower respiratory tract complications and hospitalizations. Arch Intern Med. 2003 Jul ; 163 (14) : 1667-72.

5) Jefferson T, Jones M, Doshi P, et al. Oseltamivir for influenza in adults and children : systematic review of clinical study reports and summary of regulatory comments. BMJ. 2014 Apr ; 348 : g2545.

6) Jefferson T, Jones MA, Doshi P, et al. Neuraminidase inhibitors for preventing and treating influenza in healthy adults and children. Cochrane Database Syst Rev. 2014 Apr ; (4) : CD008965.

7) The guardian. What the Tamiflu saga tells us about drug trials and big pharma. Thursday 10 April 2014.
https://www.theguardian.com/business/2014/apr/10/tamiflu-saga-drug-trials-big-pharma

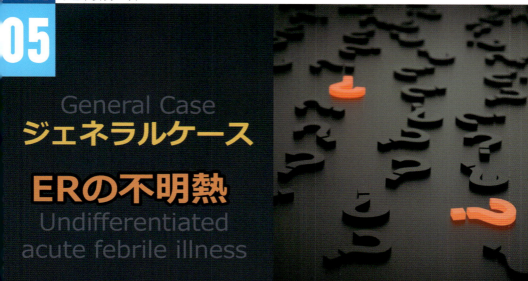

05 General Case ジェネラルケース
ERの不明熱
Undifferentiated acute febrile illness

ER の不明熱

　ERは診断をするにあたって不利な条件が多い場所です．第1に救急患者は自分の外来通院患者ではないため情報が少ない，第2にこれまでのカルテ記録が使えないことがある，第3に得られた限定的な情報を再構築するのにテクニックが要る，第4に夜間はできる検査に限りがある，第5に時間経過を追うことができない，第6に他の患者ともマルチタスクで診療を進めなければならない，第7に自分の不得意な分野でも診療しなければならない，第8に患者が感情的になりやすい，第9に睡眠時間が十分に取れず頭が回らないことがある，第10に仲間であるはずのスタッフがいつも同じメンバーとは限らない，など挙げればキリがありません．

　医療者側が十分な状態でないのと同様に，患者側も『おくすり手帳』を忘れてきたり，キーパーソンではない人が付き添いで来ていたり，体調が悪いために受け答えがしっかりできないなど，どちらも十分とは言えない状況で診断をつけて対応しなければならないのが ER です．

CHAPTER 2　ジェネラルケース

　これは本来非常に専門性の高いスキルが必要な場のはずですが，必ずしもER診療の専門家が当直をしているとも限りません．そんな中，たびたび当直医の前にやってくるのが不明熱です．限られた条件で戦うには，戦略性を持って戦わなければ，検査の末に，打ち手を失って不明熱を作り上げてしまうこともあります．ここでは不明熱かもしれない？　と思った段階からのアプローチをディープに追求したいと思います．

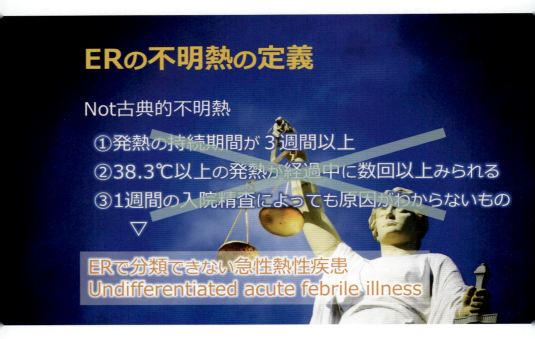

不明熱の定義

　不明熱の定義はここでは古典的不明熱（**表1**）[1]という意味ではなく，"ERでいろいろやっては見たけれど原因が分からない発熱"とします．というのも古典的不明熱は定義の中に「3週間以上持続する発熱」というのがあり，ERで日常遭遇する不明熱とはちょっと違うためです．

表1 古典的不明熱の定義

①発熱の持続期間が3週間以上
②38.3℃以上の発熱が経過中に数回以上見られる
③1週間の入院精査によっても原因が分からないもの

(Medicine. 1961 Feb；40：1-30.)

表2 Undifferentiated acute febrile illness（分類できない急性熱性疾患）の定義と分類

定義：発熱以外に局所症状・所見が乏しく原因がはっきりしないが，発熱期間が3週間に満たず，古典的不明熱の診断基準を満たさない疾患群
分類①診断の手がかりとなる局所症状・所見が乏しいか発熱より遅れて出現する疾患群
分類②局所症状・所見が内科の守備範囲から外れているために見逃しやすい疾患群
分類③比較的頻度が少ないために鑑別診断として想起しにくい疾患群

（野口善令（2007）：原因不明の急性熱性疾患へのアプローチ．診断と治療 95：(7) 979-985 より，筆者改変）

Undifferentiated acute febrile illness という概念がありますが[2]，これは"分類できない急性熱性疾患"という意味で，本項で取り上げる不明熱は，どちらかというとこちらの概念に近いものを想定しています．少し違うのは，ER という資源の限られた状況で診療するという条件が重なっているところで，ER で判明しなかった熱源不明のものを不明熱として扱います．

Undifferentiated の"分類できない"は，ジェネラルケースで取り上げるにふさわしい名前です．

ERの不明熱は，ERで判明しなかった熱源不明のものと定義

Reference

1) Petersdorf RG, Beeson PB. Fever of unexplained origin：report on 100 cases. Medicine (Baltimore). 1961 Feb；40：1-30.

2) 野口善令（2007）：原因不明の急性熱性疾患へのアプローチ．診断と治療 95 (7)：979-985

不明熱と考える前のチェック項目

- ✓ Fever workupは済んだ？（胸部X線、血液培養2セット、尿定性、尿培養）
- ✓ ウイルス感染か、細菌感染か？
- ✓ 感染症の流行状況を保健所のサイトで確認
- ✓ 数週間以上の経過は結核を疑う
- ✓ 見逃しやすい膿瘍（副鼻腔炎、腸腰筋膿瘍、化膿性関節炎）
- ✓ 胸部エコーで疣贅を見に行く

病歴（海外渡航歴、旅行歴、温泉、周囲の感染、動物）
職業歴・薬剤使用歴をもう一度確認

不明熱と考える前のチェック項目

　目の前の患者が不明熱かもしれないと考える前に，基本的事項のチェックをしておきましょう．この時点ではすでに血液検査，流行期であればインフルエンザのチェック，胸部X線と全身CTに加えて，Fever Workupとして血液培養2セット，尿定性検査，尿培養まで行ったという前提です．

- 不明熱の原因として知られているのは感染症，悪性新生物，非感染性炎症性疾患です（**図1**）[3]．
- まず最初に，熱の原因がウイルス性か？　細菌性か？　についてはどう評価したでしょうか．不明熱の原因で最も多いのが感染症ですが，その特徴についておさらいしておきましょう．
- ウイルス性疾患の特徴は，身体がウイルスを退治しようとするために，抗体産生やサイトカイン誘導がメインの反応をします．そのため，症状としては全身性（倦怠感，関節痛，筋肉痛）で，身体のどこかに所見が集中していない，あるいは複数臓器にまたがっているのが一般的な特徴です．

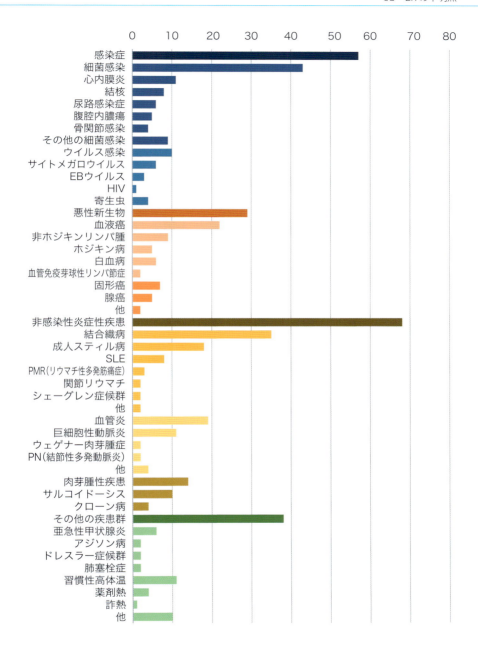

図1 不明熱の原因 (Arch Intern Med. 2003 May;163(9):1033-41.)

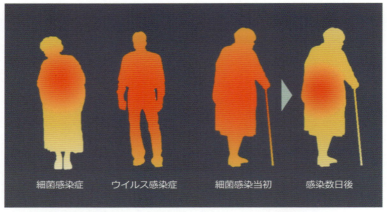

図2 細菌感染症とウイルス感染症でのフォーカスの違い
細菌感染症はフォーカスがハッキリしているか，そのうちハッキリしてくるのが特徴

- 逆に身体のどこかに症状や所見が集中しているものは，細菌性が原因の可能性があります．もちろん，その場合は症状や所見の集中しているところ（フォーカス）を徹底的に診療することになります．
- この全身性の症状があればウイルス性で，フォーカスがあれば細菌性と考える判断にはピットフォールがあります．細菌感染であっても最初のうちはフォーカス不明で，遅れてフォーカスが分かってくるというパターンがあり（**図2**），ウイルス性疾患などと間違われることがあります．
- 時間経過によって解決することもありますが，入院させたり，外来通院させたりといった，一般外来で使えるテクニックがERでは使えないのが悩みどころです．

細菌感染であれば時間経過でフォーカスがハッキリしてくる

- その次に考えるのは，そもそも発熱は感染症によるものなのか？ ということです．それが分からないから困っているんだ，と答える人が本項を読んでいるのだと思いますが，感染症かどうかの評価はいかがでしょうか．
- 一般的な感染症の中で，ERで見逃されやすい感染症にもパターンがあります．そのパターンを熟知しておけば診断エラーを減らすことができます．

- 感染症には地域性や流行といった特殊な要因があります．日本と東南アジアでは流行している感染症は違います．発熱の原因として，日本なら通常風邪かインフルエンザを疑いますが，東南アジアなどの流行国ではまずマラリア，デング熱です．
- 現在その地域で何が流行しているのか？　という情報は，自治体の保健所のサイトなどで公表されていることがあり，チェックをするとヒントが隠れていることがあります．
- 感染症の中でよくある不明熱の原因は，結核と膿瘍です．結核感染の特徴は経過がちょっと長いことです．通常の感染症なら数日，長くても 1-2 週間の経過ですが，結核感染は 2 週間以上ダラダラとした微熱や倦怠感といった経過が特徴です[4]．高熱を出したり，フラフラになるわけでもなく，我慢できなくない程度の症状が続くため患者が病院を受診せず，食欲が低下し身動きが取れなくなって，ようやく救急搬送ということもあります．
- 結核は great mimicker（ものまね病）と言われることがあり[5]，他の疾患のものまねをして目の前に現れます．脳梗塞のまねをしたり，心筋炎のまねをしたり，尿路感染症のまねをしたり，様々です．そういった中で，結核らしい特徴を挙げるとすれば"○○にしては経過が長すぎる"というところです．考えた疾患にしては，経過が不自然に長いと思った時に結核を鑑別疾患に挙げることが重要です．

結核感染を疑うのは"○○にしては長い経過"

- 膿瘍の中でよくあるのは副鼻腔炎です．そうです，副鼻腔炎は膿瘍と同じ扱いです．頭痛や頭重感，だるさ，鼻汁を主訴に ER を訪れますが，どの症状もそれほど強くないことがあります．そのためか頭痛で頭部 CT が撮影されたにも関わらず，副鼻腔内に貯留した液体が見逃されていることがよくあります．たしかに頭部 CT では 1 スライスか 2 スライス程度しか情報が得られないのですが，副鼻腔炎はよくある見逃しです．
- 副鼻腔炎が見逃されるもう一つの要因としては"細菌性副鼻腔炎が高熱の原因になる"という認識が，あまりないことにあるのかもしれません．これについては各論で述べます．
- その他の膿瘍の中では腸腰筋膿瘍，化膿性関節炎があります．膿瘍検索は造

影CTで行いますが，造影CTを撮影していても見逃されやすいのが両者です．腸腰筋膿瘍は膿瘍が筋線維の方向に細長く伸びていると，通常の体軸断面の画像では膿瘍が小さく見えてしまい見逃されます．化膿性関節炎は撮影範囲内に関節が入っていないために見逃されることがあります．撮影範囲内に入っていて，液体貯留があっても炎症性のものだね，と判断されると見逃されることになります．

見逃しパターン①　写っているのに見えていない

- 他に，ERで見逃しの多い感染症としては，感染性心内膜炎と椎体椎間板炎があります．
- 感染性心内膜炎の決め手は心エコーで弁に付着している疣贅を確認することですが，発熱患者全員に心エコーをするというのは現実的ではありません．また心エコーも経胸壁エコーでは分からず，経食道エコーで疣贅が発見されることもたびたびあります[6]．経食道エコーでないと疣贅が分からないような場合は，ERだけで見つけるのは困難です．
- もちろん不明熱では，少なくともERで経胸壁エコーを当てて，疣贅らしきものがあったかなかったかの記載はしておきましょう．
- ERで見えない疣贅というものがあるため，感染性心内膜炎に対しては血液培養をとったかどうかが運命の分かれ道になります．エコーで発見できないような感染性心内膜炎でも後日，判明した血液培養陽性がきっかけで発見につながることがよくあります．
- 椎体椎間板炎は尿路感染症や菌血症，腹腔内膿瘍から続発するものですが，初診時の誤診率はほぼ100%，診断までにかかる平均時間が7週間と[7]，ERで診断するには，それまでに何度か外来受診を繰り返している難治性の腰痛がキーワードになります．検査として有効なMRIも感染当初は陰性になることが多いため[8]，ERでの診断は非常に困難と言えます．

見逃しパターン②　ERだけでは診断が難しいパターン

- 他にERでチェックしておきたいのは病歴です．海外渡航歴，最近3週間程度の旅行歴，温泉利用歴，動物とのふれあいの程度，周囲の発熱患者などがあります．

- 更に追加して職業歴と薬剤使用歴を確認します．
- 職業では介護士や医療職，学校の先生や保育士などはシーズンによっては感染リスクが高い人でしょう．養蜂業などで山に入る人であればマダニを介した感染やリケッチア感染など，レアな感染症を考えるヒントになります．診断に困ったら職業を確認するのはアプローチのコツです．
- 薬剤使用歴は特に重要です．ERに来るまでに抗生物質が投与されていないか，投与されていたとしても48時間以上あいているかどうかが一つの分かれ目になります．48時間以内に投与されていた場合の尿定性検査やグラム染色，培養検査の結果は信用することができません．

職業歴や薬剤使用歴を今一度確認する

Reference

3) Vanderschueren S, Knockaert D, Adriaenssens T, et al. From prolonged febrile illness to fever of unknown origin: the challenge continues. Arch Intern Med. 2003 May ; 163（9）: 1033-41.

4) Miller LG, Asch SM, Yu EI, et al. A population-based survey of tuberculosis symptoms: how atypical are atypical presentations? Clin Infect Dis. 2000 Feb ; 30（2）: 293-9.

5) Prapruttam D, Hedgire SS, Mani SE, et al. Tuberculosis—the great mimicker. Semin Ultrasound CT MR. 2014 Jun ; 35（3）: 195-214.

6) Sivak JA, Vora AN, Navar AM, et al. An Approach to Improve the Negative Predictive Value and Clinical Utility of Transthoracic Echocardiography in Suspected Native Valve Infective Endocarditis. J Am Soc Echocardiogr. 2016 Apr ; 29（4）: 315-22.

7) Nolla JM, Ariza J, Gómez-Vaquero C, et al. Spontaneous pyogenic vertebral osteomyelitis in nondrug users. Semin Arthritis Rheum. 2002 Feb ; 31（4）: 271-8.

8) Carragee EJ. The clinical use of magnetic resonance imaging in pyogenic vertebral osteomyelitis. Spine（Phila Pa 1976）. 1997 Apr ; 22（7）: 780-5.

CHAPTER 2　ジェネラルケース

ERでの対不明熱戦略
- 待てるかどうかはバイタルサインで判断する
- フォローさせる診療科を選択し、振り分け理由をカルテや紹介状に記載しておく

帰宅させるときのゲートキーパー
- ERで数時間モニタリングして帰宅前に診察
- 血液培養2セット採取

■ 不明熱に対する戦略

- ERという現場が診断に不利な点を分析すると，病気の時間経過を長時間にわたって追うことができないという点，もう一つは一期一会で，次にその患者と会うことがほとんどない点が挙げられます．
- 病気には時間経過というものがあって，これから悪くなっていくのか良くなっていくのかは，ERという点と点の出会いでは分からないものです．同じ状態，同じバイタルサイン，同じ検査結果でも，これから悪くなっていく途中を見ているのか，平行線なのか，よくなっていっているのか判断できません．
- もちろん，そのためにこれまでの病歴を聴取するのでしょうし，以前の情報を血眼になって探すわけですが，時間経過を追うためには目の前の人がまだ待てる人なのか，待てない人なのかという判断をしなければなりません．ゆっくりERで数時間経過観察するという手段を使いたくても，そんなに待てない人にはできません．
- 待てるか待てないかを病歴で判断するというのも手ですが，不明熱では特にバイタルサインを軸に判断します．比較的頻脈がないか，熱と脈拍の関係性

にズレがないか（Pulse-temperature Dissociation）を見ます．敗血症の診断に用いられるように呼吸回数が多い人も注意が必要です[9]．
- 病歴を軸にするのは少々危険です．医療者ではない患者が病歴を正確に述べることは難しいでしょうし，そのつもりがなくても，結果としてウソをつかれてしまうことがあります．医療のプロとしてはそれだけで判断はできません．

待てるか待てないかの判断はバイタルサインで

- 待てると判断した場合は入院させるか，帰宅させるかを考えます．帰宅させる場合にも頭を使います．自分で外来の枠を持っているのなら，自分の外来に回すというのも手です．疾患の見当をつけて，最もふさわしいと思われる診療科でフォローしてもらうというのも手ですが，その場合にはカルテへの記載や他院であれば紹介状になぜその診療科に回したのか，お願いしたいことを具体的に書いておきます．
- 迷ったら入院させるというのは，やはり常套手段でしょう．
- 一期一会となる ER では，見逃してはイケナイ疾患を見逃さないという守りの戦略も重要です．そのためのゲートキーパーを作っておくことになります．
- 具体的には時間を味方につけるために ER にわざと数時間滞在してもらいます．その間はモニターをつけて脈拍が上がってこないか，血圧が変動しないかを観察します．また帰宅させる前にもう一度診察をするのは，ゲートキーパーとしてとても良いテクニックです．
- 見逃してはイケナイ疾患の代表格は感染性心内膜炎などの敗血症でしょう．敗血症はほうっておくと敗血症性ショックになることもありますし，感染性心内膜炎であれば数日の経過で弁が破壊されてしまい，場合によっては手遅れになります．
- 感染性心内膜炎や他の隠れた細菌感染症のためのゲートキーパーとしては，たとえ全身状態が良く「待てる！」と判断しても，どこか違和感のある不明熱を疑ったのであれば血液培養をとっておくことが大切です．

ゲートキーパーは ER での経過観察と血液培養

Reference

9) Seymour CW, Liu VX, Iwashyna TJ, et al. Assessment of Clinical Criteria for Sepsis : For the Third International Consensus Definitions for Sepsis and Septic Shock (Sepsis-3). JAMA. 2016 Feb ; 315 (8) : 762-74.

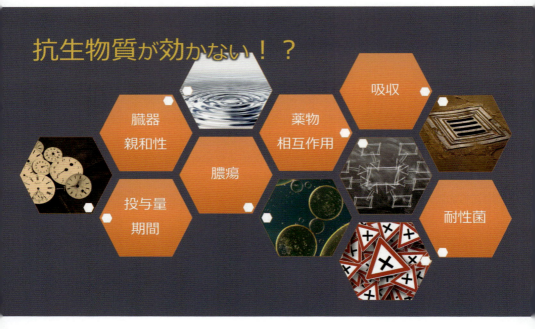

抗生物質が効かない!?

　不明熱の理由として「抗生物質が効いていないから感染症じゃない！」と思うことがあるかもしれません．しかし，そう判断するのはちょっとお待ちください．一呼吸を置いて次のことを確認しましょう．

1. 投与量や期間は十分か
2. 膿瘍や異物感染はないか

3. 臓器親和性が低い抗生物質を使っていないか
4. 薬物相互作用で効果が低下していないか
5. 経口薬が吸収されない要因はないか
6. 耐性菌の可能性はないか

1. 投与量や期間は十分か
- 抗生物質には適正な使用量があります．チョロっと入れただけでは効果は十分に出ないことがあります．
- ER で見かけるのは内服の抗生物質が十分量出されていなかったり，投与間隔が適正でなかったりすることです．おおざっぱに言うと，例えばペニシリン系の抗生物質は1日に4-6回の間隔で投与しますが，1日2回投与だったり3回投与だったりします．投与量もサワシリン® 250 mgで1日3回（合計750 mg）となっていることがありますが，中耳炎や咽頭炎での処方量でも1日 1,500 mg は投与します．倍ほど量が足りていないのです．
- 実は日本の添付文書に記載されている投与量は，海外で一般的に設定されている推奨量より極端に低いことが多くあります[10]．
- また投与期間が短すぎても十分な効果を発揮することができませんから確認が必要です．

2. 膿瘍や異物感染はないか
- 膿瘍は抗生物質で治す病気ではありません．というと極端ですが，膿瘍＝外科であって膿瘍≠内科という認識を持ちましょう．つまり，外科的に膿をかき出さないと治らないのが膿瘍なのです．
- したがって，膿瘍があるのに抗生物質で治療しても「効果なし」というのはある意味妥当です．まずは膿瘍を外科的にドレナージできないかを検討したうえで，抗生物質による治療を行って評価をします．
- 血管内に入っているカテーテルや，手術で使われたデバイスなどの異物が感染している可能性はないでしょうか．これらについても必要に応じてデバイスを除去する必要があります．

3. 臓器親和性が低い抗生物質を使っていないか
- 抗生物質は薬によって得意な臓器と不得意な臓器があります．
- 得意な臓器のことを臓器親和性が高いと言います．逆に不得意な臓器を臓器親和性が低いと言います．
- 臓器親和性が高いというのは，その臓器へ抗生物質が届きやすいということを意味します．臓器親和性が低いということは，その抗生物質がその臓器へは届きにくいということです．抗生物質にも，臓器ごとの相性があるということを知っておかねばなりません．

4. 薬物相互作用で効果が低下していないか
- 適正な量，適正な期間，臓器親和性の高い抗生物質を使用していたとしても，効果がないことがあります．併用している薬剤によっては，使用している抗生物質と同じ酵素（経路）を使っていることがあり，場合によっては抗生物質と併用薬剤が渋滞を起こしてしまい，薬の作用が弱まってしまうことが考えられます．
- もちろん，その逆にワルファリンなど併用薬剤の効果を激増させてしまうこともありますから[11]，内服歴はしっかりチェックしなければなりません．

5. 経口薬が吸収されない要因はないか
- 経口で抗生物質が投与されていると，いくつかの要因で腸から薬が吸収されません．
- 例えば，鉄剤やマグネシウムのような制酸剤を内服しているとニューキノロン系やテトラサイクリン系の薬はキレートされてしまい，吸収されにくくなります[12]．
- また経口第3世代セフェム系の抗生物質（メイアクト®，バナン®，セフゾン®，フロモックス® など）は腸からの吸収率が非常に悪い薬です（**表3**）．**臨床的にはほとんど使用する意味がありません**ので，それらの薬が使用されていたからといって，抗生物質が効いていないという論拠にはなりません（▶「蜂窩織炎」301頁参照）．

表3　セフェム系抗生物質と腸管吸収率

	薬品名	商品名	腸管吸収率（%）
第1世代	セファレキシン（CEX）	ケフレックス®	99
第2世代	セファクロル（CCL）	ケフラール®	80
第3世代	セフィキシム（CFIX）	セフスパン®	50
	セフカペン（CFPN-PI）	フロモックス®	No Data
	セフジトレン（CDTR-PI）	メイアクト®	16
	セフジニル（CFDN）	セフゾン®	16
	セフポドキシム（CPDX-PR）	バナン®	50

(*Antibiotic Essentials 14th Edition*；*Burke A. Cunha, 2015*)

6. 耐性菌の可能性はないか

　腸球菌にペニシリン系の抗生物質は効きません．ESBL産生菌に対しては主だったペニシリン系やセフェム系の抗生物質は効きません．MRSAや緑膿菌菌血症に通常の治療では効果がありません．培養の結果，感受性が出たら使用中の抗生物質が少なくとも「R」判定ではないことを確認します．Rとはレジスタント＝感受性がないという意味です．

　上記1〜6までを検討できてはじめて抗生物質が効いていないと言ってよいでしょう．培養検査で菌と感受性がわかったら，抗生物質のスペクトラムと併せて検討が必要です．

抗生物質が効いていないのか，届いていないのかを判断する

Reference

10) Arnold FL, Kusama M, Ono S. Exploring differences in drug doses between Japan and Western countries. Clin Pharmacol Ther. 2010 Jun；87（6）：714-20.

11) Clark NP, Delate T, Riggs CS, et al. Warfarin interactions with antibiotics in the ambulatory care setting. JAMA Intern Med. 2014 Mar；174（3）：409-16.

12) Shimada J, Shiba K, Oguma T, et al. Effect of antacid on absorption of the quinolone lomefloxacin. Antimicrob Agents Chemother. 1992 Jun ; 36(6): 1219-24.

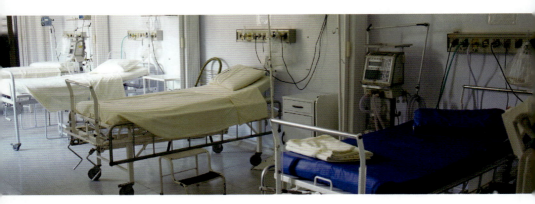

入院後の初期アプローチ

　入院させるといろいろなアプローチが可能になります．時間による熱の変化を見ることや，血液検査データの変化，その他のバイタルサインの変化，症状の変化を見ることができます．何より ER とは違って，時間をかけた問診と身体診察が落ち着いた場所で可能です．また，時間外診療のことが多い ER とは違って，時間内だから可能な検査や外注検査も可能です．専門診療科へのコンサルトもしやすくなり，非常にメリットが多いと言えるでしょう．制限の多いER で不明熱を見たら，入院の閾値をググっと下げてしまうことは患者のためにも，内科医としての自分の成長のためにもよいかもしれません．

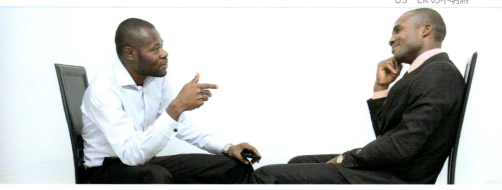

ROS をとる

　入院後,あるいは ER で時間のある時は ROS(**表 4**)を行います.ROS とはレビュー・オブ・システムの略で,全身を系統的に洗いざらい問診していく方法です.これを行うと,頭の回転していない深夜でも当直明けでも抜け落ちない問診ができます.

- 不明熱における ROS の目的はターゲットとなる臓器(フォーカス)をハッキリさせることです.そのためフォーカスが判明したら,そのフォーカスに特異的な問診を追加し,身体診察を入念に行うという戦略がとれるようになります.
- ROS や身体診察は何度も繰り返しとり直すのが,コツです.患者がいつも 100% 正答を言えるとは限りません.意識レベルが当初は悪いこともあるでしょうし,忘れていたのを後から思い出すこともあります.答えに詰まったら ROS というセオリーは非常に助けてくれます.

ROS や身体診察は繰り返すことで輝く

表4　不明熱のための ROS

生活歴	ターゲット
予防接種	インフルエンザ，肺炎球菌，破傷風（5年以内），小児期の予防接種状況，B型肝炎
なまもの摂取（鶏肉，バーベキュー，魚，卵，鹿肉など）	キャンピロバクター，サルモネラ，E型肝炎など
施設の利用	緑膿菌感染，施設内でアウトブレイクした感染症
ペット	動物咬傷，レプトスピラ感染症，ネコひっかき病
アウトドア	破傷風，ツツガムシ病，レジオネラ（温泉）
海外渡航歴	マラリア，デング熱，チフス，チクングニア熱など
最近の歯科治療歴	感染性心内膜炎
性交歴	HIV，クラミジア，淋菌，梅毒，HBV など
向精神薬や睡眠薬の使用歴	悪性症候群，悪性高熱
全身所見	
体重減少	悪性腫瘍
寝汗	悪性リンパ腫，結核，敗血症など
眼	
外傷・コンタクトレンズの使用	眼内炎
視力障害・複視	脳炎，髄膜炎，脳腫瘍など
視野欠損	脳炎，髄膜炎，脳梗塞など
眼痛	眼内炎など
結膜充血，結膜出血	感染性心内膜炎など
霧視	眼内炎など
耳・鼻・咽頭・口	
聴力低下・難聴	中耳炎など
耳鳴・耳痛・耳垂れ	中耳炎，乳突蜂巣炎など
耳の発赤	耳介軟骨膜炎など
鼻汁	副鼻腔炎，感冒，外傷後髄膜炎など
副鼻腔の圧痛	副鼻腔炎
鼻出血	ウェゲナー肉芽腫症
口内炎，口腔内潰瘍	SLE，ベーチェット病
歯肉出血	歯根部周囲膿瘍，歯槽膿漏，白血病など
口臭，味覚障害	舌炎，歯肉炎，歯槽膿漏，シェーグレン症候群など
咽頭痛	インフルエンザ，扁桃炎，扁桃膿瘍，喉頭蓋炎，Ludwig's angina，伝染性単核球症（EBV，CMV，HIV），亜急性甲状腺炎，成人スチル病など
嗄声，こもり声	喉頭蓋炎，Ludwig's angina，扁桃炎，深頸部膿瘍，破傷風など
唾液腺・舌下腺・顎下腺の腫脹	ムンプスなど
開口障害	破傷風，深頸部膿瘍，顎関節炎など
頸部	
頸部痛，頸部回旋制限	静脈洞血栓症，髄膜炎，破傷風，Lemierre's 症候群，Crowned Dens Syndrome，石灰沈着性頸長筋腱炎など
循環器系	
心臓の異常の自覚	心筋炎など
胸痛	心膜炎，胸膜炎，肺炎など
動悸・不整脈	心筋炎など
失神	心筋炎など
労作時呼吸困難	心筋炎，肺炎，肺塞栓症など
四肢の浮腫	DVT，肺塞栓症，甲状腺機能低下症，がん性リンパ管症など
呼吸器系	
頻回の咳	肺炎，肺結核，クラミジア感染症，副鼻腔炎による後鼻漏など
喀痰	肺炎，肺結核など
喀血	肺結核，気管支拡張症，Goodpasture 症候群など
息切れ	肺炎，心不全，貧血，肺塞栓症，感染性心内膜炎など
喘息発作・喘鳴	気管支喘息，COPD，心不全など
消化器系	
食欲低下	悪性腫瘍，結核，肺炎，敗血症，うつ病など
つかえ感	食道がん，強皮症，シェーグレン症候群など
悪心・嘔吐	感染性腸炎，食道がん，髄膜炎，脳炎，心筋炎，心膜炎，感染性心内膜炎，腎盂腎炎など
下痢	感染性腸炎，炎症性腸疾患（クローン病など），虫垂炎，偽膜性腸炎など
便秘	大腸がん，腹腔内膿瘍など
持続的腹痛	胆囊炎，虫垂炎，膵炎，SMA（上腸間膜動脈）血栓症，腹膜炎など
間欠的腹痛	尿管結石，急性腸炎，虚血性腸炎など
血便・下血	大腸がん，炎症性腸疾患，虚血性腸炎など
生殖器・泌尿器系	
頻尿	膀胱炎，前立腺炎など

(表4 つづき)

生活歴	ターゲット
排尿時痛	膀胱炎, 尿道炎 (クラミジア, 淋菌など)
尿道焼灼感	尿道炎 (クラミジア, 淋菌など)
血尿	膀胱炎, 尿管結石, 血管炎, 腎梗塞など
尿量・回数の変化	前立腺炎, 尿路感染症など
失禁	前立腺炎, 尿路感染症など
尿管結石・腎結石の既往	複雑性尿路感染症
婦人科系	
おりものの量・におい	膣炎, PID (骨盤内感染症) など
月経異常	妊娠, 異所性妊娠, 更年期障害, 拒食症, うつ病など
ピルの内服	DVT, 肺塞栓症
筋骨格系	
関節痛	関節リウマチ, SLE, PMR, RS3PE症候群, 成人スティル病など
関節腫脹	関節リウマチ, 痛風・偽痛風, 化膿性関節炎など
手指変形	関節リウマチ, 変形性関節症など
朝のこわばり (60分以上)	関節リウマチ, PMR
筋力低下	皮膚筋炎
手背部の圧痕浮腫	RS3PE症候群
筋肉痛, 筋把握痛	筋炎, パルボウイルスB19感染症, DVT (深部静脈血栓症) など
背部痛	大動脈解離, 椎体椎間板炎, 脊椎カリエスなど
冷え性	甲状腺機能低下症
歩行困難	脳炎, 髄膜炎, 破傷風, 筋炎など
筋硬直	悪性症候群
皮膚系	
皮疹	麻疹, 風疹, 水痘, 成人スティル病, パルボウイルスB19感染症, デング熱, 蜂窩織炎, 丹毒, TSS, 薬疹など
瘙痒感	アトピー性皮膚炎, 蕁麻疹など
皮膚変色	褥瘡, 紫斑病, 電撃性紫斑病, ショックなど
髪・爪の変化	感染性心内膜炎, 真菌感染, COPD, 肺がん, 貧血など
乳房	
乳房の痛み, しこり	乳腺炎, 乳がんなど
乳房からの分泌物	乳腺炎, 乳がん, 脳腫瘍 (高プロラクチン血症) など
神経系	
頭痛	脳炎, 髄膜炎, 脳腫瘍, 副鼻腔炎, 側頭動脈炎など
浮遊感	脳炎, 髄膜炎, 脳血管障害, 前庭神経炎など
痙攣, てんかん発作	脳炎, 髄膜炎, 脳血管障害, 外傷, 敗血症による低血糖など
しびれ	多発性硬化症, ADEMなど
振戦	パーキンソン症
麻痺	脳炎, 髄膜炎, 脳血管障害, 敗血症による低血糖
頭部外傷の既往	慢性硬膜下血腫など
精神系	
記憶障害	薬剤熱, 脳血管障害, うつ病など
錯乱	薬剤熱, 敗血症による低血糖, ショックなど
神経過敏	薬剤熱
うつ状態	薬剤熱
睡眠障害・入眠障害	薬剤熱
内分泌系	
甲状腺機能異常	甲状腺機能亢進症/低下症
糖尿病	薬剤熱, あらゆる感染症
口渇	高血糖, 脱水
多尿	尿崩症, 高血糖
皮膚乾燥	脱水, アトピー性皮膚炎
手足の腫脹	下垂体機能異常など
血液系	
キズの治りの遅さ	免疫不全, 糖尿病, 低アルブミン血症
易出血性	血小板機能異常など
貧血	出血, 悪性腫瘍, 慢性感染症, 慢性炎症など
静脈炎	カテーテル関連感染
輸血歴	肝炎, GVHD (移植片対宿主病) など
リンパ節腫脹	悪性腫瘍, 菊池病, 結核, SLE, 悪性リンパ腫, ネコひっかき病, 反応性リンパ節炎など

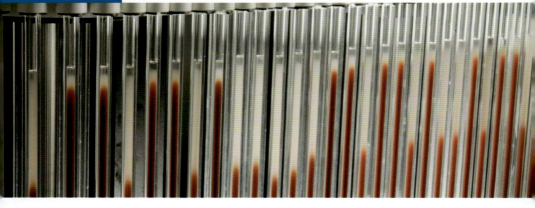

使えるあいつ　血沈（ESR）

不明熱へのアプローチにはいくつかの定石があります．不明熱は誰もが診断に困るため，通常行わないような検査を追加することで，アプローチを変えるわけです．不明熱には"使えるあいつ"がいるわけです．

- 代表格は血沈（ESR：Erythrocyte Sedimentation Rate）でしょう．血沈はご存知の通り赤血球沈降速度のことで，文字通り血液を細長い測定器（ウェスターグレンチューブ）に入れて抗凝固薬を加え，1時間当たりどれくらい沈降したかを測る検査です．いろいろの要因で亢進したり遅延したりするのですが，熱の原因探索に絞って使うと，鑑別を大きく助けることがあります．
- 不明熱で血沈が"通常の"亢進をするのは細菌感染症，悪性腫瘍です．"通常の"と言うのは，高度亢進と著明亢進という，更なる「亢進」があるからです．
- 血沈が1時間で50 mmを超える時は「高度亢進」と言います．関節リウマチやSLE，結核の活動期を疑います．
- 更に血沈が亢進して1時間で100 mmを超える時は「著明亢進」と言います．この場合は，多発性骨髄腫のように異常に免疫グロブリンのようなタンパクが作られる疾患が有名ですが，PMR（リウマチ性多発筋痛症）や血管炎症候群，結核，骨髄炎なども鑑別疾患に挙がります．
- 不明熱で血沈が遅延することはほとんどありません．一般的には赤血球増多

表5　血沈の基準値

	男性（1時間値）	女性（1時間値）	鑑別疾患
著明亢進	100 mm 以上		PMR，血管炎，結核，骨髄炎，骨髄腫
高度亢進	50 mm 以上		関節リウマチ，SLE，結核の活動期
かなりの亢進	30 mm 以上		細菌感染症，悪性腫瘍
軽度亢進	11-29 mm	16-29 mm	
一般的な基準値	1-10 mm	2-15 mm	
遅延	1 mm 未満	2 mm 未満	多血症

症や多血症で遅延するためです．
- したがって，血沈亢進 50 mm を境にして，鑑別疾患が少し変わるのです（**表5**）．
- 血沈はCRPのように非特異的な検査ですので，おおざっぱに分けたいが全く検討もつかない時，CRPが上がっているけれども血沈と組み合わせて判断したい時などに使います．

血沈は 50 mm が診断の分かれ目

■ 使えるあいつ　フェリチン

　フェリチンは血沈よりも更に踏み込んで"使えるあいつ"です．フェリチン異常高値（≧3,000 ng/mL）と言えば成人スティル病が有名ですが，他にもどのような疾患で異常高値となるかを知っておくと"使えるあいつ"になります．

- 通常の高値となる≧1,000 ng/mL と異常高値となる≧3,000 ng/mL での鑑別疾患の傾向を**図3**[13]に示しますが見ての通り，肝疾患や慢性腎不全でも上昇しています．また，フェリチン≧3,000 ng/mL となると血液悪性腫瘍の比率がググっと伸びるのが分かります．
- 一般的にフェリチン異常高値の発熱疾患は，成人スティル病か[14]，血球貪食症候群か，悪性リンパ腫を考えるため[13]，覚えておくと鑑別疾患を絞り込むのに有用です．

フェリチン異常高値で成人スティル病，血球貪食症候群，悪性リンパ腫を考える

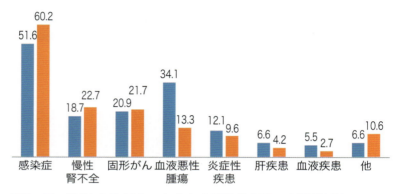

図3 フェリチン≧3,000 ng/mL と 1,000-2,999 での鑑別疾患
(J Clin Rheumatol. 2013 Sep；19（6）：324-8.)

Reference

13) Moore C Jr, Ormseth M, Fuchs H. Causes and significance of markedly elevated serum ferritin levels in an academic medical center. J Clin Rheumatol. 2013 Sep；19（6）：324-8.

14) Novak S, Anic F, Luke-Vrbanić TS. Extremely high serum ferritin levels as a main diagnostic tool of adult-onset Still's disease. Rheumatol Int. 2012 Apr；32（4）：1091-4.

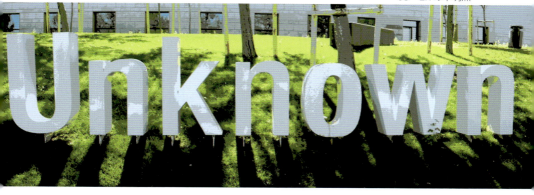

使えるか不明なあいつ　プロカルシトニン

　細菌感染については，プロカルシトニンが使えるのではないかと思っている人も多いかもしれません．たしかにプロカルシトニンはCRPより細菌感染に対して感度（88％ vs 75％）も特異度（81％ vs 67％）も高いことが報告されています[15]．

- 不明熱について調べた研究では，プロカルシトニン 0.25 ng/mL 以上の不明熱患者では5.9％に細菌感染がありましたが，0.25 ng/mL 未満の患者では11.5％も細菌感染がありました[16]．これではプロカルシトニンが低いほうが細菌感染症を示唆することになってしまいます．
- CRP より良いとされる一方で，どっちつかずな報告もあるのがプロカルシトニンです．
- またカットオフ値をどこにもってくるかで，感度も特異度も変化します．菌血症についてカットオフ値を調べた研究では（表6），カットオフ値を 0.1 ng/mL

表6　プロカルシトニンのカットオフ値ごとの感度・特異度

カットオフ値（ng/mL）	感度（％）	特異度（％）	陽性的中率（％）	陰性的中率（％）
0.1	93.2	27.7	21.2	95.1
1.0	75.6	64.5	32.2	92.2
2.0	66.1	73.2	34.2	91.1
5.0	50.6	82.2	37.0	89.0

（Ann Clin Biochem. 2015 Nov；52（Pt 6）：654-9.）

- 同研究ではCRPについても調べられており，それによるとCRPのカットオフ値を10 mg/dLにしてプロカルシトニンと併用すると感度98.2%となり，プロカルシトニン単独よりも優れていました[17]．CRPが10 mg/dL未満で細菌感染症を疑う場合にプロカルシトニンを追加して，方向づけをするとよいというわけです．
- しかし，CRPについては時間依存性に産生されるタンパクということを考えると，これから上昇してくるのか下降してくるのかは，ERでは分かりませんから，ERでCRPだけをもとに判断するのは危険だと言えます．

プロカルシトニンは除外診断に使えるかもしれない…

Reference

15) Simon L, Gauvin F, Amre DK, et al. Serum procalcitonin and C-reactive protein levels as markers of bacterial infection : a systematic review and meta-analysis. Clin Infect Dis. 2004 Jul ; 39(2): 206-17. Erratum in : Clin Infect Dis. 2005 May ; 40(9): 1386-8.

16) Naito T, Mizooka M, Mitsumoto F, et al. Diagnostic workup for fever of unknown origin : a multicenter collaborative retrospective study. BMJ Open. 2013 Dec ; 3(12): e003971.

17) Kim SY, Jeong TD, Lee W, et al. Procalcitonin in the assessment of bacteraemia in emergency department patients : results of a large retrospective study. Ann Clin Biochem. 2015 Nov ; 52(Pt 6): 654-9.

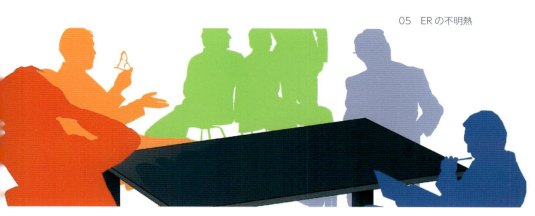

各不明熱の原因の診断方法サマリー

　オーソドックスな不明熱の原因疾患については，スタンダードな診断方法を押さえておきましょう．

副鼻腔炎

- 副鼻腔炎が不明熱の原因として挙げられるのは，多くの場合，鑑別疾患に挙がっていないだけではないでしょうか．忘れやすい熱源として副鼻腔炎を覚えておくだけで，自分の力量をカバーしてくれます．ありふれた疾患だからこそ，バカにせずにしっかりと診断することがジェネラルな力を養うには大切です．
- 不明熱の原因となる副鼻腔炎とは細菌性副鼻腔炎のことで，キーワードはDouble Sickening と Berg ルールです．
- 細菌性副鼻腔炎の特徴は，風邪（上気道炎）をひいていったんよくなったかと思い油断していると，1週間から10日過ぎた頃に症状が悪化して発覚する点です．すなわち，症状が二峰性なのです．このことを Double Sickening と呼びます[18)19)]．
- Berg ルール（**表7**）は細菌性副鼻腔炎の診断ツールとして使われるもので，一つも当てはまらなければ細菌性副鼻腔炎の除外に使え，3点以上あるなら臨床診断を強固にさせます[20)]．
- Berg ルールでは，鼻腔内の膿の貯留を所見の一つとしてカウントしていま

表7 Bergルール

片側優位の膿性鼻汁	1点
片側優位の局所的な痛み	1点
両側の膿性鼻汁	1点
鼻腔内に膿が貯留	1点

点数	感度	特異度	陽性尤度比	陰性尤度比
1点	99%	49%	1.94	0.02
2点	96%	77%	4.17	0.05
3点	81%	89%	7.36	0.21
4点	24%	97%	8.00	0.78

(Acta Otolaryngol. 1988 Mar-Apr；105（3-4）：343-9.)

す．これを得るには，画像的に判断する方法と診察手技で判断する方法があります．

- 画像としてはウォーターズ法（**図4**）というX線撮影法が有名です．上顎洞内に液体貯留があると含気が少ないために膿がある側が白く見え，膿がない側が黒っぽく見えます．この方法の弱点は両側に膿が溜まっていると差が分かりにくいことと，溜まっているものが膿なのか腫瘍なのかは判別できないことです．

- CTやMRIでは膿貯留は比較的簡単に分かります．頭部CTを撮影した時に1スライスだけ撮影範囲に含まれていて写っていることもあり，注意していないと見逃してしまいます．

- 画像に膿を疑う所見があっても，**画像だけでは細菌性なのかウイルス性なのか真菌性なのかまでは分かりません．**慢性的に溜まっている人だってありますので，画像だけで診断しないことが重要です．

- 診察手技ではトランスイルミネーション法（**図5，図6**）というテクニックがあります[21]．画像診断ができない環境でもペンライト（白熱球が適しておりLEDでは難しい．鼻鏡などを使うとよい）があれば可能です．部屋を暗くして前頭洞や上顎洞にペンライトを当て，その透過光を見る方法です．上顎洞の透過光は口腔内から観察します．赤くぼんやり光れば空洞があることを意味し，膿が溜まっている側は透光性が低下して赤く光りません．これも左右差がないと分かりにくいのが弱点です．

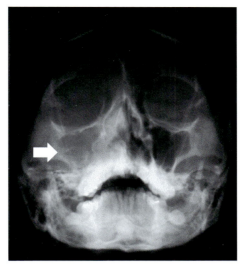

図4 ウォーターズ法
右側の上顎洞に液体貯留があり含気がない．左側は含気があるため黒く抜けて見える（⇨）

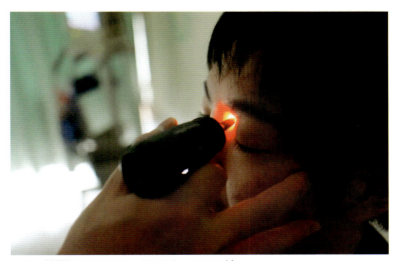

図5 前頭洞のトランスイルミネーション法
部屋を暗くして前頭洞内に放散した明かりを見る

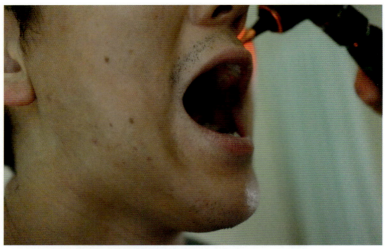

図6　上顎洞のトランスイルミネーション法
部屋を暗くして口腔内から透過光を観察する

Double Sickening と Berg ルールで細菌性副鼻腔炎を診断

Reference

18) Rosenfeld RM, Andes D, Bhattacharyya N, et al. Clinical practice guideline : adult sinusitis. Otolaryngol Head Neck Surg. 2007 Sep ; 137 (3 Suppl) : S1-S31.

19) Lim M, Lew-Gor S, Darby Y, et al. The relationship between subjective assessment instruments in chronic rhinosinusitis. Rhinology. 2007 Jun ; 45 (2) : 144-7.

20) Berg O, Carenfelt C. Analysis of symptoms and clinical signs in the maxillary sinus empyema. Acta Otolaryngol. 1988 Mar-Apr ; 105 (3-4) : 343-9.

21) Pullen RL Jr. Assessing the paranasal sinuses. Nursing. 2010 May ; 40 (5) : 49-50.

腸腰筋膿瘍

・腸腰筋膿瘍の主訴は腰痛や背部痛に加えて歩行困難です[22]．腸腰筋は足を持ち上げる筋肉ですので，ここに膿瘍があると痛みで歩行することができません．

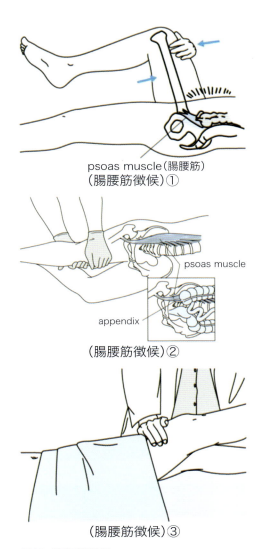

psoas muscle（腸腰筋）
（腸腰筋徴候）①

psoas muscle
appendix
（腸腰筋徴候）②

（腸腰筋徴候）③

図7　腸腰筋徴候

- 感染性心内膜炎，椎体椎間板炎，尿路感染症などから血行性に腸腰筋膿瘍となることが知られています[22]．
- 身体所見では腸腰筋そのものを見る腸腰筋徴候（Psoas Sign）があります（**図7**）．この手法は腸腰筋付近に炎症がある場合も陽性になるため，虫垂炎の身体診察手技としても有名です．
- 造影CTで腸腰筋内の膿瘍形成が確認できれば診断できます[23)24)]．

腰背部痛＋歩行困難＋造影CTで腸腰筋膿瘍を診断

Reference

22) Mallick IH, Thoufeeq MH, Rajendran TP. Iliopsoas abscesses. Postgrad Med J. 2004 Aug；80（946）：459-62.

23) Zissin R, Gayer G, Kots E, et al. Iliopsoas abscess：a report of 24 patients diagnosed by CT. Abdom Imaging. 2001 Sep-Oct；26（5）：533-9.

24) Takada T, Terada K, Kajiwara H, et al. Limitations of using imaging diagnosis for psoas abscess in its early stage. Intern Med. 2015；54（20）：2589-93.

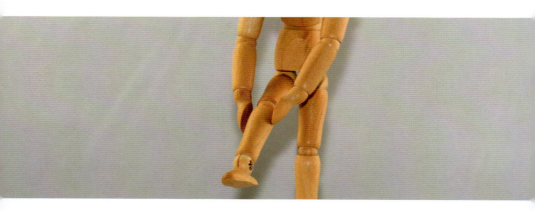

化膿性関節炎

- 関節穿刺や外傷，あるいは血行性に感染性心内膜炎や淋菌感染から化膿性関節炎となることがあります．

- 関節炎の所見（関節の腫脹や圧痛，発赤，可動痛による可動域制限）と，関節穿刺で診断します[25]．
- 関節炎の所見だけでは，痛風や偽痛風，その他の関節炎との鑑別ができません．残念ながら，疑ったら関節穿刺まで行わないと診断がつかないのが実情です．化膿性関節炎であった場合は敗血症になるリスクが高いため，しっかりとドレナージをして治療しなければならず，やはり診断を確定させるための関節穿刺が必要となります．
- 関節液を検査に提出して WBC 数を見ます．化膿性関節炎を疑うのは 100,000/μL 以上からとか，50,000/μL 以上で疑うなどあり，どこで診断確定とするかの線引きが難しいところです[26]．
- 診断が確定できるのは，グラム染色で関節液内に菌体を認めた時と，培養陽性の時です[25]．**全身の液体の中で菌が1匹でもいてはいけないのは髄液と関節液**です．関節液内に菌体を認めたら，たとえ1匹でも化膿性関節炎と考えて治療します．
- グラム染色で菌体が見えなくても除外はできません．グラム染色の感度は 29-50% と低いためです[25]．
- そのため関節液は培養検査に提出しておき，血液培養も採取しておきます．関節液培養の感度は 75-95%，特異度は 90% と報告されています[27]．
- Reiter 症候群（関節炎＋結膜炎＋尿道炎）として知られる淋菌感染症後の関節炎は，性交渉歴や尿道分泌物，子宮頸部の培養を追加して診断します[28]．

疑ったら関節穿刺を行い，穿刺液の WBC 数とグラム染色で評価

Reference

25) Margaretten ME, Kohlwes J, Moore D, et al. Does this adult patient have septic arthritis? JAMA. 2007 Apr ; 297 (13) : 1478-88.

26) Mathews CJ, Coakley G. Septic arthritis : current diagnostic and therapeutic algorithm. Curr Opin Rheumatol. 2008 Jul ; 20 (4) : 457-62.

27) Swan A, Amer H, Dieppe P. The value of synovial fluid assays in the diagnosis of joint disease : a literature survey. Ann Rheum Dis. 2002 Jun ; 61 (6) : 493-8.

28) Belkacem A, Caumes E, Ouanich J, et al. Changing patterns of disseminated gonococcal infection in France : cross-sectional data 2009-2011. Sex Transm Infect. 2013 Dec ; 89（8）: 613-5.

痛風・CPPD（偽痛風・Crowned Dens Syndrome・石灰沈着性頸長筋腱炎）

- 痛風や偽痛風も発熱しCRP高値となります．**発熱とCRPだけで細菌感染症と言えないものの典型例です**．当然ながら抗生物質は無効です．
- 関節炎所見に加えて，こちらも関節穿刺液を偏光顕微鏡で見て，尿酸結晶の貪食像かピロリン酸カルシウム結晶を見ることで診断ができます．ピロリン酸カルシウムはいろいろなところで析出するため，ピロリン酸カルシウム結晶析出疾患でCPPD（Calcium Pyrophosphate Crystal Deposition）と略されています．
- ピロリン酸カルシウム結晶は関節部のX線でも写ることがあり，患部のX線撮影は関節穿刺をむやみにしないために有用です．
- Crowned Dens Syndromeは歯突起周囲の偽痛風のことです[29]．比較的稀だと思われていますが，頸椎のCTで簡単に確認ができるため，意外と多い不明熱の原因疾患です（**図8**）[29]．
- 首が回らない，首の痛み，発熱でERに現れることがあります．歯突起（Dens）が王冠（クラウン）をかぶっているように見えるためCrowned Dens Syn-

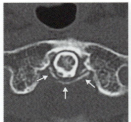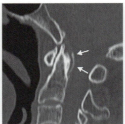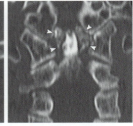

図8　Crowned Dens SyndromeのCT所見（N Engl J Med. 2012 Dec ; 367（23）: e34.）
Dens（歯突起）の周囲に石灰化所見がある（⇨）

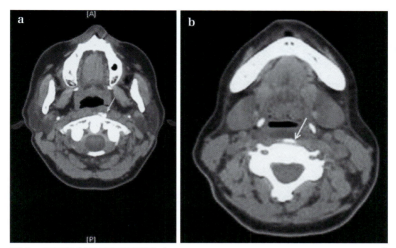

図9 石灰沈着性頸長筋腱炎（Eur Spine J. 2013 May；22 Suppl 3：S434-8.）
頸部CTでa：C1/2レベルとb：C3レベルで頸椎前面に石灰沈着を認める（⇨）

drome と言われます．治療はNSAIDの内服のみで十分です．
・頸長筋腱に偽痛風が起きると，Crowned Dens Syndrome のように頸部痛や回旋痛と発熱でERを受診します．石灰沈着性頸長筋腱炎と呼ばれます[30]．
・頸部X線の側面像やCTなどでC1〜2の椎体前面にある頸長筋に一致して石灰化する像があり，症状に矛盾がなければ診断することができます（**図9**）[30]．こちらもNSAIDなどの内服で十分対応できます．

Crowned Dens Syndromeは偽痛風の仲間

Reference

29) Matsumura M, Hara S. Images in clinical medicine. Crowned dens syndrome. N Engl J Med. 2012 Dec；367（23）：e34.
30) Zibis AH, Giannis D, Malizos KN, et al. Acute calcific tendinitis of the longus colli muscle：case report and review of the literature. Eur Spine J. 2013 May；22 Suppl 3：S434-8.

感染性心内膜炎（IE：Infectious Endocarditis）

- 不明熱の王様は感染性心内膜炎（IE）か結核のどちらかでしょう．どちらも明確な症状を出さずにダラダラと続く熱などが特徴です．
- 感染性心内膜炎の症状は数週間単位のダラダラとした発熱，小さな膿瘍を全

表8 感染性心内膜炎 Duke の診断基準

大基準
1. 血液培養による陽性
a. 典型的な感染性心内膜炎の起因菌が2つの別々な血液培養から検出される ・*Streptococcus viridans*，*Streptococcus bovis*，HACEK※ ・*Staphylococcus aureus*，*Enterococcus* が検出され，他に感染巣がない場合 ※HACEK：Haemophilus 種，Aggregatibacter 種，Cardiobacterium hominis，Eikenella corrodens，Kingella 種 b. 検出菌に関わらず，持続的に血液培養が陽性 ・12時間以上の間隔をあけて採取された血液培養が2回以上陽性 ・3回の血液培養が全て，あるいは4回以上の血液培養のほとんどが陽性（最初と最後の採血間隔は1時間以上）
2. 心内膜病変の存在
a. 心エコーにより以下のいずれかが認められる場合 ・弁または支持組織，弁逆流ジェットの中，または人工物に見られる解剖学的に説明のできない可動性の心臓内腫瘤 ・膿瘍 ・人工弁の新たな部分的裂開 b. 新たな弁閉鎖不全（既存する心雑音の悪化や変化のみでは十分でない）
小基準
1. 素因：素因となる心疾患または静注薬物常用
2. 発熱：38.0℃以上
3. 血管現象：主要動脈塞栓，敗血症性肺梗塞，感染性動脈瘤，頭蓋内出血，結膜出血，Janeway lesion
4. 免疫学的現象：糸球体腎炎，Osler's nodes，Roth 斑，リウマトイド因子陽性
5. 微生物学的所見：血液培養陽性であるが大基準を満たさない場合，あるいは感染性心内膜炎として納得できる活動性炎症の血清学的所見
6. 心エコー所見：心エコーでは感染性心内膜炎を疑うが大基準を満たさない場合
確定診断：大基準2項目，または大基準1項目＋小基準3項目，または小基準5項目を満たす場合
可能性大：大基準1項目＋小基準1項目，または小基準3項目を満たす場合

- 身のいろいろな場所に作るために起きる脳梗塞や腎梗塞，脾梗塞といった梗塞，あるいは心不全の原因となって ER に現れます[31)32)]．
- そのため非常に症状が多彩で，発熱の他に片麻痺や腰背部痛，呼吸困難などで，単独で症状が出ている時は診断が非常に難しく，血液培養が陽性になって初めて気づくことがあります．
- 診断は新規に出現した心雑音（拡張期），オスラー結節や Janeway lesion，結膜の点状出血，爪下出血，Roth 斑が有名ですが，最も大きく診断に寄与するのは血液培養です[31)]．
- これまで多くの医師が血液培養に助けられ，血液培養をとっていないことに泣きました．
- 特に血液培養からブドウ球菌が検出された時は，疑いの段階から積極的に感染性心内膜炎を疑って確定診断にもっていきます．
- Duke の診断基準（**表 8**）にあるように，確定させるには 12 時間以上の間隔をあけてとった血液培養や 3 回連続血液培養が陽性になるといった，血液培養を複数セット行うのが 1 点，心エコーで疣贅を発見するのが 1 点です[33)]．
- 非常に疑わしい場合は，経胸壁エコーだけでなく経食道エコーを行い，疣贅を探しにいきます．

不明熱では必ず IE を鑑別疾患に入れて血液培養を採取

Reference

31) Habib G, Lancellotti P, Antunes MJ, et al. 2015 ESC Guidelines for the management of infective endocarditis : The Task Force for the Management of Infective Endocarditis of the European Society of Cardiology (ESC). Endorsed by : European Association for Cardio-Thoracic Surgery (EACTS), the European Association of Nuclear Medicine (EANM). Eur Heart J. 2015 Nov ; 36 (44) : 3075-128.

32) Baddour LM, Wilson WR, Bayer AS, et al. Infective Endocarditis in Adults : Diagnosis, Antimicrobial Therapy, and Management of Complications : A Scientific Statement for Healthcare Professionals From the American Heart Association. Circulation. 2015 Oct ; 132 (15) : 1435-86.

33) Durack DT, Lukes AS, Bright DK. New criteria for diagnosis of infective endocarditis : utilization of specific echocardiographic findings. Duke Endocarditis Service. Am J Med. 1994 Mar ; 96（3）: 200-9.

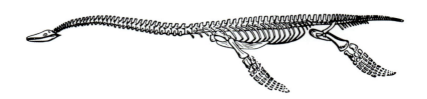

■ 椎体椎間板炎

- 不明熱の中でも診断のつけにくさでは1位，2位を争うのが椎体椎間板炎かもしれません．
- 椎体椎間板炎のほぼ100％は初診時に診断がつかず，診断までの時間は平均で7週間もあります[7]．
- 腰痛が86％で症状としては最も多く，部位としては腰椎が58％，胸椎30％，頸椎11％とその脊椎でも起こり得ますが，最多は腰椎です[34]．
- 硬膜外膿瘍や心内膜炎を合併することが多いため，同時にそれらの検索も必要になります．
- 診断のための検査の中心となるのはX線とMRI，CTガイド下生検になります[35]．
- X線は検査としては行いやすいのですが，感度が低いため椎体の圧壊や終板の不整を認めていなくとも除外はできません．
- MRIの感度は90％あるためT_2強調画像で高輝度の椎体や椎間板を認めることができれば診断できます[36]．しかし，除外のためには，最初にMRIで所見がなくても，2-3週間しないと検査が陽性にならないこともあるため，1回目のMRIだけでは除外ができません．
- MRIでも除外ができずに疑わしい場合は骨や椎間板の生検を行い，培養に提出します．
- ERで誤診されるのは感染によってモロモロになった椎体の圧壊が起きる，

熱源不明なまま圧迫骨折とされてしまうためです．しかも，腰部の感染が多いため，圧迫骨折の病変部位と重なっていてだまされやすいというのがあります．少なくとも，頸椎や胸椎の圧迫骨折のような，頻度の低い圧迫骨折を見た時や，受傷機転が特にない圧迫骨折を見た時，先行する数週間の腰痛の後の圧迫骨折では，椎体椎間板炎を疑ってもよいと思います．
・不自然な病歴の影に隠れた疾患の一つと言えるでしょう．
・感染性心内膜炎（IE）の合併が多いため，椎体椎間板炎を疑った場合は IE がないか検索することになります．

不自然な圧迫骨折を見たら椎体椎間板炎も疑う

Reference

34) Zimmerli W. Clinical practice. Vertebral osteomyelitis. N Engl J Med. 2010 Mar ; 362（11）: 1022-9.

35) Lew DP, Waldvogel FA. Osteomyelitis. Lancet. 2004 Jul ; 364(9431): 369-79.

36) An HS, Seldomridge JA. Spinal infections : diagnostic tests and imaging studies. Clin Orthop Relat Res. 2006 Mar ; 444 : 27-33.

輸入感染症（マラリア・デング熱など）

・マラリアやデング熱，チクングニア熱などの輸入感染症診断の最初の一歩は流行地域への渡航歴を把握することです．
・これらは疑わなければ鑑別に挙がらない疾患でしょうし，日本では頻度が多いわけではないため，診断のために何を検査すればよいのかが分からないと思います．そこで，ここでは疑った場合にどのように診断していくかを述べます．
・マラリアの検査はマラリア原虫をギムザ染色し塗抹標本の中に探しますが，最も重症化しやすい熱帯熱マラリアでは発熱のピーク時でないと原虫が見えないために，最低でも3日連続，可能であれば48時間までに6-12時間おきに検査に出します[37]．

- 日本はマラリアが多くないため，マラリア検査をする検査技師が診断に慣れていないことがあります[38]．そのため，海外で示される文献よりも顕微鏡検査の感度は低い可能性があります．そういった理由もあり，繰り返し検査を提出することがアプローチとしては大切です．
- デング熱は発熱に皮疹を伴うのがマラリアと違うところです[39]．
- 特徴的所見として，採血のために駆血した腕に点状出血を来します．これをターニケットテストといい，点状出血が1インチ四方あたり20個以上あれば陽性と判定します．
- デング熱の出血傾向を見るためのものですから，他の原因で出血傾向であってもターニケットテストは陽性になります．ターニケットテストだけでなく，その他の出血傾向所見（紫斑，消化管出血，メレナなど）も診断の役に立ちます．
- 一般採血では血小板減少（100,000/mm^{3}以下）やWBC減少がありますが，特異的ではありません．
- 検査は保健所などに連絡し，NS1抗原キットやPCR検査を行うことでできます．

マラリア検査は疑うなら数回行う

Reference

37) Griffith KS, Lewis LS, Mali S, et al. Treatment of malaria in the United States : a systematic review. JAMA. 2007 May ; 297 (20) : 2264-77.

38) Milne LM, Kyi MS, Chiodini PL, et al. Accuracy of routine laboratory diagnosis of malaria in the United Kingdom. J Clin Pathol. 1994 Aug ; 47 (8) : 740-2.

39) Duber HC, Kelly SM. Febrile illness in a young traveler : dengue fever and its complications. J Emerg Med. 2013 Oct ; 45 (4) : 526-9.

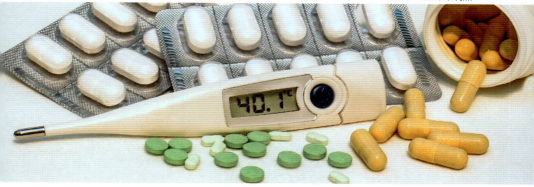

薬剤熱

- 薬剤熱は不明熱の中で，必ず鑑別に入れておきたい原因です．そうでないと感染症と思って抗生物質を追加で投与してしまったり，他にもいろいろな薬剤を投与して，右往左往し，長期間原因にたどり着けないということがあります．
- 診断は薬剤を中止することで解熱すれば確定となりますが，一般的に知られている休薬後48-72時間で解熱という定義については，議論が分かれる報告が出ています．
- 薬剤熱を疑うヒントは比較的元気な比較的徐脈です．比較的徐脈はβブロッカーを内服しているとマスクされてしまうため分かりませんので，必要がなければ中止しておく必要があります．
- 比較的元気な比較的徐脈に，肝酵素の上昇や好酸球の上昇，皮疹があれば更に強く薬剤熱を疑います．
- 薬剤によって薬剤熱を起こしやすいものと，そうでないものがあります．薬剤熱を起こしやすいものについては，一覧を把握しておくとよいでしょう（**表9**）[40]．

CHAPTER 2 ジェネラルケース

表9 薬剤熱になりやすい薬

高頻度	中程度	低頻度
アトロピン	アロプリノール	サリチル酸
アムホテリシンB	アザチオプリン	ステロイド
アスパラギナーゼ	シメチジン	アミノグリコシド
バルビツレート	ヒドララジン	マクロライド
ブレオマイシン	ヨード	テトラサイクリン
メチルドパ	イソニアジド	クリンダマイシン
ペニシリン	リファンピシン	クロラムフェニコール
セファロスポリン	ストレプトマイシン	ビタミン剤
フェニトイン	イミペネム	
プロカインアミド	バンコマイシン	
キニジン	ニフェジピン	
サリチル酸（高用量）	NSAID	
サルファ剤	メトクロプラミド	
インターフェロン		

（Am J Med Sci. 1987 Oct ; 294（4）: 275-86.）

薬剤熱は比較的元気な比較的徐脈

Reference

40) Mackowiak PA. Drug fever : mechanisms, maxims and misconceptions. Am J Med Sci. 1987 Oct ; 294 (4) : 275-86.

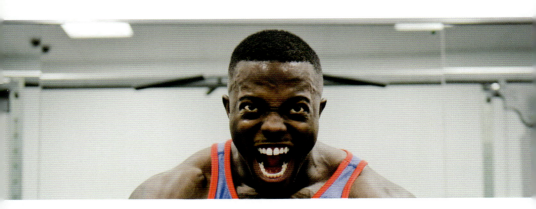

悪性高熱・悪性症候群

- 悪性高熱は吸入麻酔薬と筋弛緩薬，カフェインによって誘発される，麻酔が関連した体温上昇です．全身麻酔中にも全身麻酔後にも発症することがあります．そのため，ER で悪性高熱を見る機会は少ないかもしれませんが，他院より転院で治療をお願いしたいと搬送されてくることがあります．
- 特定の薬剤に対する骨格筋の感受性の問題と考えられているため，遺伝的要因でなるとも言われています[41]．決して薬だけが悪いわけではないようです．
- 悪性症候群は抗精神病薬や三環系抗うつ薬，抗パーキンソン薬の中止や減量によって生じる発熱を起こします．ポイントは悪性高熱や薬剤熱のように開始薬ではなく，中止・減量薬というところです．
- 中止・減量後 24 時間以内の発症が 16％，1 週間以内の発症が 66％，30 日以内の発症が 96％と報告されるように，1 週間を超えてから発症することもあり，病歴聴取がなかなか難しいところです[42]．
- それぞれの臨床的特徴の共通しているところと，相違しているところを**表 10** にまとめました．悪性症候群の診断基準は早期発見に有効な Levenson の基準（**表 11**）[43]と，確定診断を行うのに使える Caroff and Mann の基準（**表 12**）[44]があります．
- 悪性症候群に似たセロトニン症候群は，交感神経系の著しい亢進症状（発汗，散瞳，高血圧，頻脈など）がメインとなります[45]．一応発熱しますが，主訴は不穏や興奮といった見た目に目立つものになるはずです．原因薬剤も違っていて，SSRI の過量投与や，SSRI を MAO 阻害薬やセロトニン作動薬と併用した場合に出現します．

硬直の悪性高熱・悪性症候群，興奮の悪性症候群・セロトニン症候群

表 10 悪性高熱と悪性症候群の差異

	共通部分	相違部分
悪性高熱	高体温，頻脈，筋硬直，ダントロレンで治療	麻酔薬・筋弛緩薬開始後に発症，原因不明の $EtCO_2$ の上昇
悪性症候群		薬剤中止・減量後に発症，意識障害

表 11 Levenson の診断基準

大症状	発熱 筋硬直 CK 上昇
小症状	頻脈 血圧異常 呼吸促迫 意識障害 発汗 白血球増加
1）大症状 3 つ 2）大症状のうち 2 つ＋小症状のうち 4 つ 1）または 2）を満たした場合に悪性症候群と診断	

（Am J Psychiatry. 1985 Oct；142（10）：1137-45.）

表 12　Caroff and Mann の診断基準

1）発症前 7 日以内の抗精神病薬の使用の既往
2）38℃以上の高熱
3）筋硬直
4）以下のうち 5 項目 ・意識障害 ・頻脈 ・頻呼吸あるいは低酸素血症 ・高血圧あるいは低血圧 ・発汗あるいは流涎 ・振戦 ・尿失禁 ・CK 上昇あるいはミオグロビン尿 ・白血球増加 ・代謝性アシドーシス
5）他の薬物性，全身性または精神神経疾患の除外

（J Clin Psychiatry. 2011 Sep；72（9）：1222-8.）

Reference

41) MacLennan DH, Phillips MS. Malignant hyperthermia. Science. 1992 May；256（5058）：789-94.

42) Caroff SN, Mann SC. Neuroleptic malignant syndrome and malignant hyperthermia. Anaesth Intensive Care. 1993 Aug；21（4）：477-8.

43) Levenson JL. Neuroleptic malignant syndrome. Am J Psychiatry. 1985 Oct ; 142 (10) : 1137-45.
44) Gurrera RJ, Caroff SN, Cohen A, et al. An international consensus study of neuroleptic malignant syndrome diagnostic criteria using the Delphi method. J Clin Psychiatry. 2011 Sep ; 72 (9) : 1222-8.
45) Haddow AM, Harris D, Wilson M, et al. Clomipramine induced neuroleptic malignant syndrome and pyrexia of unknown origin. BMJ. 2004 Dec ; 329 (7478) : 1333-5.

クロストリジウム・ディフィシル感染症（CDI）

- 偽膜性腸炎として有名なCDIは，不明熱の主要な原因の1つです．抗生物質投与後に発症するため，入院後の疾患と思われがちですが，外来で抗生物質が投与された後の原因不明の発熱であったり，高齢者施設で原因不明の発熱がある場合には十分に鑑別疾患に入ります．
- 診断はCDトキシンを測定します．CDトキシンにはAとBがありますが，BはAの10倍毒性が強いためトキシンBが陽性であるかどうかが重要です[46]．
- CDトキシンは非常に特異度が高いのですが，感度が62-87％と低いため，CDIを除外するためには3回の提出が必要となります[47]．

CDトキシンB陽性が重要

Reference

46) Vargas SO, Horensky D, Onderdonk AB. Evaluation of a new enzyme immunoassay for *Clostridium difficile* toxin A. J Clin Pathol. 1997 Dec ; 50 (12) : 996-1000.
47) De Girolami PC, Hanff PA, Eichelberger K, et al. Multicenter evaluation of a new enzyme immunoassay for detection of *Clostridium difficile* enterotoxin A. J Clin Microbiol. 1992 May ; 30 (5) : 1085-8.

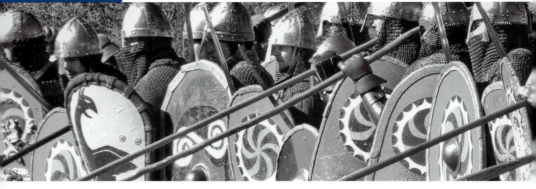

膠原病関連疾患

- 関節リウマチや SLE に PMR など，不明熱の原因として鑑別に大きなウエイトを占めているのが膠原病関連疾患です．
- 個々の分類基準を暗記しておくのはとても大変で，診断のためにどの検査が必要かまで全て覚えるのは難しいかもしれません．そのため，疑った疾患ごとの診断に必要な検査対応表が役に立ちます（**表 13**）．
- **表 14～表 23** に各膠原病関連疾患の診断基準と分類基準をまとめておきました．

表 13　各膠原病関連疾患の診断・分類に必要な検査項目一覧

	RF	抗CCP抗体	CRP	ESR	抗核抗体	抗dsDNA抗体	抗Sm抗体	抗リン脂質抗体	補体	直接クームス試験	抗セントロメア抗体	抗Scl70抗体	抗RNAポリメラーゼIII抗体	抗Jo1抗体	抗Ro/SS-A抗体またはSS-B抗体	抗U1-RNP抗体	ACPA
RA	●	●	●	●													
SLE					●	●	●	●	●	●							
SCL											●	●	●				
PM/DM			●	●										●			
SjS															●		
MCTD																●	
PMR	●		●	●													●
RS3PE	●																
成人Still	●				●												

RA：関節リウマチ，SLE：全身性エリテマトーデス，SCL：全身性硬化症，PM/DM：多発性筋炎/皮膚筋炎，SjS：シェーグレン症候群，MCTD：混合性結合組織病，PMR：リウマチ性多発筋痛症，RS3PE：RS3PE 症候群

表14 関節リウマチの分類基準

関節リウマチ分類基準	
関節症状の分布	Score
大関節[※1] 1ヵ所	0
大関節 2-10ヵ所	1
小関節[※2] 1-3ヵ所（大関節は数えない）	2
小関節 4-10ヵ所（大関節は数えない）	3
11関節以上（少なくとも1つの少関節を含む）[※3]	5
血清学的検査	
RF陰性かつ抗CCP抗体陰性	0
RF弱陽性または抗CCP抗体弱陽性	2
RF強陽性[※4]または抗CCP抗体強陽性	3
症状持続時間	
6週間未満	0
6週間以上	1
急性期反応	
CRP正常かつESR正常	0
CRP以上またはESR異常	1
合計6点以上で関節リウマチと分類できる	
※1 肩, 肘, 股, 膝, 足関節 ※2 手関節, 手指, 足趾関節 ※3 顎, 胸鎖, 肩鎖関節を含めてよい ※4 正常上限の3倍以上	

(2010 ACR/EULAR Classification Criteria for RA)

表15 SLE分類基準

SLE分類基準	
臨床11項目	
急性皮膚ループス	皮膚筋炎を除外する, 蝶形紅斑, 水疱性ループス, 中毒性表皮壊死症, 斑状丘疹状ループス皮疹, 光線過敏, 亜急性皮膚ループス
慢性皮膚ループス	円盤状皮疹, 過形成ループス, ループス脂肪織炎, 粘膜ループス, 慢性ループスエリテマトーデス, 凍瘡状ループス, 円盤状ループスと扁平苔癬の重複
口腔内潰瘍	口蓋, 頬部, 舌, 鼻腔潰瘍
非瘢痕性脱毛	びまん性の薄毛, 損傷した毛髪
滑膜炎	2ヵ所以上の関節腫脹または滑液貯留, 2ヵ所以上の関節痛と30分以上の朝のこわばり
漿膜炎	胸膜炎, 心嚢液貯留, 心外膜炎
腎症	尿蛋白/尿Cre比で500 mg/day以上の蛋白尿または赤血球円柱
神経症状	痙攣, 精神障害, 多発性単神経炎, 脊髄炎, 末梢神経障害, 脳神経障害, 急性錯乱状態
溶血性貧血	貧血と黄疸（Hb低下, 網赤血球増加, 関節BiL上昇, 尿中ウロビリン体増加, ハプトグロビン低下, 赤芽球増加）
白血球/リンパ球減少	WBC＜4,000/mm^3, リンパ球＜1,000/mm^3
血小板減少	PLT＜100,000 mm^3
免疫6項目	
抗核抗体 抗dsDNA抗体 抗Sm抗体	
抗リン脂質抗体	ループスアンチコアグラント陽性, 迅速血漿レアギンテスト偽陽性, 中〜高力価の高カルジオリピン抗体陽性, 高β_2グリコプロテイン抗体陽性
低補体血症	
直接クームス試験陽性	溶血性貧血がない場合に陽性
臨床・免疫項目からそれぞれ1項目以上, 合計4項目でSLEと診断する	
※項目が同時に出現しなくともよい ※腎生検でSLE腎症があり抗核抗体か抗dsDNA抗体陽性であればSLEと分類する	

(*Arthritis Rheum* 64 : 2677-86, 2012)

表16 全身性硬化症分類基準

全身性硬化症分類基準	
項目	Score
両手指のMCP関節より近位の皮膚硬化	9
手指の皮膚硬化：腫脹した指（2点），PIPからMCPまでの皮膚硬化（4点）	2 or 4
指尖部：潰瘍（2点），陥凹性瘢痕（3点）	2 or 3
毛細血管拡張症	2
爪郭部毛細血管異常	2
肺動脈性肺高血圧症または間質性肺炎	2
レイノー現象	3
抗セントロメア抗体，抗Scl70抗体，抗RNAポリメラーゼIII抗体	3
合計9点以上で全身性硬化症と分類できる	
※手指硬化のない場合，類似する疾患には適応しない	

(*Ann Rheum Dis* 72：1747-55, 2013)

表17 PM/DM診断基準

PM/DM Bohan & Peterの診断基準
項目
四肢近位筋，頸部屈筋の対称性筋力低下 筋原性酵素上昇 筋電図所見 組織所見：筋線維変性・壊死・萎縮・再生，炎症性細胞の浸潤 皮膚症状：ヘリオトロープ疹，ゴットロン徴候，関節伸側の落屑性紅斑
Definite：4項目以上（皮膚筋炎は皮膚症状を含む） Probable：3項目以上（皮膚筋炎は皮膚症状を含む） Possible：2項目以上（皮膚筋炎は皮膚症状を含む）

(*N Engl J Med* 292：344-7.)

厚労省 PM/DM診断基準
項目
1. 皮膚症状：ヘリオトロープ疹またはゴットロン徴候 2. 上肢または下肢近位筋の筋力低下 3. 筋肉の自発痛または把握痛 4. CK上昇 5. 筋電図の筋原性変化 6. 関節炎・関節痛 7. 全身性炎症反応（発熱，CRP，ESR） 8. 抗Jo1抗体陽性 9. 筋生検
皮膚筋炎：1+2〜9の中から4項目以上 多発性筋炎：2〜9の中から4項目以上

表18 シェーグレン症候群の診断基準

厚生省シェーグレン症候群診断基準
1. 生検組織検査（次のいずれかを認める）
口唇腺組織4 mm²あたり1 focus以上（導管周囲に50以上のリンパ球浸潤） 涙腺組織で4 mm²あたり1 focus以上
2. 口腔検査（次のいずれかを認める）
唾液腺造影でstage I（直径1 mm未満の小点状陰影）以上の異常所見 唾液分泌量低下（ガム試験にて10分間で10 mL以下またはサクソンテストにて2分間で2 g以下）があり，かつ唾液腺シンチグラフィにて機能低下の所見
3. 眼科検査（次のいずれかを認める）
シルマー試験で5分間に5 mm以下で，かつローズベンガル試験で3以上 シルマー試験で5分間に5 mm以下で，かつ蛍光色素試験で陽性
4. 血清検査（次のいずれかを認める）
抗Ro/SS-A抗体陽性 抗Ro/SS-B抗体陽性
上記4項目のうち2項目以上で診断する

表19 MCTD診断基準

厚生労働省MCTD診断基準	
共通所見	
レイノー現象 指または手背の腫脹 肺高血圧症	
免疫学的所見	
抗U1-RNP抗体	
混合所見	
SLE様所見	多発関節炎，リンパ節腫脹，顔面紅潮，心膜炎または胸膜炎，白血球減少または血小板減少
強皮症様所見	手指の限局性皮膚硬化，肺線維症，食道蠕動運動低下・拡張
多発性筋炎様所見	筋力低下，筋原性酵素上昇，筋電図筋原性異常所見
共通所見のうち1つ，免疫学的所見，混合所見のうち2つの全てを満たす場合，MCTDと診断する	

表20 リウマチ性多発筋痛症の分類基準

リウマチ性多発筋痛症分類基準		
項目	US（−）	US（＋）
朝のこわばり（45分を超える）	2	2
殿部痛または動きの制限	1	1
RF陰性，ACPA陰性	2	2
肩・腰以外の関節症状がない	1	1
関節エコーで，肩・股関節の滑液包炎		1
関節エコーで，両肩の滑液包炎		1

50歳以上，両肩の痛み，CRPまたはESR上昇
US（−）→4点以上でPMRに分類
US（＋）→5点以上でPMRに分類
US：三角筋下滑液包炎，二頭筋腱鞘滑膜炎，肩甲上腕滑膜炎，股関節滑膜炎，転子部滑液包炎を確認する

(*Ann Rheum Dis* 71：484-92, 2012)

表21 RS3PE症候群の診断基準

McCartyのRS3PE症候群診断基準
項目
1. 急性発症の両側左右対称性多発関節炎 2. 両側手背部の圧痕浮腫 3. 50歳以上 4. RF陰性
1～4を全て満たす
RS3PE：Remitting Seronegative Symmetrical Synovitis with Pitting Edema. 手背圧痕浮腫を伴う寛解性，左右対称性，RF陰性，急性発症の関節炎という意味． ※PMRでは筋肉痛はあるがRS3PEでは認めない ※高齢発症RAとの鑑別が必要 ※悪性腫瘍随伴で発症することがある

（*JAMA* 254：2763-7, 1985）

表22 成人Still病の分類基準

成人Still病の分類基準
大項目
発熱（39℃以上，1週間以上） 関節痛（2週間以上） 典型的皮疹 WBC≧10,000/μLおよびNeut≧80%
小項目
咽頭痛 リンパ節腫脹あるいは脾腫 肝機能異常 RF陰性および抗核抗体陰性
大項目2つ以上を含む計5項目以上で診断 ※感染症，悪性腫瘍，他の膠原病を除外する

（*J Rheumatol* 19：424-30, 1992）

表23 ベーチェット病診断基準

厚生労働省ベーチェット病診断基準
主症状
口腔潰瘍 皮膚症状 眼症状 外陰部潰瘍
副症状
関節炎 副睾丸炎 消化器病変 血管病変 中枢神経病変
完全型：主症状4つ 不全型：主症状3つ，主症状2つ+副症状2つ，眼症状+主症状1つ，眼症状+副症状2つ 疑い：主症状の一部が出現 特殊病型：腸管型，血管型，神経型 検査所見：針反応，ESR，CRP，WBC，HLA-B51

血管炎

　膠原病関連疾患の中でも診断が難しいのが血管炎ではないでしょうか．不明熱に占める膠原病関連疾患の中の10%が血管炎と言われていて，頻度が低く，全身の様々な部位に所見を出してくるため，診断にたどり着くのを難しくしています[48]．

- 所見を組み合わせて考えることになるため，ROSや全身をくまなく診察して所見をとることが，診断のために効力を発揮します．
- 血管炎は，どの血管に炎症が起きているかで分類されることが多く，その分類の仕方も血管のサイズでまとめられることがよくあります[49]．頭の中を整理する時に役立ちますので，**図10**のように理解しておくとよいでしょう．
- 血管炎の診断のゴールドスタンダードは生検です．最終的には生検によって炎症細胞の浸潤を証明することが診断には必要です．

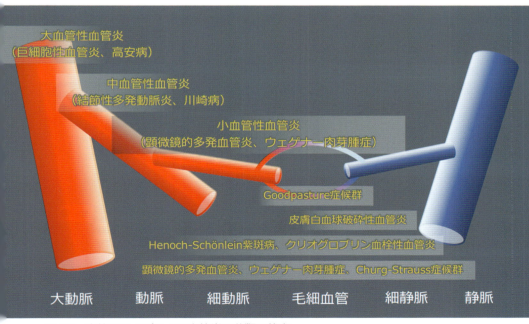

図10　血管のサイズによる血管炎の分類の仕方

(N Engl J Med. 1997 Nov；337 (21)：1512-23.)

CHAPTER 2　ジェネラルケース

表24　各血管炎を疑う症状の一覧

疾患名	特有の症状	高血圧	頭痛	鼻出血	咳	血痰	胸部症状	息切れ	腹痛	腎障害	しびれ	麻痺	多神経炎
高安病（高安動脈炎）	めまい，血圧左右差，冷感	●	●	●			●	●		●	●		
側頭動脈炎	側頭動脈の圧痛，視力障害・複視，関節痛		●										
結節性多発動脈炎	単神経炎	●						●	●	●	●	●	
顕微鏡的多発血管炎	貧血	●			●	●				●			
ウェゲナー肉芽腫症	鼻汁，鞍鼻			●	●	●				●			●
好酸球性多発血管炎性肉芽腫症（Churg-Strauss症候群）	喘息							●			●		●
Henoch-Schönlein紫斑病	嘔吐，血便								●				
クリオグロブリン血栓性血管炎	レイノー現象，皮膚潰瘍，網状皮斑，寒冷蕁麻疹												
Goodpasture症候群	浮腫				●	●				●			

表25　各血管炎の診断に必要な検査項目の一覧

疾患名	WBC	PLT	CRP	BUN	Cre	血沈	補体	RF	IgG	IgA	IgE	MPO-ANCA	PR3-ANCA	タンパク尿	血尿	円柱尿
高安病（高安動脈炎）	●		●			●			●	●						
側頭動脈炎						●										
結節性多発動脈炎	●	●	●									●				
顕微鏡的多発血管炎			●	●	●							●		●	●	
ウェゲナー肉芽腫症	●			●	●								●			
好酸球性多発血管炎性肉芽腫症（Churg-Strauss症候群）	●	●						●			●	●				
Henoch-Schönlein紫斑病																
クリオグロブリン血栓性血管炎							●	●								
Goodpasture症候群			●	●	●									●	●	●

・血管炎には総じて，共通する症状があります．血管は全身のいたるところにあるため，発熱の他に，倦怠感や易疲労感，多発関節炎（関節腫脹・関節痛），筋肉痛，紫斑，体重減少が共通した症状です．
・全てがそろっていないこともあるでしょうが，だるくて節々に痛いところが多いという訴えの人は，ウイルス感染でも十分にあり得ますから，それに加えて紫斑があるかどうかが血管炎を疑うキーになるでしょう．
・皮疹が紫斑かどうかはガラスを当てて皮疹の消退がないことで確認できます．
・症状や検査をまとめておくと便利です（**表 24**，**表 25**）．

血管炎を疑うのは倦怠感・多発関節炎・筋肉痛・体重減少＋紫斑の不明熱

Reference

48) Mourad O, Palda V, Detsky AS. A comprehensive evidence-based approach to fever of unknown origin. Arch Intern Med. 2003 Mar；163 (5)：545-51.

49) Jennette JC, Falk RJ. Small-vessel vasculitis. N Engl J Med. 1997 Nov；337 (21)：1512-23.

ディープ・アプローチ

マイナーな不明熱の原因

不明熱の原因に何があるか,いろいろな研究報告があります.感染症が地域によって分布が違うように,不明熱の原因も地域によって分布が違います.日本では不明熱の原因としてトップに挙がるのは結核となっていますが[1],結核流行国だからでしょう.また不明熱の原因として固形がんは比較的頻度が低い傾向にあります.これは CT や MRI といった,画像診断装置の人口に対する割合が世界最多であることから理解できます(**図1,図2**)[2].

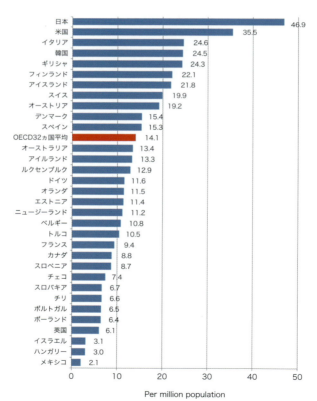

図1 MRI 人口100万人あたりの配備数

(Health at a Glance 2015)

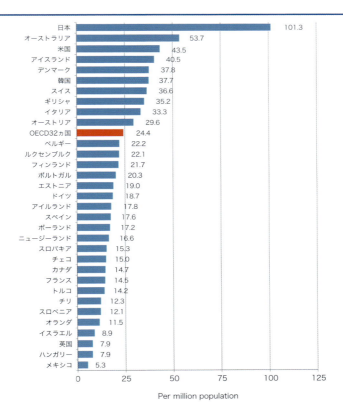

図2　CT　人口100万人あたりの配備数

(Health at a Glance 2015)

不明熱の原因として，日本では固形がんは言うほど少なくないと思っておいてよさそうです．

　高齢化の進んだ地域での統計では PMR（リウマチ性多発筋痛症）が多くなります[3]．他に日本に多いのは菊池病（組織球性壊死性リンパ節炎）でしょうか．Iikuni ら[4]の報告では，不明熱全体の 3.9％が菊池病だったとしています（**図3**）．これらはまだ不明熱の原因としてはメジャーなほうですが，更にマイナーな原因について知っておくと鑑別の幅が広がります．

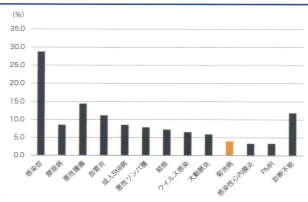

図3　日本での不明熱の原因 (Intern Med. 1994 Feb；33(2)：67-73.)

表1　血球貪食症候群の診断基準

1．1週間以上持続する高熱
2．原因不明の進行性の少なくとも2系統以上の血球減少
3．骨髄中の成熟組織球の増加（有核細胞の3％以上，あるいは2,500細胞/μL以上で，著明な血球貪食像を伴う）あるいは肝臓，脾臓，リンパ節の血球貪食細胞の増加

血球貪食症候群

　血球貪食症候群と言えば汎血球減少症の鑑別疾患として有名ですが，それほど頻度が高くなくERで診断するのは難しいかもしれません．気づくとしたら，先行する感染症があり，肝機能障害や，解熱薬がなかなか効かないやっかいな高熱を見た時でしょうか[5]．診断基準（**表1**）の中に，1週間以上持続する高熱があるため，何度もERに来院する高熱患者で汎血球減少を見かけた時に，鑑別疾患に挙がるかどうかが診断できるかどうかを決めます．フェリチンが高値になることがあり，フェリチンが"使えるあいつ"になる瞬間です．診断のためにはマルク（骨髄検査）を行い，血球を貪食したマクロファージを見る必要があります．

菊池病（組織急性壊死性リンパ節炎）

　不明熱の鑑別疾患の中で，著明なリンパ節腫脹を伴うものの中に菊池病が

あります．リンパ腫脹には痛みがあり，原因不明の発熱として現れます[6]．悪性リンパ腫と間違えられることも多く，診断のためにはリンパ節生検をするしかないのですが，数週間ほどで自然軽快するため，菊池病の診断目的というよりは悪性リンパ腫の除外目的にリンパ節生検をすることで，結果的に分かることがあります．CTなどで頸部周辺にボコボコになったリンパ節腫脹を見た時に鑑別疾患に入れましょう．

特発性細菌性腹膜炎（SBP）

特発性細菌性腹膜炎はできれば出会いたくない疾患です．ERで遭遇したら見逃す自信があります．というのも細菌性腹膜炎という名前がついているのに，腹部所見などの身体所見がないことが多く，原因不明の熱と意識障害だけということがあるためです．肝硬変や心不全のために腹水のある人で，原因不明の発熱を見たら疑うのですが，そのためには腹水が増加したかどうかを指標にします[7]．当然，普段の腹水量を把握していないと分かりません．診断のためには腹水穿刺をして，腹水の中にWBC＞250/μLを認めること，腹水グラム染色での菌体の検出，腹水培養が陽性であることを確認しないといけません．

これらの疾患の診断が難しいのは，マルク，リンパ節生検，腹水穿刺と，最終的には侵襲性の高い検査をしなければならないことに加え，そのための意思決定をして原因不明な時点で患者に説明をしなければならないという，ハードルの高さにあります．

Deep Reference
1) Shoji S, Imamura A, Imai Y, et al. Fever of unknown origin : a review of 80 patients from the Shin'etsu area of Japan from 1986-1992. Intern Med. 1994 Feb ; 33（2）: 74-6.

2) Health at a Glance 2015 : OECD Indicators.
http://www.oecd-ilibrary.org/sites/health_glance-2015-en/06/02/index.html?contentType=%2fns%2fChapter%2c%2fns%2fStatisticalPublication&itemId=%2fcontent%2fchapter%2fhealth_glance-2015-31-en&mimeType=text%2fhtml&containerItemId=%2fcontent%2fserial%2f19991312&accessItemIds=&option6=imprint&value6=http%3a%2f%2foecd.metastore.ingenta.com%2fcontent%2fimprint%2foecd (accessed 5 April 2017).

3) Naito T, Mizooka M, Mitsumoto F, et al. Diagnostic workup for fever of unknown origin : a multicenter collaborative retrospective study. BMJ Open. 2013 Dec ; 3 (12) : e003971.

4) Iikuni Y, Okada J, Kondo H, et al. Current fever of unknown origin 1982-1992. Intern Med. 1994 Feb ; 33 (2) : 67-73.

5) Fauci AS, Braunwald E, Kasper DL, et al (2008) : Harrison's Principles of Internal Medicine 17th ed. McGraw-Hill Professional, p663

6) Kucukardali Y, Solmazgul E, Kunter E, et al. Kikuchi-Fujimoto Disease : analysis of 244 cases. Clin Rheumatol. 2007 Jan ; 26 (1) : 50-4. Epub 2006 Mar 15.

7) Ginès P, Cárdenas A, Arroyo V, et al. Management of cirrhosis and ascites. N Engl J Med. 2004 Apr ; 350 (16) : 1646-54.

CHAPTER 2　ジェネラルケース

06

General Case
ジェネラルケース
アルコール関連疾患
cohol related diseases

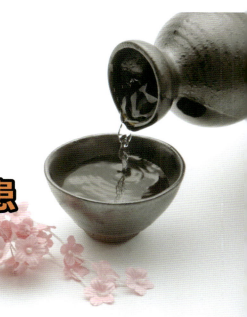

■ ERのアルコール関連疾患

　夜のERというと，お酒に酔った人がスタッフにクダを巻いている，そんなイメージもあるのではないでしょうか．お酒を飲まない人からすると，アルコール中毒のために酩酊して路上でうずくまっているところを警察に保護されて救急搬送されたり，アルコール依存症で家族に迷惑をかけていたり，服薬コンプライアンスを守ってもらえず，通院が必要でも自己中断していたりと，良いイメージがない人もあるかと思います．

　しかし，一方でアルコール関連の患者は一定頻度で確実にERに登場します．しかも，関連する疾患領域は神経系・循環器系・消化器系・血液系・外傷・精神系とマルチプルです．アルコール関連疾患はジェネラルな対応が必要で，しかも避けては通れないケースということになります．

　本項では，よくあるアルコール関連疾患のERでの対応について，ディープ・アプローチしていきたいと思います．

455

急性アルコール中毒

血中アルコール濃度推定値
＝4.6×浸透圧ギャップ

★浸透圧ギャップ
＝（2×Na＋BUN／2.8＋BS／18）－血清浸透圧

！血中濃度と症状は必ずしも一致しない

急性アルコール中毒

- 空腹時にお酒を飲むと，健常人であれば6～36時間後に一過性の低血糖になります．エタノールによって糖新生が起こるためですが，"だから3次会のあとにラーメンを食べたくなるのか"と納得する人も多いでしょうか．
- 急性アルコール中毒は，ERでは飲酒をしたかどうかの情報が手に入りやすく，匂いでも分かることが多いと思います．
- アルコール血中濃度は特殊な検査であるため，直接測定できる医療機関は少ないはずです．ほとんどの施設では，アルコール血中濃度を推定するために，血清浸透圧を測定し計算します．

浸透圧ギャップ＝(2×Na＋BUN/2.8＋BS※/18)－血清浸透圧
推定アルコール血中濃度＝4.6×浸透圧ギャップ

- 推定アルコール血中濃度を測定しても，実際の臨床症状と血中濃度（**表1**）[1]

※ BS：血糖値

表1　血中アルコール濃度と症状

血中アルコール濃度	症状
25-50 mg/dL	協調運動低下
50-100 mg/dL	判断力低下
100-150 mg/dL	歩行障害，バランス力低下
150-250 mg/dL	気力の低下，介助なしに立位が保てない
300 mg/dL	健常者は昏睡するレベル
400 mg/dL	呼吸抑制

（Marx J, et al（2002）．Mosby，p2513．）

が相関しないことがよくあります．アルコールの耐性は人によって違いますから，血中濃度が低い人でも症状が強い人もあれば，血中濃度がべらぼうに高いのにケロッとしていることも日常茶飯事です．

- 夜中まで飲んでいたはずなのに，翌朝スッキリした顔をして ER に現れる部長を何度も見たことがあります．
- 急性アルコール中毒の症状は，遺伝的要因，アルコール摂取のタイミング，量，速度，アルコール摂取の頻度によって変わります[2]．まだ腸管内に吸収されていないアルコールがあれば，採血でアルコールの血中濃度が得られたとしても，これから上昇してくるのかもしれませんから，値が低くて安心しているとアンダートリアージになってしまいかねません．
- したがって，推定アルコール血中濃度を出すとしたら，意識障害の原因が分からず，本人からも聴取ができないようなケースに限られるのではないでしょうか．

原因不明の意識障害の鑑別のために血中濃度を推定

Reference

1) Marx J, Hockberger R, Walls R（2002）. Rosen's emergency medicine : concepts and clinical practice 5th ed, St. Louis, Mosby, p2513.

2) Sullivan JB Jr, Hauptman M, Bronstein AC. Lack of observable intoxication in humans with high plasma alcohol concentrations. J Forensic Sci. 1987 Nov ; 32（6）: 1660-5.

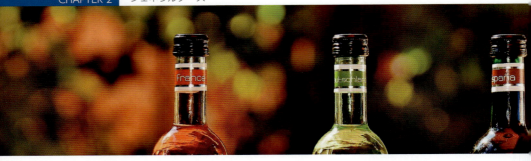

急性アルコール中毒の治療

- 症状のある急性アルコール中毒疑いの人が ER に現れたら，点滴をする人も多いでしょうか．補液を 1,500～2,000 mL 入れて，血中アルコールの濃度を下げたら帰宅できた！という経験も多いかもしれません．
- なかには"補液をして「自分でトイレに行きたい」とトイレに行けたら帰宅"という方針を打ち出している ER もあるかもしれません．
- しかし，点滴の成分にアルコールを分解させるものは含まれておりません．生理学的動態を重視するなら，肝臓で代謝されるのを待っていれば，そのうち良くなるのが急性アルコール中毒なはずです．
- エタノールの代謝スピードは 1 時間に 15～20 md/dL です．お酒をよく飲む人は，代謝スピードが上がって 25～35 mg/dL になります[3)4)]．よく飲む人とあまり飲まない人では 2 倍ぐらい代謝スピードが違います．
- 米国での研究では，救急医の 73％がアルコール中毒を治療するために点滴を行い，その平均は生理食塩水 1,300 mL 投与であったそうです[5)]．
- バイタルの安定した緊急性の低そうな急性アルコール中毒患者に点滴は必要かと言うと，時間が経てばそのうち代謝されて良くなるはずですから，感覚的には必ずしも必要なさそうです．しかし，点滴をしておけば早く症状が改善して，ER 滞在時間を減らせるのではないかと思って点滴をする，という意見もあるかもしれません．
- オーストラリアで行われた研究では，点滴（生理食塩水 20 mL/kg）と経過観察群（点滴群）と，経過観察だけしていた群（何もしない群）とにランダムに割りつけて ER 滞在時間を比較したところ，点滴群が 287 分，何もしな

い群が 274 分で統計学的に有意差がなかったと報告しました[6]．
- ER 滞在時間が変わらないのであれば，酔っ払って留置した点滴を引き抜かれるリスクを避けるために，あえて点滴せずに寝かせておくというのも，実は悪くない方法です．
- 一方，急性アルコール中毒で死亡というニュースや症例を聞いたことがあるという人もいるかもしれません．急性アルコール中毒で残念ながら亡くなってしまうのは，なぜなのでしょうか．
- 急性アルコール中毒の死因は呼吸停止か，吐物の誤飲による窒息です．他にもあると思いますが，大多数は気道（Airway）と呼吸（Breathing）の問題です．したがって，急性アルコール中毒も ABC の管理が優先されます．

急性アルコール中毒の治療は ABC が優先

- 治療のために胃洗浄をしたり，活性炭を投与しても消化管からエタノールが吸収されるのが速いため，意味がありません．
- 興奮して暴れている場合には，鎮静を必要とする場面もあるかもしれませんが，鎮静薬を使用する場合は鎮静薬による呼吸抑制とアルコールそのものによる呼吸抑制があるため，注意が必要です[7,8]．
- 一方，ER で気をつけるべきは，軽い急性アルコール中毒の患者の言うことを簡単に信じてはいけないということです．特に外傷のある飲酒患者は，感覚が低下しているために痛みがマスクされ，正確に痛みの訴えをすることができません．しかも，大抵はゴキゲンで「あ〜，だいじょうぶらよ．あんちゃん」と返答してきます．
- さらに受傷機転を正確に覚えていないことがあり，実は階段から落ちた，実はクルマにはねられていた，ということが少なくありません．
- 頭部に外傷があれば，そうでないと分かるまで頸椎カラーを装着させたいのですが，それも許してくれないこともあり大変です．家族に愛想をつかされていなければ家族の協力を得たり，ER 現場での様子を，公文書であるカルテにしっかりと記載しておくことも重要です．
- 正確な情報が得られない飲酒患者に外傷があれば，オーバートリアージするのが ER では正解と心得ましょう．

飲酒患者の外傷はオーバートリアージする

Reference

3) Bogusz M, Pach J, Staśko W. Comparative studies on the rate of ethanol elimination in acute poisoning and in controlled conditions. J Forensic Sci. 1977 Apr ; 22（2）: 446-51.

4) Jones AW. Disappearance rate of ethanol from the blood of human subjects : implications in forensic toxicology. J Forensic Sci. 1993 ; 38（1）: 104-18. Erratum in : J Forensic Sci. 1994 Mar ; 39（2）: 591.

5) Hindmarch PN, Land S, Wright J. Emergency physicians' opinions on the use of intravenous fluids to treat patients intoxicated with ethanol（alcohol）: attitudes of emergency medicine physicians in the North East of England toward the use of intravenous fluids to treat individuals intoxicated with ethanol（alcohol）attending the emergency department compared with the scientific evidence. Eur J Emerg Med. 2012 Dec ; 19（6）: 379-83.

6) Perez SR, Keijzers G, Steele M, et al. Intravenous 0.9% sodium chloride therapy does not reduce length of stay of alcohol-intoxicated patients in the emergency department : a randomised controlled trial. Emerg Med Australas. 2013 Dec ; 25（6）: 527-34.

7) Chase PB, Biros MH. A retrospective review of the use and safety of droperidol in a large, high-risk, inner-city emergency department patient population. Acad Emerg Med. 2002 Dec ; 9（12）: 1402-10.

8) Nobay F, Simon BC, Levitt MA, et al. A prospective, double-blind, randomized trial of midazolam versus haloperidol versus lorazepam in the chemical restraint of violent and severely agitated patients. Acad Emerg Med. 2004 Jul ; 11（7）: 744-9.

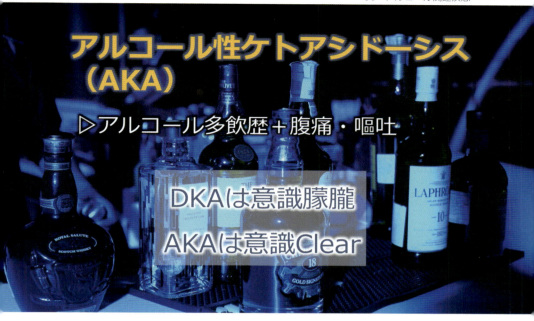

アルコール性ケトアシドーシス（AKA）

- アルコール性ケトアシドーシスは，慢性のアルコール依存がある人で，食事を食べずに飲酒だけをしている，食事がアルコールであるという人に起こります．
- 彼らが腹痛や嘔気・嘔吐でERに現れた場合に疑うのが，アルコール性ケトアシドーシス（Alcoholic Ketoacidosis），略してAKAです．
- AKAの人は，"お酒が飲めない状態になってから"来ますので，アルコールの血中濃度を測定しても低く出るのが特徴です[9]〜[11]．

AKAのアルコール血中濃度は高くない

- 食事をしないでお酒だけで済ませていると，膵臓が一時的にインスリンを作るのをやめることがあります．エネルギー源がエタノールとなり，インスリンを分泌する必要がなくなるからです．ずーっとお酒を飲んでいた人が，突然飲むのをやめると，それまでエネルギー源であったエタノールが枯渇して，代わりに脂肪を燃やすようになります．燃焼した脂肪はケトンになりま

表2 アニオンギャップ開大する疾患

K	ケトアシドーシス（アルコール性，糖尿病性）
U	尿毒症
S	サリチル酸中毒
S	敗血症
M	メタノール中毒
A	アスピリン中毒，アセトン血性嘔吐症
L	乳酸アシドーシス

すが，ケトンを細胞の中に押し込めるのにはインスリンが必要です．しかし，インスリンの分泌は止まっています．インスリンがなければ血液の中はケトンだらけになってしまいます．ケトンは酸ですから血液中にケトンが多ければ，ケトアシドーシスになるわけです[9]．

- したがって，エタノールがないことがケトンを増やすのですから，AKA の人はアルコールの血中濃度が低くて当たり前なのです．
- 糖尿病性ケトアシドーシスも，インスリン不足という点で AKA と共通しており，似たような経路でケトンが増加してケトアシドーシスを起こします．
- 同じケトアシドーシスでも，糖尿病性ケトアシドーシスの人は通常，意識が朦朧としているか昏睡状態ですが，AKA の人は意識がハッキリしているのが特徴です[9)12)13]．糖尿病性ケトアシドーシスと違って，AKA は浸透圧に問題がないためと考えられています．
- AKA を疑ったら血液ガス検査で pH を確認しつつ，電解質異常がないか，アニオンギャップが開大していないかを見ます．アニオンギャップが開大する疾患は KUSSMAL（**表2**）でした．
- 他にカリウム，リン，マグネシウムが低下しやすいため[9]，検査に出しておきます．乳酸アシドーシスを 61％ で合併していたという報告もあり注意が必要です[9]．
- ケトーシスというからには血中ケトンの検出が必要ですが，血中ケトンを夜間に測定できる施設は限られているかもしれません．尿中ケトンはテステープで測定できますからどこの施設でも測定できますが，残念ながら尿中ケトンは必ずしも血中ケトンとは相関しません．
- そこで，夜間に血中ケトンが多いか少ないかを見るために，血清をテステー

プで測定するというウラワザがあります[14)15)]．この方法はケトンの中でもアセトンに対して鋭敏ですが，他のケトン（アセト酢酸，βヒドロキシ酪酸）の測定を苦手とします．少なくとも，これで陽性になるなら，それなりの量のケトンがあるとは言えますので，限られた環境での方法として使うことができます．

血中ケトンが測定できないときはテステープを利用できる

Reference

9) Wrenn KD, Slovis CM, Minion GE, et al. The syndrome of alcoholic ketoacidosis. Am J Med. 1991 Aug；91（2）：119-28.

10) Levy LJ, Duga J, Girgis M, et al. Ketoacidosis associated with alcoholism in nondiabetic subjects. Ann Intern Med. 1973 Feb；78（2）：213-9.

11) Jenkins DW, Eckle RE, Craig JW. Alcoholic ketoacidosis. JAMA. 1971 Jul；217（2）：177-83.

12) Palmer JP. Alcoholic ketoacidosis：clinical and laboratory presentation, pathophysiology and treatment. Clin Endocrinol Metab. 1983 Jul；12（2）：381-9.

13) Fulop M, Ben-Ezra J, Bock J. Alcoholic ketosis. Alcohol Clin Exp Res. 1986 Dec；10（6）：610-5.

14) Oster JR, Rietberg B, Taylor AL, et al. Can beta-hydroxybutyrate be detected at the bedside by in vitro oxidation with hydrogen peroxide. Diabetes Care. 1984 Jan-Feb；7（1）：80-2.

15) Smith SW, Manini AF, Szekely T, et al. Bedside detection of urine beta-hydroxybutyrate in diagnosing metabolic acidosis. Acad Emerg Med. 2008 Aug；15（8）：751-6.

CHAPTER 2　ジェネラルケース

アルコール性心筋症（Beriberi Heart）

- アルコールの影響は心臓にまで至ることがあります．長年，アルコール多飲をしているとアルコール性心筋症と呼ばれる，拡張型心筋症に似た状態になることが分かっています[16)17)]．

- 背景には遺伝的要因があるようですが，心不全を呈することがあり，心不全にまでなってしまったアルコール性心筋症患者は，そのまま飲酒を続ければ3年生存率が25%にもなりません[18)]．

- 原因となるのはビタミン B_1（チアミン）不足で，ビタミン B_1 不足が3ヵ月以上続くと脚気（Beriberi）になります．脚気では心筋のエネルギー代謝障害と自律神経障害が起き，それによってアルコール性心筋症を発症します[19)20)]．俗に Beriberi Heart と言います．

- 米食文化の日本では実はビタミン B_1 の摂取量が少ないらしく，日本人は比較的チアミン欠乏になりやすいようです．

- チアミン不足が原因ですので，治療はチアミンを 100 mg/日で静注し，症状が改善するかを見ます．程度にもよりますが，アルコール性心筋症であれば，比較的すみやかに改善が見られるはずです．

- 一方，Holiday Heart 症候群というのは，アルコールによる心毒性のことで，暴飲した後に不整脈を起こすことを言います．多量飲酒して動悸がしたら，Holiday Heart 症候群を考えます．心房細動が最も多いのですが，心房粗動や心室性期外収縮も見られます[21)]．

チアミン投与で改善する心不全がある

Reference

16) Piano MR, Schwertz DW. Alcoholic heart disease : a review. Heart Lung. 1994 Jan-Feb ; 23 (1) : 3-17.

17) McKenna CJ, Codd MB, McCann HA, et al. Alcohol consumption and idiopathic dilated cardiomyopathy : a case control study. Am Heart J. 1998 May ; 135 (5 Pt 1) : 833-7.

18) Fauchier L, Babuty D, Poret P, et al. Comparison of long-term outcome of alcoholic and idiopathic dilated cardiomyopathy. Eur Heart J. 2000 Feb ; 21 (4) : 306-14.

19) Wooley JA. Characteristics of thiamin and its relevance to the management of heart failure. Nutr Clin Pract. 2008 Oct-Nov ; 23 (5) : 487-93.

20) Roman-Campos D, Cruz JS. Current aspects of thiamine deficiency on heart function. Life Sci. 2014 Mar ; 98 (1) : 1-5.

21) Carey MG, Al-Zaiti SS, Kozik TM, et al. Holiday heart syndrome. Am J Crit Care. 2014 Mar ; 23 (2) : 171-2.

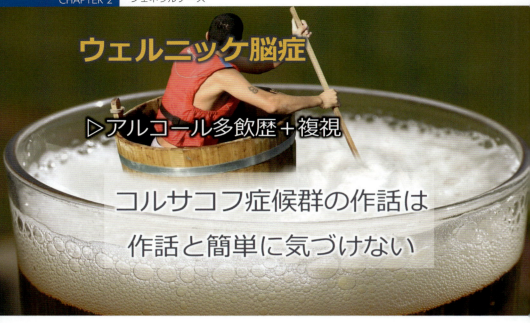

ウェルニッケ脳症

▷アルコール多飲歴＋複視

コルサコフ症候群の作話は
作話と簡単に気づけない

ウェルニッケ脳症とチアミン欠乏症

- 慢性的なチアミン欠乏のアルコール依存症の人は，ウェルニッケ脳症と呼ばれる徴候を合併するようになっていきます．
- ER でウェルニッケ脳症を診断するには水平性眼振，外眼筋麻痺，小脳失調，精神障害がある人で，これらに作話や記憶力の低下が加わるとウェルニッケ・コルサコフ症候群と呼ばれます．
- 実際には，これらの症状からウェルニッケ脳症を推定するというより，アルコール乱用のある人で「ものが二重に見える」という訴えから疑うことになります．
- 小脳失調や精神障害は，通常の急性アルコール中毒でもあり得ることですし，長期間アルコールを乱用していてもそれらの症状は出てきますから，特別に目立つ症状は「目」の訴えということになります．
- ウェルニッケ脳症の古典的三徴と言われる意識変容，眼球運動障害，体幹失調の全てがそろうことは 16％しかなく（**図 1**），それぞれの頻度は，意識変容 82％，眼球運動障害 29％，体幹失調 23％だったと報告されています[22]．

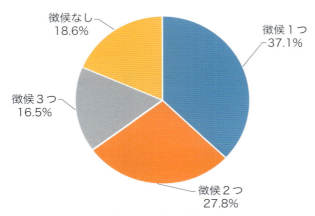

図1 ウェルニッケ脳症の実際の徴候の数
(J Neurol Neurosurg Psychiatry. 1986 Apr；49（4）：341-5
より，筆者一部改変)

診断特異性の高い眼球運動障害の頻度が低いのが難しいところです．
- 意識変容は脳症に特徴的な症状ですが，さっきまでちょっとおとなしいぐらいだった人が，突然取り憑かれたように恐怖に怯えたり，また落ち着いたりと変動性があります．若い方の脳症を診断した時に，家族から「何かに取り憑かれたと思っていたので，霊媒師にお願いするところでした」と言われたことがあります．ひょっとすると，霊媒師に相談された中にはホンモノの脳症が少なからずあるのではないかと思います．
- 他にも脳症では見当識障害（ここは体育館です．警察ですか？ と的外れな応答や日時が言えないなど），無関心，注意力の低下，記憶障害が起きます．
- アルコール関連では，同じ脳症であるウェルニッケ脳症なのか肝性脳症なのかを脳症の臨床所見で区別するのは困難です．
- 眼振のポイントは両側性だということです．多くは水平性眼振で，外転障害に気づくかどうかがポイントになります．そのためには，眼球運動を見るための指の追視試験を丁寧に行う必要があります．
- ウェルニッケ脳症では，小脳虫部が障害されるために運動失調は体幹がメインになります．そのため，指鼻指試験（Finger-nose Test）は陰性になることがあります．指鼻指試験は小脳運動野を見ているため，陽性になるとした

ら小脳半球が原因で，稚拙になるからです．小脳虫部の症状を見るためには Mann Test か Romberg Test を行います．

アルコール多飲者の複視の訴えに注意！

- ウェルニッケ脳症を診断する方法としては Caine Criteria（**表3**）があります[23]．アルコール多飲者を対象に行えば，古典的三徴と比較して感度が高い診断方法です．

表3 ウェルニッケ脳症の Caine Criteria

①栄養失調
②眼球運動障害
③小脳失調
④意識障害・記憶障害

2 項目以上満たせばウェルニッケ脳症と診断
(J Neurol Neurosurg Psychiatry. 1997 Jan；62（1）：51-60.)

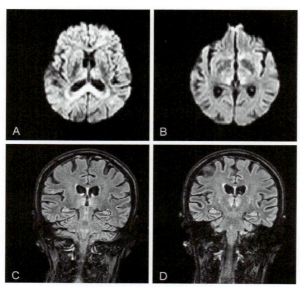

図2 A，B は DWI，C，D は T$_2$ FLAIR 画像
両側乳頭体および視床枕（視床内側）が高信号となっている
(AJR Am J Roentgenol. 1998 Oct；171（4）：1131-7.)

06 アルコール関連疾患

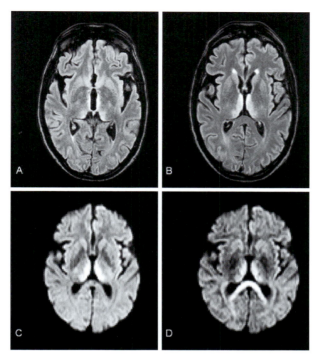

図3　A，BはT$_2$FLAIR画像，C，DはDWI画像
両側視床枕が高信号となっている
（Am J Respir Crit Care Med. 2017 Apr：195（7）：906-11.）

- **コルサコフ症候群の作話は，作話だと分かるのにかなり難渋します．** まるで本当にあった話のように作話をするからです．本人に悪気がない分，見抜きにくいというのもあります．例えば患者は，「職業は料理人で，〇〇という旅館で板前をしていた」ということを話しますが，実際には旅館の掃除役ではあったものの，調理場に立ったことがないことを，こちらがその旅館にまで電話で確認して，やっと分かったというくらいリアルな作話をしてきます．
- 作話かどうかという問題は，一緒に住んでいる人からの情報など，親しい人と情報を照合することで解決していきます．
- ウェルニッケ脳症はMRI（T$_2$，DWI）で両側乳頭体，中脳水道，視床内側に高信号（**図2，図3**）があれば感度53％，特異度93％で診断に結びつけることができます[25]．

469

表4 チアミン含有量一覧

商品名	チアミン含有量（/A）
アリナミンF100注	100 mg
ビタファント注50	50 mg
メタボリン注射液50 mg	50 mg
ビタメジン	100 mg
ネオラミン・スリービー液	50 mg
静注用ビタノイリン	50 mg
強力ビフロキシン	0 mg
プレビタS注射液	10 mg
シーパラ注	10 mg

各添付文書より記載．似た製品名で容量が異なるものもあり適宜添付文書を参照

- ウェルニッケ脳症の原因となるチアミン欠乏を証明するには，ビタミンB_1の検査をERであらかじめ提出しておきます．院内で検査ができない場合は，結果が返ってくるのに数日かかり，その場では分からないことが多いため，ウェルニッケ脳症は臨床診断となります．
- ウェルニッケ脳症の治療法のEvidenceは不十分で，いくつかの方法がありますが，高容量ビタミンB_1投与法を推奨します．軽症例や予防のための投与法は低容量を用います．

（治療法）
1. 500 mgを1日3回　30分以上かけて静注　2日間
2. 250 mgを1日1回　静注（筋注も可）　5日間

（軽症・予防のための投与法）
1. 100 mgを1日1回　静注　7日間
2. 症状が回復するまで1日1回10 mg　経口

- 半日もすれば合併する心筋症は改善し，24時間もすれば眼筋麻痺は改善してきます．しかし，コルサコフ症候群の精神的な症状は数ヵ月以上続くか，場合によっては永続的に続きます．
- ビタミン剤は製剤によってチアミン含有量が違うため，**表4**を参考にすると

役立ちます．ほとんどの薬剤はチアミン含有量が数字で記載されていますが，総合ビタミン剤だとチアミンとしての容量がラベルになく，含有量が分からなくなります．そのため，添付文書を参照しておかないと十分量のチアミン投与ができていないことがあります．

チアミン含有量は製剤によって異なる

Reference

22) Harper CG, Giles M, Finlay-Jones R. Clinical signs in the Wernicke-Korsakoff complex : a retrospective analysis of 131 cases diagnosed at necropsy. J Neurol Neurosurg Psychiatry. 1986 Apr ; 49（4）: 341-5.

23) Caine D, Halliday GM, Kril JJ, Operational criteria for the classification of chronic alcoholics : identification of Wernicke's encephalopathy. J Neurol Neurosurg Psychiatry. 1997 Jan ; 62（1）: 51-60.

24) Churpek MM, Snyder A, Han X, et al. Quick Sepsis-related Organ Failure Assessment, Systemic Inflammatory Response Syndrome, and Early Warning Scores for Detecting Clinical Deterioration in Infected Patients outside the Intensive Care Unit. Am J Respir Crit Care Med. 2017 Apr ; 195（7）: 906-11.

25) Antunez E, Estruch R, Cardenal C, et al. Usefulness of CT and MR imaging in the diagnosis of acute Wernicke's encephalopathy. AJR Am J Roentgenol. 1998 Oct ; 171（4）: 1131-7.

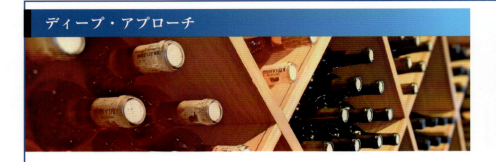

ディープ・アプローチ

Marchiafava-Bignami 病

　アルコール関連疾患マニアの間で比較的知られているのが Marchiafava-Bignami 病でしょう．これはマルキアファーバ・ビニャーミ病と読みます（注：発音の異論は認める）が，もともとはイタリアのワイン好きの中に多い疾患として報告されたものでした．1903 年にイタリア人医師の Dr. Marchiafava と Dr. Bignami によって報告され，最初に報告された患者は，ワインの産地として有名なイタリアらしく，赤ワインの大量飲酒者でした[1]．これまでに世界で約 300 例が報告され，近年は病理学的な診断報告ではなく，MRI による画像診断として報告されています．

　100 年以上前から報告されているこの疾患は，突然の意識障害や昏睡，痙攣で登場します．歩行ができても，ミオクローヌス（痙性）が強く歩行失調を来しますが，さながらアルコール依存症患者のなれの果てといった感じで，ウェルニッケ脳症と間違われやすいものです．また，アルコール多飲によるチアミン不足から，ウェルニッケ脳症を合併していることもあります．

　昏睡の原因が分からず，脳波検査を行っても優位な所見が得られない時に Marchiafava-Bignami 病を考えますが，症状が多彩で認知症様の言動，失禁，硬直，感覚障害，原始反射，視神経麻痺，複視などがあり（**表**），他の疾患を考えてしまいます．

　Marchiafava-Bignami 病は脳梁中心に病変があると考えられ，分離脳の

表 Marchiafava-Bignami 病の症状

症状	%
意識の変容	80.4
歩行障害	68.0
意識消失	52.3
構音障害	40.5
記憶障害	38.6
分離脳の徴候	35.9
錐体路徴候	24.2
痙攣	20.9
原始反射	19.6
無言症	18.3
リジディティ（滑車用運動）	16.3
四肢麻痺	14.4
感覚障害	13.7
失禁	11.1
眼振	9.8
眼球運動障害	9.8
顔面麻痺	5.2

(J Neurol Neurosurg Psychiatry. 2014 Feb；85（2）：168-73.)

症状があります．左視野の画像が何の画像かを答えることができません．脳梁の変性により左右の脳の連絡がとれなくなり，優位半球ではない右脳で処理するべき画像が理解できないためと考えられています．これを証明するためには，**図1**のようなテストをします．すなわち，分離脳の人は，左側の視覚に入った情報を KEY と認識し，左手でそれを触ることはできますが，それを KEY と答えることはできません．右側の視野に写っている RING につられて RING と答えてしまいます．

MRI で Marchiafava-Bignami 病は，T_2 強調画像や FLAIR で脳梁に高信号が見られます（**図2**）[2]．左右対称性に高信号になることが多いため，冠状断などで確認しておくと左右への広がりがよく分かります．

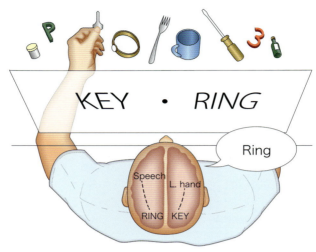

図1　分離脳を診断するための検査

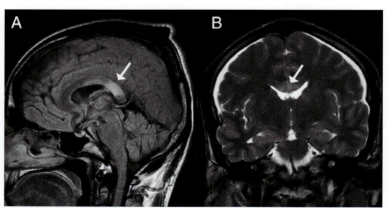

図2　脳梁に高信号域を認める（⇨）

（BMJ Case Rep. 2014 May 21；2014.）

症例が少ないため治療法は報告が様々ですが，チアミン不足が考えられウェルニッケ脳症に準じたチアミンの投与やステロイドパルスを勧める報告もあります[3]．

Deep Reference

1) Marchiafava E, Bignami A. Sopra un'alterazione del corpo calloso osservata in soggetti alcoolisti. Riv Patol Nerv Ment. 1903；8：544-49.

2) Kakkar C, Prakashini K, Polnaya A. Acute Marchiafava-Bignami disease：clinical and serial MRI correlation. BMJ Case Rep. 2014 May；2014.

3) Hillbom M, Saloheimo P, Fujioka S, et al. Diagnosis and management of Marchiafava-Bignami disease：a review of CT/MRI confirmed cases. J Neurol Neurosurg Psychiatry. 2014 Feb；85（2）：168-73.

アルコール離脱症候群

▷アルコール多飲歴＋入院

入院時から予防投与開始
○ベンゾジアゼピン
×フェニトイン

アルコール性ニューロパチー

- ERに現れるアルコール関連疾患の中でも，Commonなものがアルコール性ニューロパチーでしょうか．
- アルコール乱用者の中でニューロパチーのある人は32％とも報告されており[26]，程度の違いはあっても，何らかのニューロパチーのある人が多いと考えられます．
- ニューロパチーが徐々に進行していくと，痛みや感覚低下，灼熱感，筋痙攣，歩行失調などのポリニューロパチーとなって，ERに「手足の痛み」を訴えて来院することがあります[27]．
- ERでは痛み止めに加えて，チアミンを低容量内服させ，痛みの背景にあるチアミン不足を補っておきます．

Reference

26) Monforte R, Estruch R, Valls-Solé J, et al. Autonomic and peripheral neuropathies in patients with chronic alcoholism. A dose-related toxic effect of alcohol. Arch Neurol. 1995 Jan；52（1）：45-51.

27) Kemppainen R, Juntunen J, Hillbom M. Drinking habits and peripheral alcoholic neuropathy. Acta Neurol Scand. 1982 Jan；65（1）：11-8.

■ アルコール離脱症候群

・アルコール関連疾患で入院となった場合は，入院生活で少なくともアルコールとの接触が断たれることになります．アルコール常飲者がアルコールとの関係を断絶されると，いわゆる禁断症状が出ます．アルコール離脱症候群です．
・アルコール離脱症候群は予防ができますので，アルコール乱用歴のありそうな患者が入院した場合には，早々に予防を始めます．
・予防はアルコールを飲酒させることですが，自宅ではおそらく自衛的にそのような行動を繰り返していたと思います．当然ながら，入院中にアルコール離脱症候群予防に飲酒させることはありません．
・予防に使用する薬物はベンゾジアゼピンになります[28]．状態が落ち着いていないアルコール離脱症候群の患者には静注で確実に投与します．経口摂取がしっかりできそうな場合は内服させます．
・ベンゾジアゼピンなら，どの薬でも安全性や有効性は同等ですが[29]，中でもロラゼパム（ワイパックス®）は肝代謝ではないため，アルコール乱用者に多い肝障害があっても使用でき[30]，英国のガイドラインで推奨されているクロルジアゼポキシドよりも重症化を防ぎ，症状を早く改善させることが分かっています[31]．
・しかし，日本では経口薬しかないため，症状が落ち着いており経口摂取できる場合はロラゼパムを使用し，そうでない場合は静注で治療します．

（経口での予防法）
・ロラゼパム（ワイパックス®）　4 mg　分4
　3日間投与後　2 mg　分4に減量し，4日間投与

表5 アルコール離脱症候群の症状

断酒後からの時間	症状
6〜12時間後 マイナー症状 (Minor Symptom)	振戦,不安,嘔気・嘔吐,不眠,頭痛,発汗,動悸
12〜24時間後 アルコール幻覚症 (Alcohol Hallucinosis)	幻視,幻聴,幻覚
24〜48時間後 離脱痙攣 (Withdrawal Seizures)	強直性間代性痙攣
48〜72時間後 離脱せん妄 (Withdrawal Delirium)	興奮,発汗,振戦せん妄,幻覚,見当識障害,頻脈,高血圧,発熱

(J Intensive Care Med. 2005 May-Jun;20(3):164-73.)

- ジアゼパム（セルシン®）　15 mg　分3

　3日間投与後　6 mg　分3に減量し,4日間投与

（静注での予防法）

- ジアゼパム（セルシン®,ホリゾン®）5〜10 mgを1日3回　静注または筋注

　3日間投与後　5 mg　1日2回に減量し,4日間投与

アルコール離脱症候群は発症を予測して予防が可能

- 予防をしておかないと,どのような症状が出るかを知っておきましょう.
- 症状は軽いものから始まって,アルコール血中濃度の低下とともに悪化していきます.最初は振戦や不安,嘔気・嘔吐など軽度な症状が出現します(**表5**)[32].
- 症状が悪化すると,極度の混乱と感情の高ぶり,痙攣,幻覚が出てせん妄状態(**表5**)になります.せん妄まで出現すると死亡率が高いため,それを防ぐのが予防の目的です[32].
- すでに悪化した状態でERに登場した場合には,ベンゾジアゼピンで鎮静を行うとともに,脱水に陥っていることがあるため,脱水の補正とチアミンの投与を行い,入院させます.うまくコントロールできれば翌朝にはおとなしくなり,「ご迷惑おかけしたようで,すいませんでした」となっていることもあります.

（発症後の治療法）
- ジアゼパム（セルシン®，ホリゾン®） 10 mg　6時間ごと　静注
  1日間投与後　5 mg　6時間ごと　2日間
- ロラゼパム（ワイパックス®）　2 mg　6時間ごと　経口
  1日間投与後　1 mg　6時間ごと　2日間

- 離脱痙攣では通常のてんかん発作と同様にベンゾジアゼピン（セルシン®，ホリゾン®），フェノバルビタール，プロポフォールなどで対応しますが，フェニトイン（アレビアチン®，ホストイン®）に効果がないことに注意が必要です[33)～35)]．

Reference

28) Ebell MH. Benzodiazepines for alcohol withdrawal. Am Fam Physician. 2006 Apr；73（7）：1191.

29) Amato L, Minozzi S, Vecchi S, et al. Benzodiazepines for alcohol withdrawal. Cochrane Database Syst Rev. 2010 Mar；(3)：CD005063.

30) Kumar CN, Andrade C, Murthy P. A randomized, double-blind comparison of lorazepam and chlordiazepoxide in patients with uncomplicated alcohol withdrawal. J Stud Alcohol Drugs. 2009 May；70（3）：467-74.

31) Rajmohan V, Sushil K, Mohandas E. A double blind randomised comparison of chlordiazepoxide and lorazepam in alcohol withdrawal. Asian J Psychiatr. 2013 Oct；6（5）：401-3.

32) DeBellis R, Smith BS, Choi S, et al. Management of delirium tremens. J Intensive Care Med. 2005 May-Jun；20（3）：164-73.

33) Alldredge BK, Lowenstein DH, Simon RP. Placebo-controlled trial of intravenous diphenylhydantoin for short-term treatment of alcohol withdrawal seizures. Am J Med. 1989 Dec；87（6）：645-8.

34) Chance JF. Emergency department treatment of alcohol withdrawal seizures with phenytoin. Ann Emerg Med. 1991 May；20（5）：520-2.

35) Rathlev NK, D'Onofrio G, Fish SS, et al. The lack of efficacy of phenytoin in the prevention of recurrent alcohol-related seizures. Ann Emerg Med. 1994 Mar；23（3）：513-8.

ディープ・アプローチ

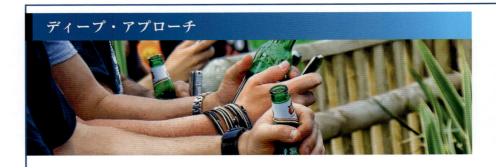

お酒は健康にいい!?　アルコールの Evidence

さて，お酒は 100 害あって 1 利なしのような本文となっていますが，あくまでも乱用が身体と精神に危険を及ぼすということは，賢明な読者にはお分かりかと思います．

しかし，お酒は体にいいのか悪いのか？　という議論について，どこまで答えることができるでしょうか．お酒は無色透明の液体ですが，揮発性があり匂いのためにダブルブラインドの臨床試験はできません．シングルブラインドはできても，数十年という長期間観察をしないと分かりませんから，RCT を組むというのも現実的ではありません．そのためコホート研究の結果から検討することになりますが，日本で行われた大きなコホート研究では，J カーブというのが分かっています[1]．

40～79 歳の約 11 万人を 9～11 年追跡した研究ですが，**図 1** の中で禁酒者というのは以前に飲酒していた人で，現在禁酒している人です．総死亡，がん発生率，心血管疾患，外傷及び外因子について，非飲酒者の頻度を 1.0 としてプロットされています．これを見ると，外傷および外因子は 1 日の平均飲酒量が増えると増加する傾向がありますが，それ以外はいずれも 1 日 20 g 程度でいったん最低となり，飲酒量が増えると増加するのが分かります．このグラフの見た目を J カーブと呼んでいます．

06 アルコール関連疾患

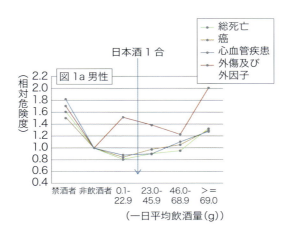

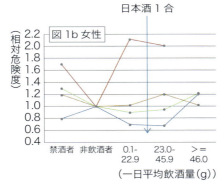

注意
1. 40〜79歳の男女約11万人を9〜11年追跡した.
2. 死亡率の相対リスクは，年齢・BMI・教育歴・喫煙・運動・糖尿病と高血圧の既往で補正されている.

図1 飲酒の影響におけるJカーブ
（厚生労働省．生活習慣病予防のための健康情報サイトより，筆者一部改変）

　欧米で行われた研究を対象としたメタアナリシスでも同様に1日平均19gまでなら，飲まないより飲んだほうが，死亡リスクが低いことが分かっています[3]．

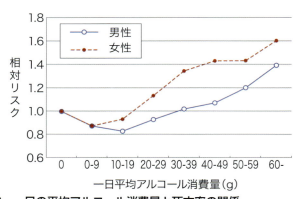

図2　一日の平均アルコール消費量と死亡率の関係
（厚生労働省．生活習慣病予防のための健康情報サイトより，筆者一部改変）

　1日20gの飲酒というのは日本酒約1合に相当します．つまり毎日，日本酒で1合飲む人は病気や死亡リスクが低いということが言えます（**図2**）．

　日本酒1合（≒180 mL）という表現は，お酒をよく飲む人には分かりやすいのですが，あまり飲まない人にはどれくらいかが分かりません．また，他のアルコール飲料ではどのくらいに相当するかも分かりません．アルコール飲料は同じ種類でもアルコール度数（濃度）が違うため，一概には言えませんが，日本酒1合に相当する量を一覧にしてみました（**表**）．

　一方で，アルコール飲料は作り方によって醸造酒と蒸留酒に分けられます．醸造酒とはワインや日本酒，ビールがこれに入ります．蒸留酒は焼酎やウイスキー，ブランデー，ウォッカ，ジンなどです．一般的に醸造酒は高価で蒸留酒は安価で作ることができます．わりと簡単にアルコール度数を高めることもできます．

　世界5大陸12ヵ国で，35-70歳の約11万人を対象としたアルコールに関するコホート研究では，各国を所得別に3段階に分け分析しました[4]．すなわち，高所得国群と中所得国群，低所得国群に分け，アルコール摂取量と

表　日本酒 1 合に相当する量

瓶ビール	大びん 1 本
ジョッキビール（中ジョッキ）	1 杯
ワイン	グラス 3-4 杯
ウイスキー	シングル 2 杯
ブランデー	シングル 2 杯
焼酎（25 度）	0.6 合
マッコリ	2 合
缶チューハイ	1.5 缶

の関係が調べられました．この研究で分かったのは癌や心筋梗塞，死亡などの全てのリスクは高所得国群と中所得国群で低く，低所得国群で高いことでした．高所得国群はワインの摂取率が高く，低所得国群では蒸留酒の大量摂取率が高いことも分かりました．

ということはワインを適量摂取するのは良さそうだが，ついつい大量摂取してしまいやすい蒸留酒を飲むのはキケンなのかもしれません．

Deep Reference

1) Lin Y, Kikuchi S, Tamakoshi A, et al. Alcohol consumption and mortality among middle-aged and elderly Japanese men and women. Ann Epidemiol. 2005 Sep；15（8）：590-7.
2) 厚生労働省．生活習慣病予防のための健康情報サイト
https://www.e-healthnet.mhlw.go.jp/information/alcohol/a-03-001.html
3) Holman CD, English DR, Milne E, et al. Meta-analysis of alcohol and all-cause mortality：a validation of NHMRC recommendations. Med J Aust. 1996 Feb；164（3）：141-5.
4) Smyth A, Teo KK, Rangarajan S, et al. Alcohol consumption and cardiovascular disease, cancer, injury, admission to hospital, and mortality：a prospective cohort study. Lancet. 2015 Nov；386（10007）：1945-54.

Index

3つのC 9, 51

英文

ACTH 刺激試験 265
ADL 118
A-DROP 209
AFBN 286
AKA 461
AKI 128, 129, 190
Alert Management 6
AMPLE ヒストリー 92
Apneic oxygenation 184
BATTED 118, 120
Berg ルール 423
Beriberi 464
Bezold-Jarisch 反射 52, 58
Bridging Septum 286, 289
β ヒドロキシ酪酸 463
β ブロッカー 43, 56
Caine Criteria 468
CAUTI 295
Ca ブロッカー 56
CDI 441
Choking Sign 72, 73
Coarse crackles 171
COMS 284
CPPD 430
Criteria for Clinical Stability 225
Crowned Dens Syndrome 430
CURB-65 209
DEATH 118
Deprescribing 105
Difficult Airway 178
DKA 77, 94
Double Sickening 423
Duke の診断基準 433

英文

DVT 306
EGDT 217, 251, 270
eGFR 125
ER 滞在時間 12, 458
ESBL 222, 294
ESR 418
EWS 254
Fever Workup 198
Fine crackles 171
Finger-nose Test 467
Ghost Phenomenon 205
Goodpasture 症候群 448
HALI 176
Henoch-Schönlein 紫斑病 448
HHS 94
High Flow Therapy 177, 183
Holiday Heart 症候群 464
KUSSMAL 462
Ludwig's angina 331
Lung ultrasound 194
Marchiafava-Bignami 病 472
MCTD 445
Mild Management 6, 11
Milian's ear sign 333
MRSA 222
NHF 177, 183
NIV 178
NPPV 178
PM/DM 444
PMX 271
Polymicrobial Pattern 203
Polypharmacy 89, 97, 105
PSI 209
Pulse-Temperature Dissociation 53, 54

Index

英文

qSOFA 64, 213, 214, 249, 254
Rapid Management 6, 12, 72
Rhonchi 170
ROS 415
RRT 268
RS3PE症候群 446
RUSH exam 194
SBP 453
Sick感 21
SIRS 213, 254
Skodaの鼓音 169
SLE 443
SOFA 214, 249
SpO_2 67, 68
Stevens-Johnson症候群 143
STOPP criteria 97, 98, 105
Stridor 72, 73, 75, 170
Super Rapid Management 6, 51, 72
Surviving Sepsis Campaign 215, 271
To err is human 47
T-spot 205
VVR 43, 57
Wheezes 75, 170
Ziel-Neelsen染色 204

あ

悪性高熱 439
悪性症候群 439
亜硝酸塩 243
アセト酢酸 463
アセトン 463
アセトン血性嘔吐症 77
アセトン中毒 77
アナフィラキシー 143

アニオンギャップ 462
アマンタジン 356
アリセプト® 57
アリナミンF100注 470
アルカリ尿 281
アルコール依存症 466
アルコール血中濃度 456, 461, 462, 478
アルコール幻覚症 478
アルコール性ケトアシドーシス 461
アルコール性心筋症 464
アルコール性ニューロパチー 476
アルコール中毒 458
アルコールのEvidence 480
アルコール離脱症候群 477
アレビアチン® 479
アンカリング 45
アンチトロンビン製剤 272
意識障害 27
意識変容 466
一酸化炭素中毒 70
イナビル® 360
イニシャルアセスメント 17, 66
医療面接棚上げ群 7
インスリン 461
インスリン持続注入法 266
インフルエンザ 345
インフルエンザ濾胞 374
ウェゲナー肉芽腫症 448
ウェルニッケ・コルサコフ症候群 466
ウェルニッケ脳症 466
うがい 380

Index

あ
- 腋窩温　79
- 壊死性筋膜炎　311, 312
- オーバートリアージ　459
- オセルタミビル　357
- オッカムの剃刀　14
- オレンジの皮様所見　304

か
- 外眼筋麻痺　466
- 外傷性硬膜下血腫　112
- 海水・真水での外傷　317
- 外転障害　467
- 過換気症候群　69
- 確証バイアス　46
- 喀痰グラム染色像　201
- 拡張型心筋症　464
- ガス壊疽　313
- 脚気　464
- 活性化組み換えプロテインC　269
- カテーテル関連尿路感染症　295
- カテコラミン　180, 261
- 化膿性関節炎　428
- 仮面様顔貌　19
- 眼窩周囲蜂窩織炎　330
- 眼窩蜂巣炎　330
- 眼球運動障害　466
- 眼振　467
- 肝腎症候群　127
- 肝性脳症　467
- 関節リウマチ　443
- 感染性心内膜炎　432
- 肝臓癌破裂　52
- キーパーソン　110, 116
- 記憶力の低下　466
- 気管挿管　178
- 菊池病　452
- 希釈性アシドーシス　258
- 気腫性腎盂腎炎　295
- 偽性高血圧　36
- 偽痛風　430
- 虐待　111, 112
- 急性アルコール中毒　456, 459
- 急性腎障害　128
- 急性巣状性細菌性腎炎　286
- 急性大動脈解離　136
- 急性薬物中毒　76
- 狭心症　69
- 禁断症状　477
- 偶発低体温症　83
- クオンティフェロン　205
- クスマウル呼吸　76
- クリオグロブリン血栓性血管炎　448
- クロストリジウム・ディフィシル感染症　441
- クロルジアゼポキシド　477
- ケアマネジャー　116, 120, 121
- 経口第3世代セフェム系　412
- 血圧　35
- 血液培養　83
- 結核　204
- 血管炎　447
- 血球貪食症候群　452
- 血清浸透圧　456
- 結節性多発動脈炎　448
- 血中アルコール濃度と症状　457
- 血沈　418
- ケトアシドーシス　462
- ケトーシス　462
- ケトン　461, 462
- ケルススの4徴　303, 309

Index

か 見当識障害 467
　顕微鏡的多発血管炎 448
　減薬処方 105
　高 K 血症 57, 131
　高血圧 35
　好酸球性多発血管炎性肉芽腫症 448
　抗酸菌塗抹検査 204
　高酸素性肺傷害 176
　甲状腺機能低下症 57
　高浸透圧高血糖症候群 94
　口底蜂窩織炎 331
　誤嚥性肺炎 157
　呼吸回数 61
　古典的不明熱 400
　鼓膜温 79
　根本的な帰属の誤り 46

さ 作話 466, 469
　サットンの法則 15
　ザナミビル 359
　サリチル酸中毒 77
　ジアゼパム 478, 479
　シェーグレン症候群 445
　耳介軟骨膜炎 334
　ジギタリス製剤 56
　子宮外妊娠の破裂 52
　死戦期呼吸 72
　嗜眠 57
　術後感染 319
　醸造酒 482
　小脳失調 466
　小脳虫部 467
　小脳半球 468
　静脈血液ガス 192

さ 蒸留酒 482
　褥瘡感染 320
　ショック 40
　徐脈 51, 56, 58
　徐脈・低血圧症候群 42
　腎盂腎炎 242, 286, 291
　心筋梗塞 37, 40, 69
　心室性期外収縮 464
　腎代替療法 268
　浸透圧ギャップ 456
　腎膿瘍 286
　心不全 40, 131, 464
　腎不全 40
　心房細動 464
　心房粗動 464
　シンメトレル® 356
　水腎症 284
　スイスチーズモデル 44
　水平性眼振 466, 467
　髄膜炎 75
　スコア 249
　ストレッチャー 24
　成人 Still 446
　精神障害 466
　石灰沈着性頸長筋腱炎 431
　赤血球沈降速度 418
　セフゾン® 412
　セルシン® 478, 479
　セルフネグレクト 116
　セロトニン症候群 439
　全身性硬化症分類基準 444
　喘息 69
　せん妄 52, 478
　造影剤 134
　挿管困難 178

Index

さ 側頭動脈炎 448
組織急性壊死性リンパ節炎 452

た 体温 79
体幹失調 466
代謝性アシドーシス 69, 76, 131, 199
大腿骨頸部骨折 20
大腸憩室膿瘍 321
大動脈解離 40, 58
高比良の式 126
高安病 448
タミフル® 357
単純性尿路感染症 240
単純性膀胱炎 243, 280, 291
丹毒 304, 321
チアミン 464, 470, 476
チアミン欠乏 464, 470
チェーンストークス呼吸 75
中間尿 280
中毒 77
腸腰筋膿瘍 427
直腸温 79
椎体椎間板炎 434
追認バイアス 46
痛風 430
手洗い 381
低 Alb 血症 167
低 K 血症 19
低栄養 19
低血圧 58
低血糖 19, 190, 456
低体温 57
低体温症 83, 84
テステープ 462
デュ・ボアの式 126
デング熱 435
電撃性紫斑病 330
頭蓋内出血 69
糖尿病性足壊疽 339
糖尿病性ケトアシドーシス 77, 94, 462
動物・ヒト咬傷 318
動脈血液ガス 67
特発性細菌性腹膜炎 453
ドネペジル 57, 119
ドパミン 180
トロンボモジュリン 269, 272

な 難聴 27
軟部組織感染症 303
日本酒1合 482
乳酸アシドーシス 69, 77, 150, 462
乳様突起炎 335
ニューロパチー 476
尿中抗原 205
尿定性検査 243
尿毒症 131
尿閉 36
尿路感染症 233
認知症 20, 112
認知バイアス 45
ネーザルハイフロー™ 177, 183
熱傷 319
熱性紅斑 306
脳梗塞 19
脳卒中 37, 40, 119
膿尿 237, 280
ノルアドレナリン 180, 261

Index

は パーキンソン症候群　19
　パーキンソン病　119
　パープルバッグ症候群　298
　バイアス　10
　肺炎球菌　205
　肺結核　203
　敗血症　64, 69, 77, 83, 84
　敗血症性ショック　129, 213, 217, 247
　肺塞栓症　58, 136
　ハイフローセラピーシステム™　177
　ハイムリッヒ法　73
　ハインリッヒの法則　45
　白衣高血圧症　36
　白癬菌　307
　バソプレシン　261
　バッグバルブマスク　177
　バナン®　412
　パニック障害　69
　パルスオキシメトリー　67, 68
　ビオー呼吸　75
　比較的徐脈　54
　比較的頻脈　54
　非侵襲的換気法　178
　非侵襲的陽圧換気法　178
　ビタミン B_1　464
　ビタミン剤　470
　ヒッカムの格言　4, 14
　ビブリオ・バルニフィカス　312, 315
　ヒヤリハット　45
　ヒューリスティック　10
　頻脈　51
　ファイト・バイト　318

は フェニトイン　479
　フェノバルビタール　479
　フェリチン　419
　複雑性尿路感染症　238, 293
　副鼻腔炎　423
　腹部大動脈瘤破裂　52
　服薬コンプライアンス　38, 107
　不明熱　400
　フルニエ壊疽　311, 312
　プロカルシトニン　206, 421
　プロテウス　281
　プロポフォール　479
　フロモックス®　412
　分離脳　472
　閉塞性腎盂腎炎　288, 295
　ベーチェット病　446
　ヘパリン　269
　ペラミビル　364
　ベンゾジアゼピン　477
　蜂窩織炎　301
　膀胱炎　241
　房室ブロック　57
　保守性　46
　ホストイン®　479
　ホリゾン®　478, 479
　ポリニューロパチー　476
　ポリミキシン B　271

ま マイナー症状　478
　マスク　381
　マラリア　435
　マルキアファーバ・ビニャーミ病　472
　慢性心不全　69
　ミオクローヌス　472

Index

ま 脈拍数　52
　　無呼吸　72
　　無症候性細菌尿　235
　　メイアクト®　412
　　メタノール中毒　77
　　メトヘモグロビン血症　70
　　メトホルミン　149, 150
　　メンデルソン症候群　163
　　もやもや病　69

や 薬剤熱　437
　　指鼻指試験　467

ら ラニナミビル　360
　　ラピアクタ®　364
　　リウマチ性多発筋痛症　445
　　離脱痙攣　478
　　離脱せん妄　478
　　緑膿菌　222
　　リレンザ®　359
　　レジオネラ尿中抗原　206
　　レジオネラ肺炎　190
　　レビュー・オブ・システム　415
　　ロラゼパム　477, 479
　　ロルジアゼポキシド　477

わ ワイパックス®　477, 479

■著者プロフィール

安藤　裕貴（あんどう　ひろたか）

人生にやり直しはきかない！と，親も周囲も反対する中，京都大学工学部を中退し医学部再受験．富山医科薬科大学（現：富山大学）医学部卒．大学病院，市中病院をたすきがけで初期研修．福井大学医学部附属病院救急・総合診療部で後期研修を開始し，ER型救急の血脈をたどって現在に至る．職場に感謝しつつ，子育てと研修医教育の両輪でER型救急の教育向上に駆けめぐる．"夢と，若さと，情熱で日本の救急医療を変える！" EM Alliance 教育班所属．著書に『ERのTips』（三輪書店，2016），共著に『研修病院選びかた御法度 第2版』（三輪書店，2015）がある．

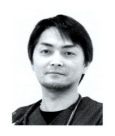

内科当直医のための ERのTips
―ジェネラルケースのディープアプローチとエビデンス

発　行　2017年10月25日　第1版第1刷
　　　　2018年 1 月30日　第1版第2刷 ©

著　者　安藤裕貴
発行者　青山　智
発行所　株式会社　三輪書店
　　　　〒113-0033 東京都文京区本郷6-17-9
　　　　TEL 03-3816-7796　FAX 03-3816-7756
　　　　http://www.miwapubl.com

印刷所　三報社印刷 株式会社

本書の内容の無断複写・複製・転載は，著作権・出版権の侵害となることがありますのでご注意ください．

ISBN978-4-89590-608-1　C3047

JCOPY　＜(社)出版者著作権管理機構 委託出版物＞
本書の無断複製は著作権法上での例外を除き禁じられています．複製される場合は，そのつど事前に，(社)出版者著作権管理機構（電話 03-3513-6969，FAX 03-3513-6979，e-mail: info@jcopy.or.jp）の許諾を得てください．

三輪書店　研修医向けおススメ書籍

■ 発刊から20年！ 研修医のバイブル本がさらにパワーアップ！

研修医当直御法度【第6版】
ピットフォールとエッセンシャルズ

著　寺沢 秀一（福井大学医学部地域医療推進講座　教授）・島田 耕文（介護老人保健施設鷲巣苑　施設長）
　　林 寛之（福井大学附属病院総合診療部　教授）

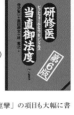

1996年に初版が発行されてから20年！ ロングセラーを記録する本書の最新版。
本書は研修医がよくやるミスを事例で紹介し、救急診療におけるピットフォールとそれを回避するための重要事項や医療過誤を減らすためのアドバイスも多数掲載。
4年ぶりの改訂となり、「頭痛・めまい」として記載されていた項目をそれぞれ独立させ、詳細に記載。また「失神・痙攣」の項目も大幅に書き換えられ、各項目も最新情報へUpdateし、常に現場目線に立つ著者渾身の大改訂となっている。
救急の患者さんのために日夜働く研修医、救急室で働く看護師、救急救命士のための、虎の巻として必携の一冊。

● 定価（本体 2,800 円+税）　A5変型　340頁　2016年　ISBN 978-4-89590-541-1

■ 大好評の『青本』が10年ぶりの大改訂!!

研修医当直御法度 百例帖【第2版】

著　寺沢 秀一（福井大学医学部地域医療推進講座　教授）

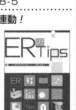

研修医のバイブル『研修医当直御法度 症例帖』の10年ぶりの大改訂！
初版の77症例については最新の知見に基づいた鑑別法、治療方針に塗り替えられるとともに、推奨文献も大幅にupdateされており、さらにこの10年間の間に開催された症例検討会において取り上げられた「つまづき症例」の中から、厳選した23症例も新たに追加！ 100症例、140頁もの増頁となり、タイトルも「症例帖」から「百例帖」へ、大改訂にふさわしい内容・ボリュームに仕上がりました。
医療者としての姿勢や間違いを起こした際の謝罪の仕方なども取り上げられており、「間違いをした人を責めず、その教訓を共有してこそ進歩する」という言葉を実践する救急医としての著者のメッセージも伝わってくる。救急医療に携わるすべての人たちにささげる著者渾身の改訂第2版、ぜひお手元へ！

● 定価（本体 3,800 円+税）　B5　400頁　2013年　ISBN 978-4-89590-428-5

■ ER医が贈る、研修医が知りたいツボを押さえたエビデンス集！ 別売りアプリとも連動！

ERのTips

著　安藤 裕貴（名古屋掖済会病院救命救急センター）

入院か外来か、見逃してはいけない疾患を見逃してはいないか、どう観察し判断するのか。その治療方針を決める際のはずせないルール（Clinical Dicision Rule:CDR）が、最新情報とともに網羅され、実臨床における鑑別力を確実に身につけることができる。
さらに「CDRの誕生背景やその信頼性・的中率の程度」「NEXUS頸椎ルールの弱点」「見逃した場合の死亡率」「LR（尤度比）や95%CI（信頼区間）のよみかた」「頭痛の原因別頻度」など、研修医が身につけておきたい技術・知識も随所に盛り込まれている。
付録として現場でよく遭遇する画像も掲載。
膨大なCDRやバイタルサイン値に対応すべく、別売りアプリとも連動し、現場での利便性を高めた作りとなっている。

● 定価（本体 3,700 円+税）　A5　300頁　2016年　ISBN 978-4-89590-537-4

■ 初版発行から6年を経て指導する立場となった著者らが伝える、
　研修病院の選びかたと理想の研修病院とは!?

研修病院選びかた御法度【第2版】

著　安藤 裕貴（名古屋掖済会病院救命救急センター）・錢 瓊毓（愛育クリニックインターナショナルユニット）

初版は、当時研修医だった著者らが感じた研修先への疑問点や現状分析、そこから学生らに伝えたい研修病院を選ぶにあたっての評価の視点や極意をまとめた画期的なものである。
今回の第2版では、6年が経ち指導する立場となった著者らの視点から捉えた研修病院の選びかたのポイントを追加し、よりリアルな提言がなされている。さらに「では理想の研修病院とは何か」を具体的に追求した第4章が、今回新たに新章として追加された。
学生にとっては研修先をどう評価し選ぶか、研修医にとっては現場の研修のあり方を、研修病院にとっては選ばれる研修先となるための極意がまとめられた一冊。

● 定価（本体 2,800 円+税）　A5変型　260頁　2015年　ISBN 978-4-89590-536-7

お求めの三輪書店の出版物が小売書店にない場合は、その書店にご注文ください。お急ぎの場合は直接小社へ。

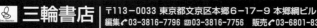

三輪書店

〒113-0033　東京都文京区本郷6-17-9 本郷綱ビル
編集 ☎03-3816-7796　FAX 03-3816-7756　販売 ☎03-6801-8357　FAX 03-6801-8352
ホームページ：https://www.miwapubl.com